# 스포츠 테이핑, 보조기, 그리고 캐스팅

# Athletic Taping, Bracing, and Casting

FOURTH EDITION

David H. Perrin, PhD, FNATA
University of Utah

Ian A. McLeod, PA-C, ATC
Northern Arizona University

역자
임승길, 박진홍, 이종삼, 한경진, 윤완영, 박재용



HUMAN KINETICS

도서출판 한미의학

FOURTH EDITION

# 스포츠 테이핑, 보조기, 그리고 캐스팅

**초판 1쇄 발행** 2020년 2월 5일

**지은이** David H. Perrin, Ian A. McLeod
**옮긴이** 임승길, 박진홍, 이종삼, 한경진, 윤완영, 박재용
**펴낸이** 이광재
**펴낸곳** 도서출판 한미의학(2020 Printed in Korea)

**책임편집** 오인택
**본문편집** 서영주, 서선옥
**책임교정** 이순례, 전용찬
**마 케 팅** 이종희
**경영지원** 박보영

**출판등록** 1999년 7월 13일 제22-1586호
**주소** 서울시 마포구 동교로 23길 36 한마음빌딩
**전화** 02-336-3477
**팩스** 02-336-6762
**메일** k_medical@hanmail.net
www.hanmibook.co.kr

**ISBN** 979-11-90322-05-8 93510
**정가** 28,000원

# 역자서문

최근 들어 국내의 운동선수들도 해외 진출이 많아지면서 해외 스포츠 경기가 우리들 안방까지 빠르게 전파되고 있으며, 일부 선수들은 국민적인 우상이 되었다. 또한 우리나라에서도 과거에 비해 많은 종목의 운동이 프로화되면서 고액 연봉을 받는 스포츠 스타들도 등장하고 있다. 그러나 프로스포츠의 발달과 스포츠의 상업화가 늦은 우리나라에서 선수트레이닝과 관련된 분야는 아직도 많은 부족함을 가지고 있다. 특히, 선수관리는 매우 초보적인 수준이어서 대중의 사랑을 받는 많은 스포츠 스타들과 운동에 소질이 있는 어린 운동선수들이 꿈을 펼치며 제 기량을 발휘하기도 전에 부상으로 인하여 운동선수 생활을 조기에 그만두어야 하는 사례가 빈번하게 발생하고 있다.

이러한 불행한 일들을 미연에 예방하고 최소화하기 위해서는 체계적이고 과학적인 선수관리를 할 수 있는 선수트레이닝 분야가 필수적이다. 이와 관련하여 테이핑은 선수트레이닝 분야에서 가장 흔히 다루어지며, 선수트레이너의 일과에서 빠지지 않는 과제이다. 또한 선수트레이너라면 반드시 갖추어야 할 가장 시각적인 기술 중의 하나이다. 대부분의 사람들은 테이핑하면 키네시오 테이핑이 전부인 것처럼 알고 있으며, 다른 종류의 테이핑에 관해서는 알지 못하고 있다. 다만 일부 스포츠 현장에서 활동하는 선수트레이너들만이 테이핑에 관한 지식과 기술을 알고 있을 뿐이다. 그러나 스포츠 현장의 선수트레이너들은 나름대로의 방식을 발전시켰을 뿐, 정석의 테이핑 방법에 관해서는 잘 모르고 있다. 뿐만 아니라 숙련된 선수트레이너의 시범을 통해 소수의 사람들에게만 전수되고 있다.

체육과 보건계열의 학교 교육에서도 테이핑에 관련된 교재도 매우 부족하며 배울 수 있는 기회도 부족한 실정이다. 이러한 현실에 대한 안타까움으로 부족하지만 몇몇 뜻있는 분들과 함께 이 책을 번역하였다. 더불어 이 책과 함께 제공되는 DVD의 내용을 번역하여 자막으로 삽입하였다. 이는 이 책에서 제공하고자 하는 내용을 효율적으로 전달하고자 함이며, 지도자와 학생들에게 최상의 자료를 제공하고자 하는 번역진과 출판사의 소신이 반영된 것이라고 할 수 있겠다. 이 책을 통해 소개되는 테이핑에 관한 정보와 지식들이 조금이나마 도움이 되길 바란다.

그리고 이 책의 앞부분에는 원서에 없는 선수트레이너를 소개하는 내용을 추가하였다. 왜냐하면 선수트레이너에 대한 역할, 필요성, 그리고 직무에 대한 인식이 이 책의 내용을 보다 잘 이해하는데 도움이 될 것으로 판단되었기 때문이다.

역자 모두가 반복적으로 번역 내용을 검토하고 수정하여 오류를 최소화시키려 노력하였다. 혹여 잘못된 부분이 있을까 걱정도 되지만 독자의 충고를 통해 더욱 좋은 자료가 되길 기원한다. 이 책에 소개되는 테이핑과 보조기에 관한 정보와 기술을 바탕으로 반복 연습하여 스포츠 테이핑과 보조기에 정통한 선수트레이너가 되길 바란다. 또한 선수트레이닝 분야의 발전에 기여하는 전문가가 되길 바란다.

2020년 1월 역자 일동

# 역자소개

## 임승길

- 중앙대학교 이학박사
- 대한스포츠의학회지 편집위원
- 동신대학교 운동처방학과 교수

## 박진홍

- 한양대학교 이학박사
- 前, 충북건강관리센터 원장
- 충청대학교 응급구조학과 교수

## 이종삼

- RMIT 대학교(호주) 이학박사
- 대한스포츠의학회 이사
- 대구대학교 체육학과 교수

## 한경진

- 단국대학교 이학박사
- KBO 육성위원
- 선수촌병원 재활원장

## 윤완영

- 고려대학교 이학박사
- ACSM Certified Personal Trainer
- 서원대학교 임상건강운동학과 교수

## 박재용

- 한양대학교 체육학박사
- 前, 하늘스포츠의학클리닉 스포츠재활센터 실장
- 선문대학교 스포츠건강과학연구소 연구교수

# 저자 서문

선수트레이너를 준비하는 학생들이 테이핑(taping), 보조기(bracing), 그리고 캐스팅(casting) 기법에 능통하기 위해서는 다양한 기술적 치료 중재 기법의 구사와 관련된 심리운동 기술(psychomotor skills)의 개발과 함께, 그러한 기술을 신체에 적용할 수 있는 과학적 원리에 대해서도 탐구해 가야만 한다. 선수트레이닝 교육을 담당하는 전문가들은 심리운동 기술의 개발(the art 측면)과 과학적 원리의 탐구(the science 측면)라는 두 가지의 핵심적인 측면을 강조하면서, 선수트레이너 지망생들에게 주요 관절과 근육군에 대한 해부학적 구조를 가르치는 것에 그치는 것이 아닌 특정 부상과 관련된 전문적인 테이핑 기법의 적용과 함께 보조기와 캐스팅 적용 기법도 함께 숙달될 수 있도록 교육 프로그램을 운영해야 하는 현실과 마주하고 있다.

스포츠 테이핑, 보조기, 그리고 캐스팅 제4판(Athletic Taping, Bracing, and Casting, Fourth Edition)은 지도자를 위한 지도 지침을 제공하는 한편, 학생에게는 효율적인 학습을 할 수 있도록 도움을 제공한다. 이 책은 손상 기전에 대한 설명과 함께 통합된 해부학적 설명과 상세한 해부학적 그림(그림의 질적 수준은 최신의 해부학 교재에서 관찰할 수 있는 정도임)과 각각의 주요 관절과 신체 부위에 대한 테이핑, 보조기 및 캐스팅 기법을 묘사하는 550장 이상의 사진을 수록하고 있다. 이 책에서 다루고 있는 테이핑, 보조기, 그리고 캐스팅 기법들은 전통적인 테이핑 기법뿐만 아니라 접착성이 뛰어난 스트랩 테이핑(rigid strap taping), 탄력성 키네시올로지 테이핑(elastic kinesiology taping), 그리고 캐스팅과 스플린트를 사용한 고정(immobilization) 기법 등을 망라하고 있다. 이 책에서 제시하고 있는 기법들이 선수트레이너에게 기능적 진전을 이루는 기회를 제공함은 물론, 관련되는 해부학적 구조에도 친숙해질 수 있는 기초를 제공해 줄 것이라 믿는다.

이 책은 선수트레이너가 임상 현장에서 가장 빈번하게 채택해 사용하고 있는 테이핑, 보조기, 캐스팅 및 스플린트 적용의 기법에 대해 다루고 있다. 실제 사용되지 않는 기법들을 지나치게 많이 다루는 것은 선수트레이너 지망생들의 배움에 대한 사기를 저하시키는 부작용을 낳을 수 있으므로 이 책에서는 선수 부상의 예방과 처치를 위해 일반적으로 적용하는 기법들만을 소개하고 있다. 더불어 이 책은 교육 현장에서 한 학기의 실험실습 교육 과정을 통해 쉽게 숙달될 수 있도록 구성하였다.

운동선수가 부상 후 경기장으로의 안전한 복귀를 위해 적절한 운동수행을 병행해야 하는 중요성은 테이핑, 보조기, 캐스팅 및 스플린트를 활용하는 기법의 적용만큼이나 비중 있게 고려해야만 한다. 따라서 이 책에서는 특정한 부상과 손상으로부터의 회복을 도울 수 있는 기본적인 스트레칭과 근력강화 운동을 제시하고 있다. 비록 이와 같은 운동들이 다른 치료적인 방법들을 대체할 수 있는 것은 아니지만, 재활을 진행해 온 선수의 근력과 유연성을 유지하는 데는 도움이 될 것이다. 이 책에서 제공하고 있는 운동 방법들은 재활 프로그램을 끝내고 경기로의 복귀 기준을 충족시키고 있는 선수들에게 적용해 가는 것들이다. 이 책에서 제시하는 접근법들은 운동선수의 재활 과정을 진행함에 있어 테이핑, 보조기, 캐스팅 그리고 재활 과정에서 수행하는 운동들이 완전한 재활치료를 위해 서로 연계되는 부속적인 부분들일 뿐 어떠한 것도 만병통치약이 될 수 없다는 점을 강조한다. 단일의 방법을 사용하는 것이 아닌 다각적인 치료 및 관리 방법을 적용함으로써 선수들의 재부상 발생을 최소화시킬 수 있다. 그러나 이 책에서 다루고 있는 재활(rehabilitation)과 치료적 운동(therapeutic exercise)이 훈련이란 측면을 기본으로 하고 있다는 점에서 치료(treatments)의 개념과 뚜렷이 구분된다는 측면 역시 기억해야 한다.

## 구성(Organization)

제1장에서는 선수트레이닝의 다면적인 실무 영역에 대해 살핀다는 맥락에서 테이핑, 보조기의 사용, 캐스팅, 그리고 스플린트 적용에 관련된 내용을 다루고 있다. 제1장에서는 선수 테이핑의 기초로서의 해부학에 대한 중요성과 테이핑이 선수의 수행력에 미치는 효과에 대한 올바른 이해를 강조하고 있다. 이 장에서는 또한 이 책에서 제시하고 있는 기법들 중 부상 선수에게 어떠한 기법을 적용할 것인지를 설정하기 위해 부상 선수와 의사소통을 해나갈 때, 통합적인 결정을 만들어 내는 과정에서의 근거기반의 실무/실습이란 개념과 중요성에 대해서도 소개하고 있다. 선수트레이너는 또한 테이프, 보조기 및 캐스트의 적용에 대해 개별 종목의 스포츠 조직이나 단체에서 정하고 있는 규정을 반드시 따라야 함을 알게 될 것이다. 또한 전통적 방식의 테이프에 대한 대안으로 사용되고 있는 접착력이 뛰어난 스트랩핑 테이프 및 탄력성 키네시올로지 테이프에 대해서도 소개하고 있다. 이 장에서는 또한 이러한 대안 기법들의 사용 시 유의사항과 테이프 적용의 지침들을 밝히고 있는데, 이는 이 책의 이어지는 장들에서 다루어지는 기법 구사를 위한 단계를 설정해 준다. 더불어 캐스트와 스플린트의 적용에 대한 기본 개념들을 소개하고 있다.

제2장에서 7장까지는 해부학과 부상/손상 기전, 그리고 전통적 방식의 테이핑 기법, 접착력이 뛰어난 스트랩을 이용한 테이핑 기법, 탄력성 키네시올로지 테이핑 및 보조기 사용 기법들을 다루고 있으며, 신체의 각 부분에 대한 스트레칭과 근력강화 운동에 대해 소개하고 있다. 내용에 따라 흔히 발생하는 골절과 그에 따른 캐스트와 스플린트의 적용을 통한 고정 기법들을 함께 포함하고 있다. 제2장에서는 발-발목-다리 복합체(foot-ankle-leg complex)에 초점을 두면서 몇 가지의 테이핑 기법들을 소개하며, 보장구(orthotics)의 사용을 통해 어떻게 부상/손상을 입은 운동선수가 빠르게 경기현장으로 복귀할 수 있는지를 다룬다. 제3장에서는 무릎에 대한 전반적인 내용을 제공한다. 선수의 손상 관리에 있어 예방과 재활의 중요성 및 기능성 역할에 대한 설명과 함께 인대 손상과 관련된 불안정성에 대해서도 다루었다. 제4장은 힙(엉덩이), 대퇴부 및 골반 손상에 대한 처치를 다루고 있으며, 제5장에서는 어깨와 팔에 대한 해부학과 손상 기전들을 다루고 있다. 제6장은 팔꿈치와 전완(아래팔)의 손상을 치료함에 있어 선수트레이너가 활용할 수 있는 기법들을 소개하고 있으며, 제7에서는 6장에서와 비슷한 방식으로 손목과 손의 손상 시 이용 가능한 기법들을 제시하고 있다. 덧붙여 7장에서는 손가락에 발생하는 건(힘줄) 파열 손상에 대해 스플린트를 이용한 고정 방법을 제시하고 있다.

## 주요 특징(Key Features)

4원색으로 편집된 이 책은 해부학과 부상/손상 기전의 정수를 보여주는 삽화들과 최상의 사진을 제공하고 있다. 제시된 사진을 통해 볼 수 있듯이, 테이프의 가장자리를 암영 처리함으로써 테이핑의 적용 양상을 더 쉽고 분명하게 시각적으로 확인할 수 있다. 또한 주요한 촉진 표식점들을 나타내었으며 이에 대한 설명을 덧붙였다.

다른 모든 건강 관련 전문 분야에서 채택하고 있듯이, 선수트레이닝 임상 실무 분야에서도 근거기반의 접근 방식을 따르고 있으며, 이는 건강관리와 관련된 내용의 효과적인 전달을 위해 중요하게 작용한다. Carrie Docherty를 포함하는 많은 연구자들에 의해 수행되는 과학적 근거기반의 연구는 테이핑과 보조기의 적용과 관련된 신체 관련 지식의 향상에 기여하고 있다. 이 책의 끝부분에 광범위하게 제시하고 있는 문헌들은 지식에 대한 양적 증가와 성장의 정도를 단적으로 반영하는 것으로 학생, 선수트레이너 및 연구자들이 참고할 수 있는 문헌으로 사용할 수 있을 것이다.

## 새로운 내용(Updates)

제4판의 내용을 구성하면서 제3판에서의 탄탄한 구조, 구성, 그리고 주요 특징들을 그대로 유지하였으며 몇 가지 내용은 새롭게 본문에 추가하였다. 가장 주목할 만한 것은 Ian McLeod가 제4판의 공동저자로 참여했다는 점으로 캐스팅과 스플린트에 대한 적용 지침을 비롯한 책 전반에 걸쳐 선보이고 있는 몇 가지 기법에 대한 설명을 맡아 주었다. 제1장에는 캐스팅과 스플린트에 대한 일반적인 내용을 새롭게 수록하면서 실제 손상 시 고려해야 하는 적용지침과 유의사항을 함께 포함하였다. 이에 덧붙여, Carrie Docherty는 제1장에서 손상 관리 및 치료 중재 기법/기술들의 적용과 관련해 이 책에서 강조하고 있는 근거기반의 손상 관리에 대한 중요성을 강조함으로써 특별 기고자의 형태로 이 책의 저술에 참여하였다. 마지막으로 아킬레스건 파열과 발, 발목, 팔꿈치, 손목, 그리고 손의 흔한 골절에 적용할 수 있는 20가지의 새로운 캐스팅 및 스플린트 기법도 함께 제공하고 있다.

## 추가로 제공되는 자료(Instructor and Student Resources)

위에 소개하고 있는 텍스트 내용상의 새로운 추가에 더불어, 제4판 스포츠 테이핑, 보조기, 그리고 캐스팅(Athletic Taping, Bracing, and Casting)에서는 세 가지의 유용한 부가적 자료들을 제공하고 있다. 먼저, 이미지 뱅크(image bank)에는 텍스트에 제시된 모든 사진과 삽화가 있으며, 이러한 사진과 삽화를 배부용 유인물에 사용하거나, 파워포인트 발표물, 혹은 그 밖의 교육용 보조 자료를 구성하는데 사용할 수 있다. 이에 덧붙여, 각 장에서 다루고 있는 주요 개념들에 대한 이해도의 평가를 용이하게 할 수 있도록 기출 형태의 퀴즈문제들을 제공하고 있다.

마지막으로 총 56가지의 역량 점검 목록과 47개의 비디오 클립(video clip)을 포함하는 웹 자료들을 제공함으로써 본문에서 논의한 개념들에 대한 설명과 이해를 돕고 있다. 역량 점검 목록은 선수트레이너를 준비하는 지망생들이 습득해야 하는 캐스팅, 스프린팅, 그리고 테이핑 절차 등 총 56가지의 서로 다른 역량에 대한 주요 단계들을 구체적으로 기술하고 있으며, 이러한 내용에 대해 선수트레이닝 교육 담당자는 실무역량 검사 중 적용 기법에 대한 올바른 절차를 숙달하고 있는지에 대한 확인을 위해 사용할 수 있다.

## 당부의 한마디(Final Comments)

이 책을 통해 선수트레이닝이라는 흥미진진한 분야로의 여정을 시작하는 당신에게 행운이 깃들길 바란다. 전문 선수트레이너로서 테이핑, 보조기, 그리고 캐스팅 기법에 대한 능숙한 적용과 이에 대한 과학적 원리를 탐구하는 자세를 구비한다면 운동선수와의 신뢰감 형성이 빠르게 구축될 수 있을 것이다. 그러나 선수부상 관리와 관련되는 이러한 기법들을 능수능란하게 구상하는 것은 어려운 것으로 만족할 만한 숙련성을 갖추기 위해 많은 시간(심지어 몇 년이 걸릴 수도 있음)의 연습과 경험이 필요하다는 것을 알아야만 한다. 해부학적 기본 구조를 떠올려가며 연습을 하는 것이 필요한 기법을 익히는데 도움이 되며 이는 손상 발생 기전을 이해해 손상 발생을 예방하는데도 유용하게 작용할 것이다. 이러한 기법들을 숙달해 가는 과정에서 좌절감을 맛볼 수도 있지만, 신념을 갖고 성실하게 계속해 간다면 틀림없이 테이핑, 보조기, 캐스팅 및 스플린트 적용에 능통한 전문가가 될 수 있을 것이다.

# 감사의 글

제4판의 스포츠 테이핑, 보조기, 그리고 캐스팅(Athletic Taping, Bracing, and Casting, Fouth Edition)을 출간함에 있어 각각의 전문 분야에서 중요한 역할을 맡아 수고해 주신 많은 분들께 감사의 뜻을 표합니다. Human Kinetics社의 신간 도서 출판 편집 책임을 맡고 있는 Josh Stone, 전문도서 개발과 관리 업무를 담당하는 Carly O'Connor, 재능 있는 비디오 제작자 Gregg Henness, 그리고 디자이너 Dawn Sills 등의 지원과 도움을 통해 이전의 제3판 출간본보다 향상된 도서의 출간이 가능했습니다. 이 책의 출간을 허락해 주신 Dalene Reeder 소장님께도 감사의 마음을 전합니다.

또한 최신의 해부학 그래픽을 사용할 수 있게 허락해 준 Primal Pictures, Ltd와 책 전반에 걸쳐 제시되고 있는 테이핑 및 랩핑(wrapping) 과정의 실습을 위한 보조 재료들을 이 책에서 과거부터 지속적으로 제공해 준 Johnson & Johnson社에도 진심어린 감사를 표하는 바입니다. 이 책에서 제공하는 사진과 비디오에서 관찰할 수 있는 스트랩핑 테이프와 탄력 키네시올로지 테이프 기법의 구사를 위해 필요한 소모품을 협찬해 주신 Sammons Preston에게, 그리고 캐스팅과 스플린트 관련 기법의 수행에 필요한 물품들을 지원해 준 The Arizona Sports Medicine Center와 The A.T. Still University Athletic Training Program에 고마움을 표합니다.

이 책의 열렬한 후원 모델로 예전부터 흔쾌히 참여해 준 Abraham Jones, Aisei Mitsuhashi-Acs, Jatin Ambegaonkar, Kimberly Herndon, Tony Kulas, 그리고 Yohei Shimokochi에게, 그리고 이번에 새롭게 후원 모델로 참여해 준 Mariah Montoya와 Alex Boron-Magulick에게 따뜻한 감사의 말을 전합니다.

Kip Smith는 자문위원으로서 예전부터 사진 촬영을 담당해 주었음은 물론, 제4판의 실습 절차에 대한 많은 유용한 설명을 제공하였다. Anne Keil은 내용 작성에 도움을 주었으며, 스트랩핑 테이핑과 키네시올로지 테이핑 절차에 대한 삽화도 기고해 주었다. 다시 한 번 고귀한 그들의 전문성을 공유해 준 Kip과 Anne에게 감사의 뜻을 전합니다.

발목 불안정성 평가와 예방 분야의 선도적 연구자인 Carrie Docherty는 근거기반의 손상 관리에 관한 최신의 자료들을 흔쾌히 제공해 주었으며 이 책의 말미에 포괄적인 도서목록을 구성해 제시할 수 있도록 커다란 도움을 주었습니다. 이번 제4판을 출간함에 있어 기고가로서 기꺼이 참여해 준 Carrie에게도 감사의 뜻을 전하는 바입니다.

# 차례

# 차례

CHAPTER 0

# 선수트레이너의 이해

## 선수트레이너란?

Athletic Trainer?

스포츠팀은 특정한 기능을 수행하는 많은 사람들로 구성된다. 팀의 구성원 중 선수와 가장 가까운 관계를 가지고 있는 사람은 선수트레이너, 코치, 그리고 팀 주치의이다. 선수트레이너는 선수가 손상을 입었을 때부터 완전히 회복되어 연습이나 경기에 복귀하기까지 선수를 관리해 주는 자로서 팀 주치의, 선수, 지도자와의 긴밀한 상호협조 속에서 많은 역할들을 수행하게 된다. 선수트레이너는 스포츠를 사랑하고 경기를 즐겨야 하며, 그 속에서 일어나는 여러 가지 문제들을 포용할 수 있는 인내력과 재치 그리고 건강함도 지녀야 함은 물론, 새로운 지식의 습득에도 꾸준한 노력을 기울여야 한다. 특히 선수트레이너는 긍정적인 자세로 팀을 구성하는 선수, 지도자 및 그 외 구성원과 공감대를 형성해 생활하며, 항상 모범이 되는 행동을 요한다.

### 선수트레이너의 필요성

'스포츠 의학을 바탕으로 체력증진을 위한 트레이닝과 손상 예방 및 평가 업무를 수행하고 재활운동을 주관하는 자' 를 말한다. 다양한 스포츠 활동의 발전과 함께 전문적인 선수뿐만 아니라 대중스포츠에 참여하는 인구가 급격히 증가되면서 선수들이나 스포츠 동호인 등을 전문적으로 관리할 수 있는 선수트레이너의 필요성이 중요하게 대두되고 있다. 그러나 훈련이나 경기 중 선수들에게 발생되는 각종 손상에 대해 전문적으로 관리할 수 있는 재활의 이론과 실기를 숙지한 전문 인력은 상당히 부족한 현실이다.

### 선수트레이너의 임무와 역할

*1) 선수트레이너 임무*

선수트레이너의 임무는 선수들이 건강과 체력을 유지하면서 스포츠에 참여하도록 세심하게 관리하는 것이다. 이를 위해 선수트레이너는 선수의 정신적/신체적 상태를 정확하게 평가할 수 있어야 하며 손상 정도를 평가하고 적절한 재활 프로그램을 제공함으로써 신속하고 안전하게 경기에 복귀할 수 있도록 해야 한다. 이를 위해 선수트레이너는 반드시 주치의를 포함하는 의료진들의 의료지침에 따라 선수들을 대상으로 각종 스포츠 의학적 검사를 실시하고, 그 결과를 분석하여 선수환자들을 보다 안전하고 효과적으로 현장으로 복귀시켜야 하는 임무를 지닌다. 또한 선수트레이너는 부상 발생 후 선수가 언제부터 훈련과 경기에 참여할 수 있는지를 결정할 수 있는 능력도 갖추어야 한다.

선수트레이너는 선수관리 분야에 있어서 새로운 지식을 창출할 수 있는 독자적이고 창의적인 연구능력을 갖추어야 하며 활발한 연구활동을 통해 습득한 새로운 지식이나 경험을 선수들에게 올바르게 전달할 수 있는 자질과 능력도 갖추어야 한다.

### *2) 선수트레이너의 역할*

선수트레이너로서 역할을 수행하기 위해서는 해부학, 운동생리학, 트레이닝, 운동역학, 스포츠 심리학, 응급처치, 심폐소생술, 운동영양학 및 운동재활 등에 관한 전문지식을 필수적으로 갖추어야 하며, 이러한 전문적인 지식을 바탕으로 다음과 같은 역할을 수행할 수 있어야 한다.

① 손상 예방과 위험요인 관리
② 트레이닝과 컨디셔닝 프로그램의 개발
③ 안전한 경기 환경의 보장
④ 보호장비의 선택, 설치, 및 유지
⑤ 영양의 중요성 설명
⑥ 적절한 의약품 사용
⑦ 손상의 식별과 평가
⑧ 이학적 검사
⑨ 질병과 손상의 이해
⑩ 의학적 관리와 보조역할의 수행
⑪ 질병과 손상의 간접적 관리
⑫ 치료와 재활운동
⑬ 재활 프로그램 작성
⑭ 조직과 행정
⑮ 상담

### *3) 공인 선수트레이너가 되기 위한 실기 영역 6가지*

**① 손상 예방**

선수들은 항상 손상의 위험에 노출되어 있다. 언제, 어디서, 누구에게 손상이 일어날지는 아무도 예측할 수 없다. 그러나 선수트레이너는 선수들의 손상 위험을 줄이기 위해 노력해야 한다. 선수트레이너는 선수들을 근거리에서 가장 많이 접하는 사람 중 한 명으로 선수의 특성과 운동종목의 특성을 파악하여 예측 가능한 위험요인을 최소화하고 손상 예방을 위해 적극적으로 노력해야 한다. 선수트레이너는 손상 예방을 위한 트레이닝과 컨디셔닝 프로그램 개발, 안전한 경기 환경의 보장, 보호장비의 선택, 설치, 그리고 유지를 위한 업무를 수행해야 한다. 이러한 노력에도 불구하고 손상이 발생하면, 선수트레이너는 주치의의 지도하에 적절한 의약품을 사용할 수 있어야 한다.

**② 손상의 인지와 평가**

경기 중 상대 팀 선수 또는 경기장 구조물과의 충돌, 공에 의한 타박, 과사용에 의한 손상 등은 과소평가되거나 간과되기 쉬운 부분이다. 선수의 손상에 대한 잘못된 평가와 조치는 선수생활의 조기 마감과 같은 심각한 결과를 초래할 수 있다. 또한 통증에 대한 적절한 인지와 평가는 스포츠 참가의 결정은 물론 치료 계획 수립에도 영향을 줄 수 있다. 이를 위해 손상과 질병에 대한 병리학적인 이해를 바탕으로 한 적절한 이학적 검사를 할 수 있어야 한다.

**③ 선수 관리와 치료**

선수트레이너는 선수들의 건강관리를 위해 정기적인 사전검사를 실시하여야 하며, 손상 발생 시 최단 시간 내에 경기에 복귀할 수 있도록 치료 계획과 광범위한 치료 방법을 적용할 수 있어야 한다.

**④ 재활**

선수트레이너는 가능한 한 안전한 경기 환경을 만들어야 한다. 그러나 선수는 경기 중에 뜻하지 못한 다양한 손상을 입게 된다. 일단 선수가 손상을 입게 되면, 선수트레이너는 신속하고 정확한 응급처치 후 재활 프로그램을 계획-실행-감독해야 한다. 따라서 선수트레이너는 선수를 안전하게 재활할 수 있는 다양한 도구, 손상된 구조의 기능, 손상의 특성을 정확하게 이해하고 파악해야 한다. 또한 선수트레이너는 손상의 치료 방법을 결정함에 신중을 기해야 하며, 선수가 경기현장에 복귀할 수 있도록 팀 주치의와 긴밀히 협조하여 효과적이고 안전하게 재활 프로그램을 진행해야 한다.

**⑤ 행정**

선수트레이너는 선수의 특이사항과 훈련 계획, 현재 상태와 손상의 예후 등에 대한 서류 작성의 행정 업무도 수행할 수 있어야 한다. 이와 함께 필요한 물품 등의 항목을 작성해 청구할 수 있어야 하며, 훈련의 성과도 문서화할 수 있어야 한다. 손상 발생 시에는 병원 관련 업무도 원활히 수행하여 선수의 진료와 치료가 신속히 이루어질 수 있도록 병원의 절차와 행정 절차에도 숙달되어 있어야 한다.

**⑥ 교육과 상담**

선수트레이너는 선수들의 경기력 극대화를 위해 운동, 영양에 관한 최신의 정보를 수집하여 선수들에게 교육할 수 있는 능력을 가지고 있어야 한다. 또한 선수트레이너는 선수들의 심리적인 상태를 파악하고, 손상에 따른 심리적 반응의 이해뿐만 아니라 선수들의 동료로서, 친구로서, 때로는 인생 선배로서 그들의 마음을 이해하고 조언해 줄 수 있는 상담자로서의 자질과 기술을 지니고 있어야 한다.

CHAPTER 1

# 테이핑, 보조기, 캐스팅, 그리고 스플린팅 적용의 개요

# Introduction to Taping, Bracing, Casting, and Splinting

미국선수트레이너협회(The National Athletic Trainers' Association; NATA)는 선수트레이닝의 교육 역량(Athletic Training Education Competencies)을 밝히는 새로운 지침(제5차 개정판)에서 선수트레이닝의 임상 실무 분야에 대한 기존의 교육 역량 콘텐츠 영역을 8가지로 제시하면서, 임상의 실제와 이에 대한 능숙함의 전반적 특성을 반영할 수 있는 임상 통합 능통성(Clinical Integration Proficiencies; CIP)이란 새로운 영역을 포함시켰다. 역량 있는 선수트레이너가 되기 위해서는 아래 목록에 제시하는 총 9가지 영역의 선수트레이닝 교육 역량 콘텐츠 각각에 대해 지식, 기술과 기법, 임상 능력을 두루 잘 갖추어야 한다. 지식, 신체적 기술과 기법 구사의 능통성, 그리고 부상 선수들을 대하는 태도 그리고 선수트레이너로서 임하는 자세 등도 테이핑과 보조기 적용을 적절하고 효과적으로 하기 위해 반드시 고려되어야 하는 사항이다.

## 테이핑, 보조기, 캐스팅, 그리고 스플린팅 적용을 위한 해부학적 기초

Anatomy as the Foundation to Taping, Bracing, Casting, and Splinting

테이핑, 보조기, 그리고 캐스팅(석고붕대, Casting) 기법의 적절한 구사와 과학적인 적용을 위해 인체해부학에 대한 충분한 이해가 선행되어야 하며, 이들 치료 중재 기법의 적용으로 지지력을 제공하려는 인체 부위의 해부학적 구조에 대한 충분한 이해도 필요하다. 테이핑이나 캐스트에 필요한 정신(심리)운동 기술(psychomotor skills)은 누구나가 익힐 수 있지만(해당 분야) 해부학적인 구조들 간의 연관성, 손상 발생의 기전, 고정(im-

**선수트레이닝의 교육 역량 영역**

- 근거기반의 실무(Evidence-based practice, EBP)
- 예방과 건강증진(Prevention and health promotion, PHP)
- 임상적 검사와 진단(Clinical examination and diagnosis, CE)
- 손상과 질병의 급성기 관리(Acute care of injuries and illnesses, AC)
- 치료적 중재(Therapeutic interventions, TI)
- 정신-심리사회적 전략과 이첩(Psychosocial strategies and referral, PS)
- 건강관리 행정(Health care administration, HA)
- 전문성 개발과 책임감(Professional development and responsibility, PD)
- 임상적 통합의 능통성(Clinical integration proficiencies, CIP)

미국선수트레이너협회, 선수트레이닝 교육역량(National Athletic Trainers' Association, Athletic Training Education Competencies), 5E (online). http://www.nata.org/sites/default/files/5th-Edition-Competencies-2011-PDF-Version.pdf

mobilization)을 하거나 움직임을 제한해야 하는 이유 및 테이프나 캐스트를 적용하는 목적(예: 인대나 근육에 지지력 제공) 등과 같은 과학적인 측면을 함께 이해하는 것은 부단한 노력을 통해서만 가능해진다(과학적 분야). 이런 점을 고려해 이 책에서는 테이프, 보조기, 캐스트, 혹은 스플린트(부목, Splint)를 사용해 지지하고자 하는 인체 각 부위에 대해 손상 발생과 관련성이 가장 높은 해부학적 구조와 기전들에 대한 설명을 함께 포함하고 있다. 또한 선수트레이너가 **표면해부학(surface anatomy)**의 이해를 통해 해부학적 구조를 확인하고 촉진할 수 있는 역량을 갖추어야 한다는 측면에서 이 책의 각 장에 주요한 촉진 표식 목록을 제시하고 있다.

선수트레이너는 신체의 위치, 면, 방향 및 움직임을 묘사하는 해부학적 용어의 사용을 배우고 익혀야 한다. **해부학적 자세(anatomical position)**는 이와 같은 용어 사용을 위한 기준이 된다. 정중면(median plane)은 신체를 오른쪽과 왼쪽으로 절반씩 이등분하며, 정중면에 평행한 모든 면은 시상면(sagittal plane)이다. 관상면(coronal plane)은 신체를 앞쪽을 향하는 전방(anterior)과 등 쪽

**해부학적 자세**
(Anatomical Position)

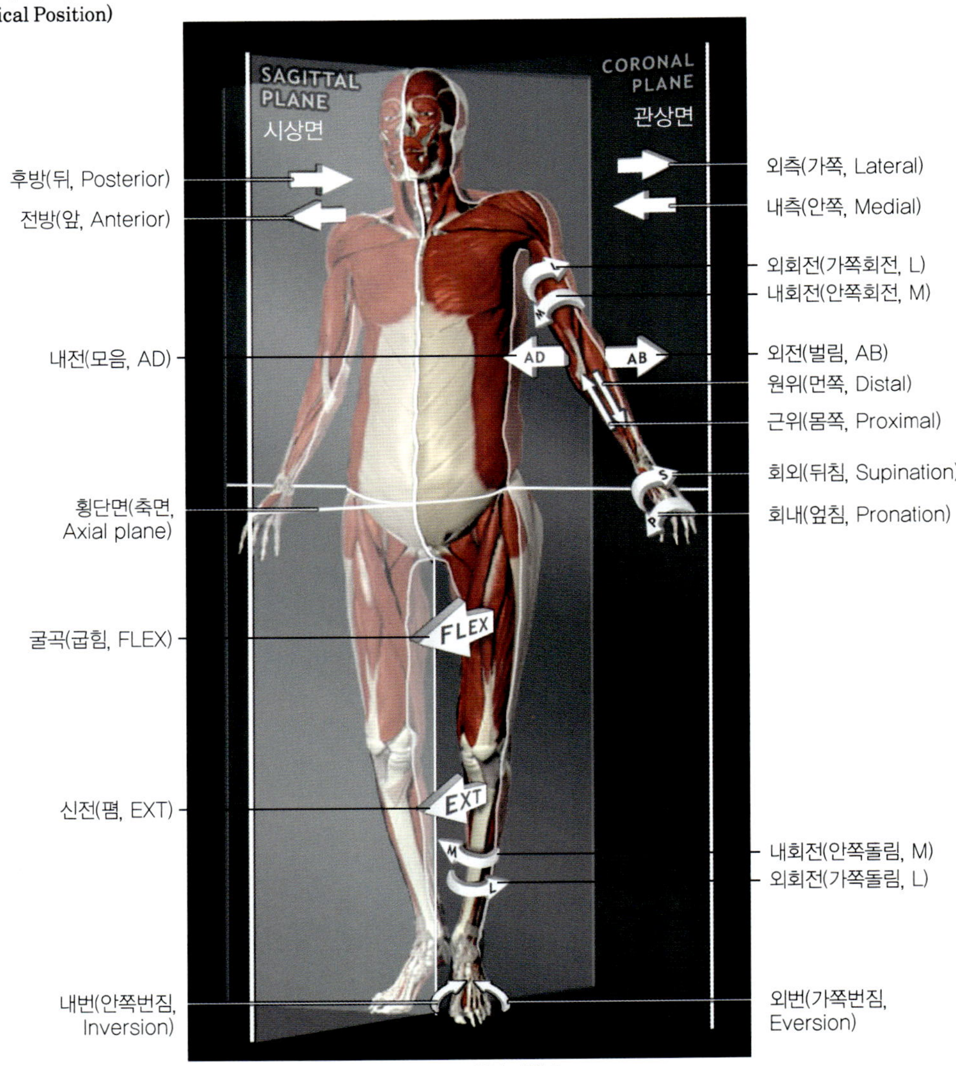


Image courtesy of Primal Pictures

을 향하는 후방(posterior)으로 이등분한다. 횡단면[transverse 혹은 축면(axial plane)]은 신체를 윗부분(superior 혹은 upper)과 아랫부분(inferior 혹은 lower)으로 나눈다.

사지(팔다리, limbs)를 묘사함에 있어, 팔-다리가 몸통(torso)에 더 가까운 쪽에 부착된 구조를 나타낼 때 근위부(몸 쪽, proximal)란 용어를, 몸통으로부터 더 먼쪽에 부착된 구조를 나타낼 때 원

**슬관절(무릎관절, Knee Joint)**

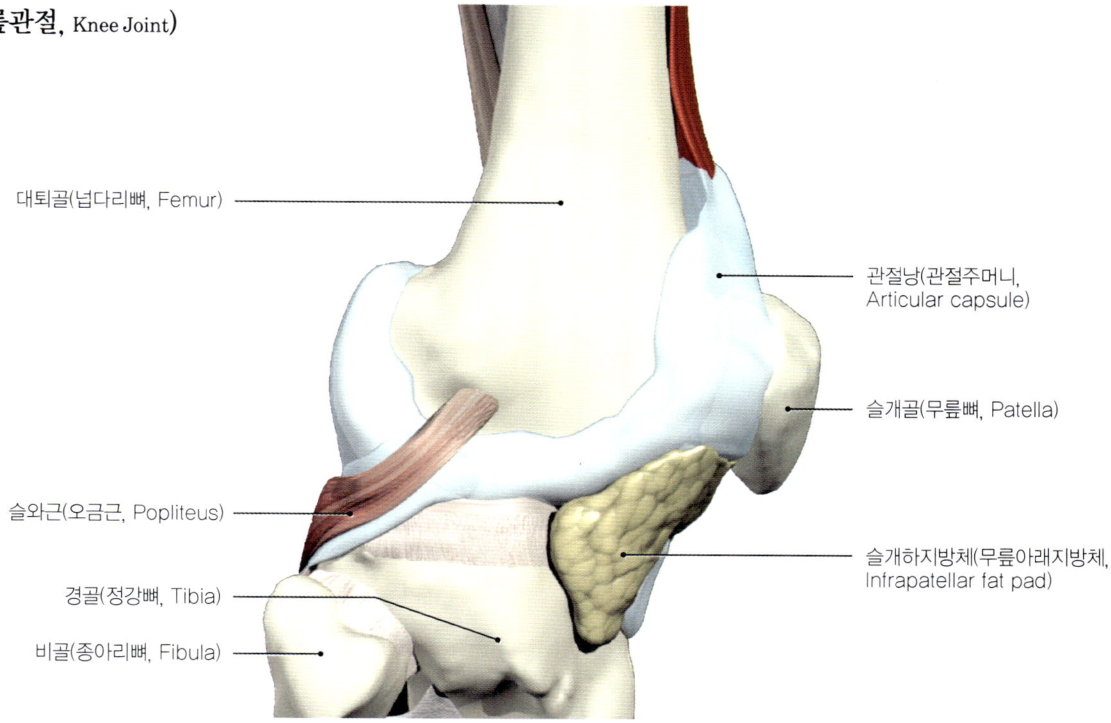

Image courtesy of Primal Pictures

**견관절복합체(어깨복합체, Shoulder Complex)**

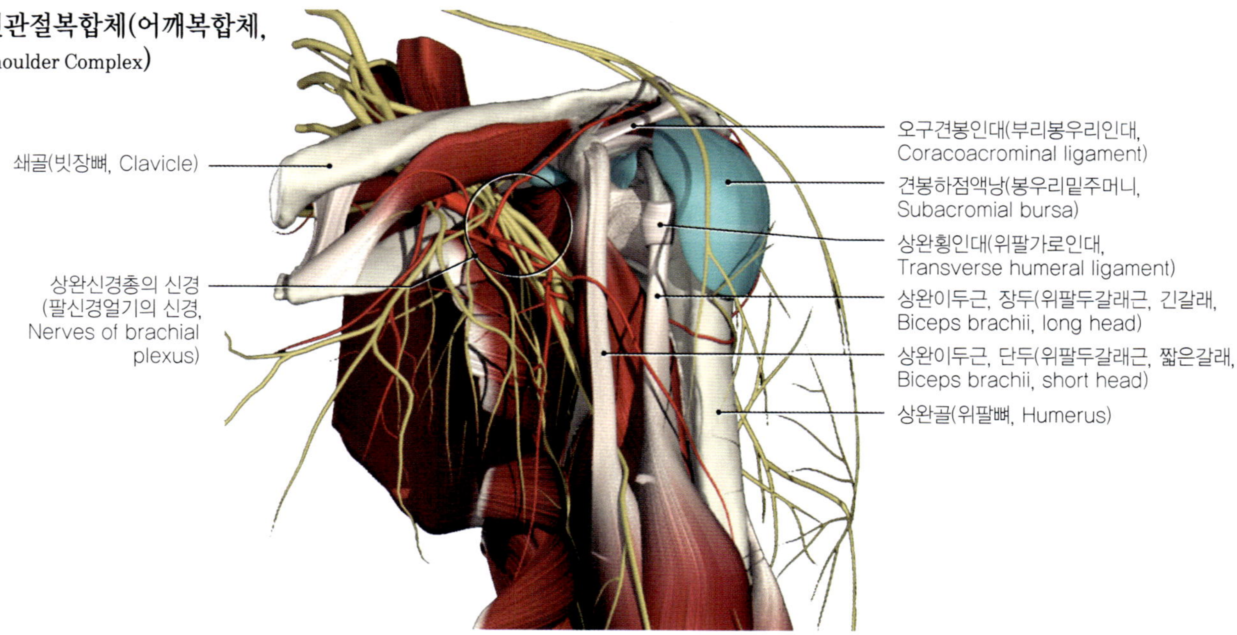

Image courtesy of Primal Pictures

**인체 골격**(Human Skeleton)

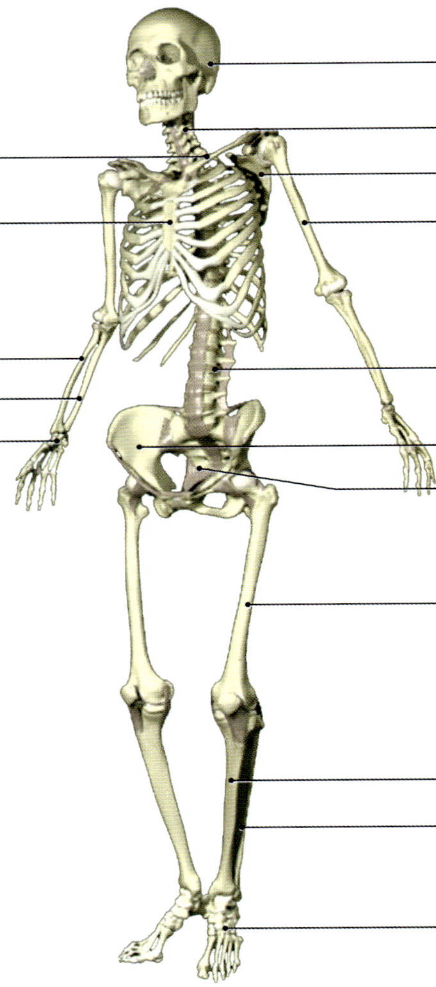


Image courtesy of Primal Pictures

위부(먼쪽, distal)란 용어를 사용한다. 사지 말단에서 쌍을 이루는 뼈의 위치를 이용해 해부학적 위치를 설명하기도 한다. 예를 들어, 엄지손가락을 전완(아래팔, forearm)의 요골측(노뼈 쪽, radial side)에 있는 것으로, 엄지발가락(great toe)을 하지 말단의 경골측(정강이뼈 쪽, tibial side)에 있는 것으로 묘사한다. 장측(손바닥, palmar)과 저측(발바닥, plantar)은 손과 발의 앞쪽 표면을 나타내기 위해 사용하는 반면, 배측(등 쪽, dorsal)은 손과 발의 앞쪽 표면이 아닌 반대편의 표면을 나타내기 위해 사용한다.

또한 특수한 용어들이 신체의 움직임을 묘사하기 위해 사용된다. 일반적으로 굴곡(굽힘, flexion)은 관절의 각을 감소시켜 굽히는 것을, 신전(폄, extension)은 그 반대쪽으로의, 즉 관절의 각을 넓히는 방향으로의 움직임을 나타낸다. 외전(벌림, abduction)은 정중선(medline)으로부터 멀어지는 동작을, 내전(모음, adduction)은 그 반대쪽으로의, 즉 정중선으로의 동작을 나타낸다. 회전(rotation)은 장축(긴축, long axis)을 중심으로 일어나는 뼈의 움직임으로, 내측(안쪽, medial/inward) 혹은 외측(바깥쪽, lateral/outward) 방향으로 일어난다. 전완(아래팔)과 발 관절에 대해 특이적으로 사용되는 용어들도 있다. 회외(뒤침, supination)와 회내(엎침, pronation)는 (팔꿈치관절의 90°

굴곡 상태에서) 손바닥에 대해 위쪽으로의 혹은 아래쪽으로의 움직임을 묘사하며, 내번(안쪽번짐, inversion)과 외번(가쪽번짐, eversion)은 발바닥을 안쪽으로 혹은 바깥쪽으로 움직이는 것을 묘사한다. 회선(휘돌림, circumduction)은 관절의 굴곡(굽힘), 외전(벌림), 신전(폄), 그리고 내전(모음) 등의 동작이 조합을 이루어 만들어내는 관절의 움직임을 나타낸다.

이 책을 통해 배우게 되는 테이핑, 감기(wrapping), 보조기 및 캐스팅 기법들은 인체의 뼈, 인대, 건(힘줄), 근육, 신경 및 관절 부위에 발생한 손상에 대해 해당 부위에 지지력을 제공하고 보호할 수 있도록 설계되었다. 발생 빈도가 높은 손상에 적용할 수 있는 다양한 테이프, 랩(wrap), 캐스트 및 스플린트 기법 등을 이 책 전반에 걸쳐 소개하고 있다.

## 테이핑, 보조기, 캐스팅, 그리고 스플린팅의 근거기반 실습

Evidence-Based Practice of Taping, Bracing, Casting, and Splinting

근거기반의 실습은 수년에 걸쳐 선수트레이너가 운동선수 또는 선수환자와의 상호작용 시 이끌어내야 하는 의사결정 과정의 통합적인 부분이 되었다. 근거기반의 처치 중재(실무)란 흔히 선수트레이너의 전문지식과 임상적 결정을 알려줘야 하는 선수환자에 있어 체계적 연구를 통해 밝혀낸 근거를 기반으로해 최상의 임상적 처지 중재 방법을 도출해 내는 통합적 선택으로 정의한다. 테이핑, 보조기, 그리고 스플린팅 기법을 능숙하게 익히는 것은 선수트레이너가 많은 시간과 노력을 투자해야 하는 영역임에 틀림없다. 이와 같은 막대한 시간과 노력을 투입하려는 결정을 내림에 있어 근거기반의 올바른 실무 적용의 모델에 기초를 두고자 하는 것은 당연한 일이라 할 수 있다. 최신 개정판을 출간하면서 선수트레이닝의 교육 역량 영역 중 근거기반의 채택을 할 때, 아래의 5단계에 따라 접근할 것을 추천한다.

1. 임상과 관련된 질문 만들기
2. 신뢰할 수 있는 최고의 근거를 찾아내기
3. 찾은 근거들을 비판적으로 분석하기
4. 선수트레이너의 개별 전문성과 선수환자의 선호도를 고려해 통합해 가기
5. 손상 관리를 위한 중재 기법의 적용에 대한 결과 평가하기

그러므로 테이핑, 보조기, 혹은 캐스팅 기법의 적용을 고려하거나, 이들 기법들을 병합해 적용하려고 할 때는 해당 기법을 적용하기 전 반드시 적용하려는 목적을 확인하는 것이 필요하다. 이렇게 많은 기법들에 대한 실제 사용의 목적이 미래에 일어날 수 있는 손상을 예방하는데 있지만 현장에서 채택해 실제 적용하는 처치 방법은 다양할 수 있다. 손상은 관절가동범위를 제한하고, 고유수용성 감각을 향상시키며 관절의 정렬을 올바로 잡아줌으로써 예방될 수 있다.

선수트레이너가 어떻게 5단계의 접근법을 이용할 수 있는지에 대한 예를 제시하면 다음과 같다.

1. "발목 보조기를 적용하는 것이 발목 부상의 위험을 감소시키는가?"
2. 표 1-1은 위의 질문에 적절히 연관되는 연구들의 결과를 정리한 것이다.
3. 표 1-1에 제시하는 모든 연구들은 임의 배정 방법을 이용한 통제된 실험을 통해 진행되었으므로 "훌륭한/좋은" 질적 증거로 분류될 수 있지만, 다음과 같은 점들에 대해서는 여전히 고려해

**표 1-1** ■ "발목 보조기 사용이 발목 손상 발생의 위험을 감소시키는가?" 라는 질문에 대한 해답을 제공하는 관련 출판 연구물

| 제목 | 연도 | 설계 | 주요 결과 |
|---|---|---|---|
| McGuine TA, Brooks A, Hetzel S. The effect of lace-up ankle braces on injury rates in high school basketball players. *Am J Sports Med*. 2011:39(9), 1840-1848. | 2011 | 무선배정 통제 실험 연구-두 그룹(보조기 사용군, 보조기 비사용군) | • 이전의 발목 손상 경험과 무관하게 보조기 사용군에서 발목 손상 발생률이 더 낮게 나타남<br>• 발목 염좌의 심각성은 두 그룹 간 차이를 보이지 않음 |
| McGuine TA, Hetzel S, Wilson J, Brooks A. The effect of lace-up ankle braces on injury rates in high school football players. *Am J Sports Med*. 2012:40(1), 49-57. | 2012 | 무선배정 통제 실험 연구-두 그룹(보조기 사용군, 보조기 비사용군) | • 이전의 발목 손상 경험과 무관하게 보조기 사용군에서 발목 손상 발생률이 더 낮게 나타남<br>• 발목 염좌의 심각성은 두 그룹 간 차이를 보이지 않음 |
| Sitler M, Ryan J, Wheeler B, et al. The efficacy of a semirigid ankle stabilizer to reduce acute ankle injuries in basketball: A randomized clinical study at West Point. *Am J Sports Med*. 1994:22(4), 454-461. | 1994 | 무선배정 통제 실험-두 그룹(보조기 사용군, 보조기 비사용군) | • 보조기의 사용이 군 사관생도 농구팀 내 염좌 발생을 감소시켰음<br>• 두 그룹 간 손상의 심각성에는 차이를 나타내지 않았음 |
| Mohammadi F. Comparison of 3 preventive methods to reduce the recurrence of ankle inversion sprains in male soccer players. *Am J Sports Med*. 2007:35(6), 922-926. | 2007 | 무선배정 통제 실험-네 그룹(보조기 사용군, 보조기 비사용군, 재활 1군, 재활 2군) | • 발목 보조기 사용군의 발목 염좌 발생 빈도가 보조기 미사용군과 차이를 보이지 않음<br>• 표본수가 매우 적었음 |
| Surve I, Schwellnus MP, Noakes T, Lombard C. A fivefold reduction in the incidence of recurrent ankle sprains in soccer players using Sport-Stirrup orthosis. *Am J Sports Med*. 1994:22(5), 601-606. | 1994 | 무선배정 통제 실험-두 그룹(보조기 사용군, 보조기 비사용군) | • 발목 염좌 병력이 있는 사람의 보조기 사용은 발목 손상을 감소시키는데 효과적이었음<br>• 발목 염좌 병력이 없는 사람의 보조기 사용은 별다른 효과를 나타내지 않음 |

야 할 필요성이 있다. 연구가 수행된 것이 얼마나 오래 전의 일인가? 어떤 유형의 보조기가 사용되었는가? 연구 참여자는 어떠한 특성을 나타내고 있는가? 몇 명의 연구 참여자가 포함되어 있는가? 연구자는 얼마나 오랜 기간 동안 연구 참여자들을 추적 조사했는가?

4. 이러한 자료와 정보에 근거해 선수트레이너는 발목에 보조기를 착용하는 것이 발목 손상의 경험이 있는 사람들에 있어 발목 염좌 예방에 효과적으로 작용할 것이라는 결론을 내릴 수 있을 것이다. 그러나 발목 손상의 경험이 없는 사람에게는 발목 보조기의 착용으로 발목 염좌가 예방될 수 있는지에 대한 효과를 명확하게 얘기할 수 없다. 그런 후 선수트레이너는 선수환자가 보조기를 제대로 잘 착용할 수 있는 능력이 있는지와 함께 선수환자에게 적절한 보조기를 권해줄 수 있는 충분한 능력을 지니고 있는가에 대한 선수트레이너 자신의 능력에 대해서도 고려해 보아야 할 것이다. 또한 선수트레이너는 선수환자의 스포츠나 신체활동 혹은 보조기에 대해 나타내는 태도와 관련된 모든 고려사항들과 이전에 발생했던 발목 손상의 병력에 대해서도 면밀히 살펴 보아야 할 것이다.
5. 선수트레이너는 위의 모든 질문에 대한 답변에 근거해 근거(증거)-기반의 결론을 도출해 낼 수 있을 것이다. 마지막으로, 선수트레이너는 처치 후 추가적인 근거를 지속적으로 제공하기 위해 6개월, 12개월, 그리고 2년 후 시점에서 선수환자의 손상 상태에 대해 추적 조사해 볼 것을 권고한다.

근거기반의 처치 중재(실무)의 효과성은 관련성이 깊고 질적으로 높은 수준의 연구를 수행한 결과들에서만 입증되었다. 본 교재에서 다루고 있는 다양한 테이핑 기법들의 효과에 대한 관련 문헌 조사를 수행하면서, 이러한 테이핑 기법들에 대한 실제적인 효과를 확인할 수 있는 자료가 매우 한

**테이핑, 보조기, 캐스팅 및 스플린팅의 적용과 관련된 선수트레이닝 교육 역량 영역**

***예방과 건강증진(Prevention and health promotion: PHP)***

▶ 보호장비와 예방 절차: 예방 테이핑과 랩핑(wrapping), 스플린트, 보조기 및 그 외 특별 보호장비를 적용한다.

***치료적 중재(Therapeutic interventions: TI)***

▶ 신체의 재활과 치료 요법: 기능 회복을 촉진하기 위해 테이핑과 랩핑 등의 방법을 적용하고, 필요에 따라 지지대 및 보호장비를 제작해 적절하게 사용한다.

***임상적 통합의 능통성(Clinical integration proficiencies: CIP)***

▶ 선수의 머리, 몸통, 척추 및 사지에 가해지는 위험을 예방하고 최소화시키기 위해, 그리고 스포츠 또는 기타 신체활동에의 안전한 참여를 위해 선수를 보호할 수 있는 적절한 표준 보호장비, 테이핑, 랩핑, 보조기, 패드 및 개별 특성을 고려한 주문 제작용 맞춤형 장비 등을 선택하고, 적용하며, 평가하고, 보완해 개선해 나간다.

정되어 있음을 알 수 있었다. 발과 발목에 대해서는 비교적 많은 연구들이 수행되어 상당수의 결과를 찾을 수 있었던 반면, 운동사슬(kinetic chain)에 대한 선행연구 결과를 찾아내는 것에는 한계가 있었으므로 이에 대해서는 추가적인(특히 상지에 대한) 연구 수행이 이루어져야 할 것이다. 키네시올로지 및 접착력이 뛰어난 스트랩핑 테이프와 같은 특수 테이프의 사용 기법을 이용하는 임상적 효과를 밝히고자 하는 연구들은 이미 수행된 바 있으나 그 결과들에서는 상반된 결과가 제시되고 있어 이에 대해서도 더 많은 연구의 수행이 필요한 실정이다.

## 테이핑, 보조기, 캐스팅, 그리고 스플린팅 적용의 역할

Role of Taping, Bracing, Casting, and Splinting

미국선수트레이너협회에서는 선수트레이닝에 대한 수행 영역을 구성함에 있어 테이핑 구사 역량을 단순히 선수트레이너로서의 기능과 역할을 효율적으로 수행하기 위해 필요한 몇 가지 필수 역량 중의 한 가지 항목으로만 나타내고 있다. 하지만, 테이핑은 실제로 선수의 손상 예방과 관리에 가장 중요하게 사용되는 기법이며 선수트레이너가 수행하는 직무 영역 중 시각적으로 가장 부각될 수 있는 기술이다. 선수트레이너는 숙달된 테이핑의 적용을 통해 빠르게 운동선수들과의 신뢰감을 쌓을 수 있다. 이러한 테이핑 기법의 숙달을 위해 배우고 익혀가는 과정에서 보람을 느끼기도 하지만 다른 한편으로는 좌절감을 맛보는 과정이기도 한다. 정신(심리)운동 기술(psychomotor skill)을 체득하는 과정에서와 같이 탁월한 테이핑 구사 역량을 갖추기까지는 많은 연습과 경험이 필수적으로 요구되기 때문이다.

선수관리를 위해 수행하는 테이핑, 보조기, 캐스팅 및 스플린팅은 선수의 손상을 예방하며 손상을 입은 선수의 경기복귀 시간을 단축시킬 수 있다. 일반적으로, 테이프는 **염좌가 발생한**(sprained) 관절에는 비정상적 혹은 과도한 움직임이 일어나지 않도록 관절의 가동범위를 억제시키는 반면, 근육에는 지지대로서의 역할을 제공한다. 일반적으로 테이핑을 적용함으로써 운동수행 중 고유수용성 감각 되먹임의 역량이 향상되는 것으로 알려져 있다. 예를 들어, 전방십자인대 손상으로 회전 움직임이 포함된 동작의 수행 시 무릎의 불안정성을 호소하는 선수가 무릎 보조기를 착용한 후 동일한 동작의 수행을 시도한다면 무릎의 불안정성으로 인한 회전 움직임의 제한이 발생하기 전에 보조기로부터 감각신경계를 자극하는 신호가 발생되어 동작을 제어하는 효과를 발휘할 것이다. 이와 같은 **고유수용성 감각**(proprioceptive)의 초기 되먹임은 선수로 하여금 불안정성 조절을 위해 회전 시 작

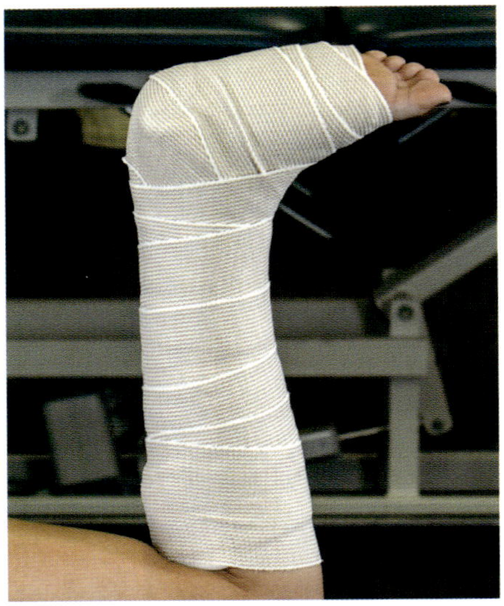
그림 1-1 스플린트를 이용한 후방 발목부의 고정

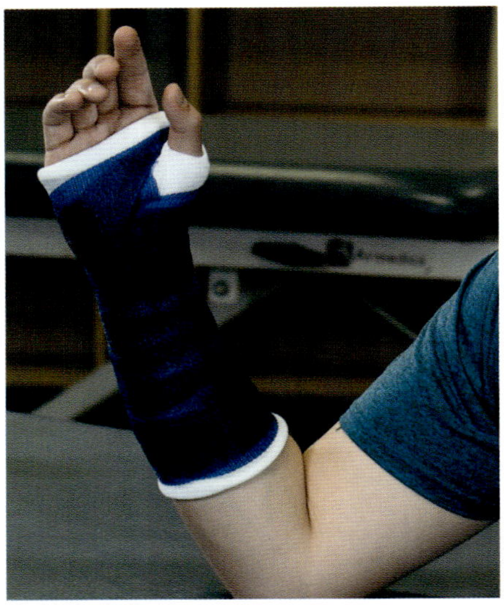
그림 1-2 섬유성 유리 직물의 짧은 팔 캐스트 기법을 이용한 손목 고정

용하는 근육의 수축을 거의 무의식적으로 유발해 낼 수도 있다. 비슷하게, 배구 혹은 농구 선수가 발목의 내번(안쪽번짐)으로 인한 염좌 손상을 입어 이에 대한 처치로 테이핑 처치를 받은 후 다른 경기에 출전해 경기 중 점프해서 공중에 떠 있는 상황이라면 테이핑을 적용한 발목으로부터 중추신경계로의 감각신호를 생성해 전달할 것이란 접근법이다. 이러한 경우에는 테이핑 적용의 1차적인 목적을 발목의 과다한 내번(안쪽번짐)을 제한하는 측면에 두는 것보다는 고유수용성 되먹임 신호 생성을 위한 측면으로 이해하는 것이 더 효과적이라 할 수 있다.

테이핑과 보조기의 착용이 어떠한 효과를 발휘하는지와는 상관없이 선수환자에게 이들 기법의 적용으로 적절한 운동수행을 통해 얻을 수 있는 효과를 대체할 수 없다는 사실을 반드시 주지시켜야 한다. 사전 운동을 제공해 운동요법이 테이핑 처치와 병행되어야 한다는 당위성을 강조하지 않은 채 발목에 통상적으로 테이핑을 적용해 주는 것은 선수환자에게 필요한 처치 중재의 기준을 충족시키지 못하는 무성의하고 무능력한 손상관리 방법을 제공하는 것이 된다. 이런 이유로, 반드시 스트레칭 및 근력강화 운동과 연계된 테이핑 적용이 고려되어야만 하는 것이다. 정책적으로, 선수트레이너와 선수들 사이에 손상을 입은 선수에 있어 최적의 관절가동범위와 근력을 획득하고 유지하기 위해 선수가 능동적으로 적절한 운동수행에 참여한다고 동의를 한 선수에게만 테이핑과 보조기 착용의 중재 기법을 시행해 줄 것이라는 자체 규율을 정해 적용할 필요도 있다.

비정상적 혹은 과도한 움직임의 제한을 위한 테이핑 시행의 1차적 목표와는 달리, 스플린팅 및 캐스팅을 적용해야 하는 경우는 일반적으로 선수환자의 부상이 지속되어 일정한 정해진 기간 동안 환부를 고정해 움직이지 못하게 해야할 때 필요한 조치이다. 고정을 시행하는 1차적인 목표에 연부조직(soft-tissue)과 뼈에 발생할 수 있는 추가적 손상의 예방과 통증의 경감, 부러진 뼈의 배열 유지 및 치유의 촉진 등이 포함된다. 스플린팅과 캐스팅을 적절하게 적용하는 것은 스플린팅 및 캐스팅 재료의 견고하고 단단한 특성이 효과를 발휘해 관절을 고정하고 인대, 힘줄(건), 그리고 뼈와 같은 해부학적 구조들에 안정성을 제공해 준다. 이러한 지지력의 제공을 통해 나타나는 이점에 반해 근 위축(muscle atrophy, 근 소실)과 관절 경직(joint stiffness, 관절의 가동범위 소실)의 위험성 증가라는 단점이 발생하게 되는데, 이러한 단점의 정도는 스플린팅이나 캐스팅을 통한 고정의 시행 기간과 밀접한 상관성을 나타낸다.

스플린팅의 재료는 원통을 형성하지 않는 단단한 것이 사용되며, 섬유성 유리(화이버글라스, fiberglass)가 가장 흔하게 사용된다. 스플린팅으로 사용하는 재료를 환부에 고정시키기 위해 탄력성 랩을 이용해 스플린트 부위 둘레를 감아 준다(그림 1-1). 스플린트로 사용하는 단단한 재료가 환부 둘레를 틈이 없이 완전하게 감싸지는 않으므로 외상 후 부종(post-traumatic swelling)이 생긴 부위에 적절한 공간을 제공할 수 있어, 급성 손상 발생 부위의 고정을 위해 우선적으로 고려되는 방법이다. 스플린트는 캐스트보다 쉽고 더 빠르게 적용할 수 있어, 급성 손상(특히, 환부가 불안정성을 나타낼 때)의 처치를 위해 이점으로 작용한다. 탄력성 랩이 스플린트를 댄 부위를 둘러 감싸고 있으므로 선수트레이너가 탄력성 랩을 제거해 피부를 관찰하기 쉬운 장점도 있는데, 이러한 점은 피부에 상처(절상이나 찰과상)나 외과적 절개(surgical incision)가 있는 경우와 같이 스플린팅으로 사용한 재료가 환부를 덮고 있는 경우에는 매우 중요하게 고려될 수 있다. 필요에 따라, 스플린트를 제거해 손상 부위의 연부조직 치료(혹은 투약)를 시행할 수도 있다. 선수트레이너가 환부의 평가와 치료를 위해 스플린트를 제거할 수 있다는 점은 스플린트 사용의 장점으로 고려되지만, 선수환자 자신이 임의대로 스플린트를 제거할 수 있다는 점은 단점으로 작용해 치유를 방해할 수 있다는 우려의 측면으로 고려된다. 치유를 위해 환부가 고정된 채로 유지되어야 함의 중요성과 스플린트를 제거함으로써 발생할 수 있는 잠재적 합병증에 대해 충분한 교육을 통해 지시없이 임의로 스플린트를 제거하지 않도록 해야 한다. 스플린팅 적용의 또 다른 한계점은 환부 주변 전체에 견고한 지지력을 제공 하지 못해 캐스팅만큼의 안정성은 제공하지 못한다는 점이다.

스플린팅에 비해 캐스팅은 환부 둘레로 섬유성 유리(fiberglass)나 석고(깁스/회반죽, plaster)를 적용함으로써 스플린트보다 훨씬 더 견고한 지지력을 생성한다(그림 1-2). 캐스트는 스플린트보다 더 강하고 단단하기 때문에 최상의 안정성과 보호력을 제공해 주며, 그런 이유에서 골절에 대한 장기간의 고정 방법으로 선호되고 있다. 캐스트가 생성해 내는 견고함은 고가의 특수 재질을 사용하는 비용의 대가로 나타나는 것이지만, 스플린트를 적용하는 것보다 캐스트의 무게가 더 무거워 선수환자가 부담스러워할 수 있다는 점과 선수트레이너의 입장에서도 캐스트를 적용하는 것이 스플린트를 적용하는 경우와 비교해 기술적 측면에서 더 많은 주의가 필요하고 시행을 위해 소요되는 시간도 길어진다는 점 등은 단점이 될 수 있는 부분이다. 캐스트가 확장성을 나타내지 못하므로 손상을 입은 후 너무 빠른 시간 안에 캐스팅을 적용하면 환부가 부어 있어 떠 있는 공간에 충분히 밀착해 적용할 수 없게 되므로 염증 발생 후 부종이 가라앉을 때까지 기다려 캐스트를 적용해야 한다.

환부의 보호를 위해 스플린트를 대는 것이 더 좋은지 캐스트를 적용하는 것이 더 좋은지에 대한 결정을 위해 손상의 급성 정도, 신체의 부상 부위, 손상의 형태, 그리고 치료 기간 등에 대한 종합적인 고려가 필요하다. 손상이 발생한 후 염증으로 인해 부종 발생이 예상되거나 단기간(2주 이내)의 고정을 필요로 하는 연부 조직 손상의 경우, 안정적인 단순 골절, 불안정성을 동반한 골절이긴 하지만 복합 골절(complex fracture)에 대해 외과적 **고정술(surgical fixation)** 시행을 앞둔 상태에서의 일정 기간 고정이 필요한 상황과 같이 손상에 대해 확정 치료(definitive treatment)를 시행하기 전 안정화가 필요한 경우의 급성 손상에 해당되는 경우에는 스플린트를 이용한 처치 방법을 채택하는 것이 일반적이다. 외상으로 인한 부종이 가라앉거나, 확정 골절(definitive fracture)에 대한 관리(특히 불안정성을 나타내는 골절이나 복합 골절인 경우)를 위해서는 캐스트의 적용을 우선시한다. 합병증의 위험이 있는 선수환자의 경우 또한 스플린트를 대는 것이 더 좋을지 아니면 캐스트를 적용하는 것이 더 좋을지를 결정해야 하는 또 다른 요인이 될 수 있다. 예를 들어, 손상의 유형(예: 단순 골절 혹은 복합골절)에 상관없이 개방성 손상(open wound)을 동반하는 경우에는 감염이 발생할 수 있는 위험이 내재되어 있으므로 개방(성) 손상을 덮는 캐스트의 적용은 금지된다. 다른 한편으로 별도의 지시가 있을 때까지 스플린트를 유지하라는 지시를 내렸음에도 선수환자가 이를 따르지 않을 수 있다는 우려가 있는 경우라면 캐스트로 환부를 고정하는 것이 최선의 방법이 될 수도 있다.

치료적 중재 방법을 선택적으로 사용함에 있어 스플린트나 캐스트를 적용하기 전 그 위험성과 이점을 동시에 고려함으로써 환부를 고정해 발생할 수 있는 잠재적 부작용보다는 이점이 많은지를 확인해야 한다. 스플린팅 혹은 캐스팅을 함으로써 발생할 수 있는 부작용(혹은 합병증)은 다음과 같다.

- 관절의 경직(joint stiffness)과 관절의 능동적/수동적 가동범위 소실
- 근 위축(muscle atrophy)과 근력의 감소
- 정맥혈전증(venous thromboembolism, blood clot)의 위험 증가
- 혈관 손상(vascular compromise)
- 피부 자극(염증, skin irritation) 및 피부 손상(skin breakdown)
- 욕창(pressure sores)과 궤양(ulcers)
- 열 손상(thermal injury) 및 화상(burns)
- 신경 손상(nerve injury)
- 구획증후군(compartment syndrome)
- 복합부위통증증후군(complex regional pain syndrome, CRPS)
- 만성통증(chronic pain)
- 골절 불유합(fracture non-union)

스플린트나 캐스트를 적용한 고정 기간 동안 잠재적 부작용(합병증)의 발생에 영향을 미치는 위험 요인들은 통제 불가능 요인과 통제 가능 요인으로 분류될 수 있다. 통제 불가능한 위험요인들로는 선수 환자의 나이, 손상의 병력, 동반이환(comorbid conditions, 예: 당뇨병은 신경-혈관계 합병증 위험을 증가시킴), 손상의 유형, 그리고 손상의 심각성 등을 포함한다. 통제 가능한 위험 요인들로는 고정술 시행의 방법, 사용하는 재료의 형태와 유형의 선택, 스플린트나 캐스트의 질, 그리고 고정 기간 등이 포함된다.

## 테이핑과 보조기 기구

Apparatus of Taping and Bracing

손상을 입은 선수환자에 대해 서로 다른 테이핑 기법과 보조기의 적용을 위해 필요한 다양한 도구들이 있다. 이와 같은 도구들에는 탄력성(그림 1-3) 혹은 비탄력성(그림 1-4) 스포츠 테이프(tape), 직물(cloth), 랩(wraps) 및 보조기(braces) 등이 포함된다. 제조사에서는 다양한 사이즈와 질감의 스포츠 테이프 제품을 생산해 시장에 공급한다.

**테이핑과 보조기 사용의 목적**

▶ 과도하거나 비정상적인 해부학적 움직임을 제한함으로써 불안정한 관절의 인대와 관절낭을 지지해 줌
▶ 사지 혹은 관절로부터의 고유수용성감각 되먹임을 향상시킴
▶ 압박을 제공하고 움직임을 제한함으로써 근육-건 단위(muscle-tendon units)를 형성해 손상 부위를 지지해 줌
▶ 보호 목적으로 사용하는 패드, 드레싱 및 스플린트를 고정시켜 줌

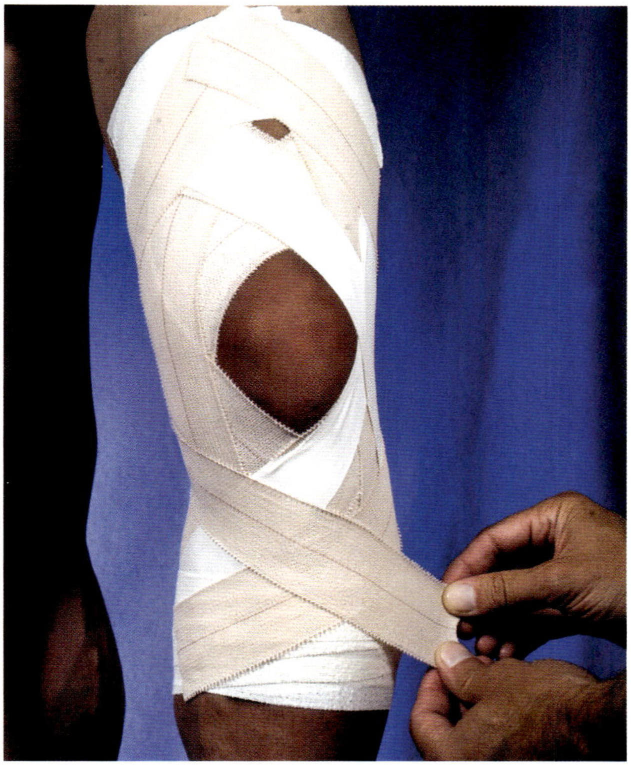
그림 1-3 무릎 지지를 위한 탄력성 랩의 적용

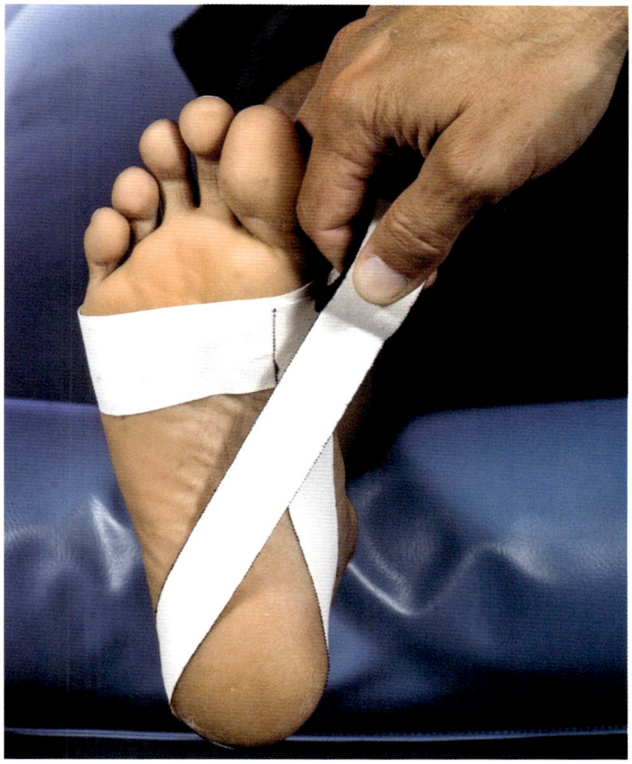
그림 1-4 족궁(아치, arch) 지지를 위한 비탄력성 테이프의 적용

## 비탄력성 테이프와 직물

최상의 관절 지지를 제공하기 위해 그리고 비정상적이거나 과도한 관절의 동작을 제한하기 위해 비탄력성 테이프를 사용한다. 예를 들어, 과도한 내번(안쪽번짐)을 방지하기 위해 비탄력성 흰색 테이프를 발목에 직접 적용할 수 있다.

비탄력성 흰색 테이프는 공기 투과성을 높이기 위해 다공성(porous) 재질로 되어 있으며 1, 1.5, 혹은 2인치(2.5, 3.8, 혹은 5.1cm) 너비, 15야드(13.7미터)의 길이로 감겨져 있는 두루마리 형태로 이용할 수 있다. 사용할 테이프의 너비는 선수환자의 신장과 골격의 크기, 환부의 해부학적인 형태, 그리고 선수트레이너의 선호도에 따라 결정된다.

비탄력성 테이프가 최상의 지지력을 제공하지만 사용하기는 가장 어렵다는 단점도 있다. 비탄력성 흰색 테이프를 신체의 곡선부에 적용할 때, 테이프에 주름이 잡히는 것을 흔히 경험할 수 있다. 비탄력성 테이프의 적용을 매끄럽고 효과적으로 수행할 수 있는 수준에 도달할 때까지는 많은 노력이 필요하다.

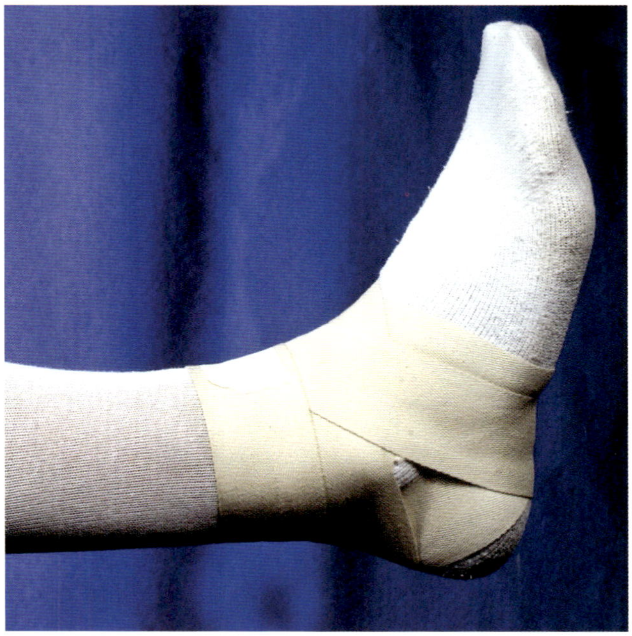
그림 1-5 직물 랩(cloth wrap)은 저렴한 비용으로 발목의 지지력을 제공한다. 또한 직물 랩은 제2장에서 제시하는 8자 감기(figure-eight)와 발뒤꿈치 잠금(heel-lock) 테이핑 기법을 연습하는데 매우 유용하게 사용된다.

비탄력성 직물 랩은 비탄력성 흰색 테이프와 독립적으로 사용하거나, 조합해 병행 사용함으로써 지지력을 제공할 수도 있다(그림 1-5). 직물 랩은 비록 비탄력성 흰색 테이프만큼 사용하기 편리하진 않지만, 비용적인 측면의 이점과 준수한 지지력을 제공해 준다는 장점이 있다.

## 탄력성 테이프와 랩

탄력성 테이프와 랩은 자유로운 움직임이 필요한 신체 부위를 지지하기 위해 관절마다 서로 다른 형태로 사용된다. 예를 들어, 대퇴 둘레를 둘러쌈으로써 햄스트링 근육군(넙다리뒤근육군, hamstring muscle group)에 지지력을 제공하는 것이 필요할 때는 혈액의 흐름을 제한하지 않으면서 정상적인 근 수축에는 방해가 되지 않도록 탄력성 테이프를 사용한다. 또한 탄력성 테이프와 랩은 보호 패드를 신체에 고정시키는 역할도 한다(그림 1-6). 대퇴부, 둔부, 어깨 부위에 **타박상(contu-**

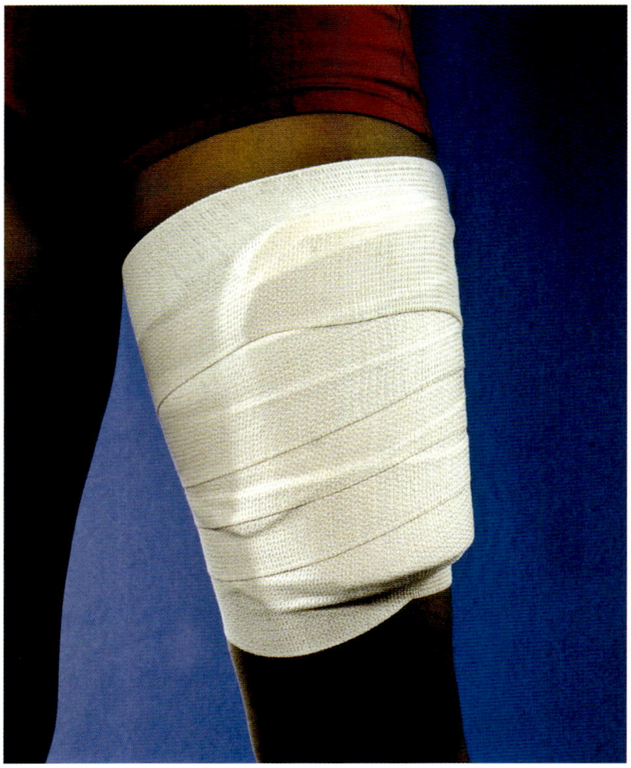

**그림 1-6** 전방 대퇴부에 보호 패드를 고정하기 위한 탄력성 랩의 사용. 탄력성 랩을 고정하기 위해 사용하는 금속 조임 집게(클립)는 테이프로 덮거나 경기에 참여 시에는 제거해야 한다.

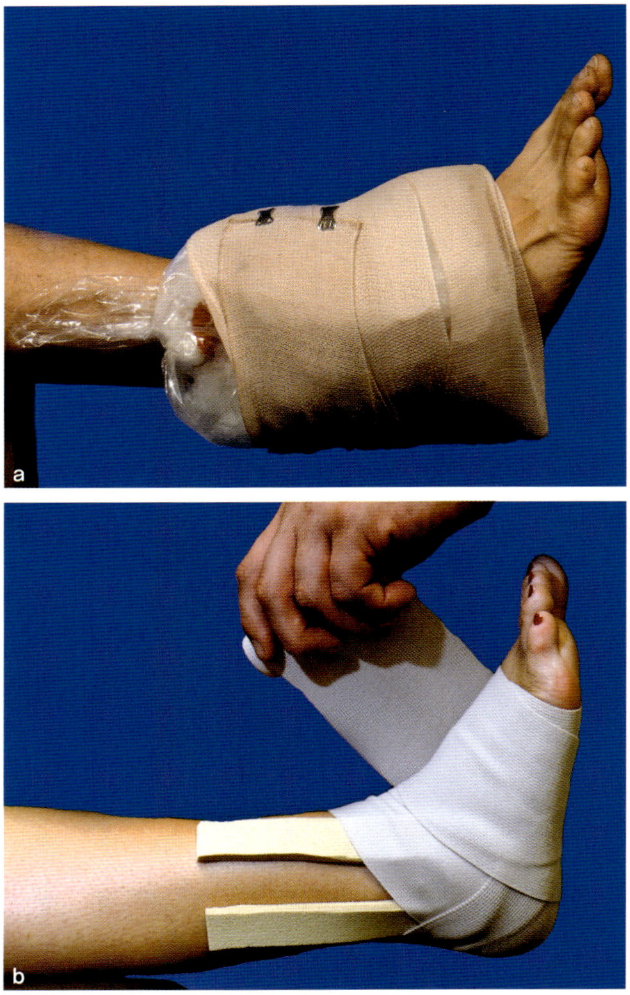

**그림 1-7** (a) 발목에 대는 얼음주머니의 고정을 위한 탄력성 랩의 사용. 얼음주머니를 피부와 직접 접촉되도록 시행하고 시간당 20분을 초과하지 않도록 한다. (b) 탄력성 랩은 급성으로 발생한 발목 염좌 부위의 압박을 위해 말발굽형 패드(horseshoe pad)와 함께 사용할 수 있다.

sions)을 입은 선수환자는 이러한 추가적인 보호 패드의 처치가 필요할 수 있다. 제4장과 제5장에서 더 많은 기법에 대해 자세하게 소개할 것이다.

탄력성 랩은 특히 **급성 손상(acute injury)**을 입은 부위에 압박력을 제공하는데 유용하게 사용될 수 있다. 압박은 흔히 냉찜질 처치와 병행해 사용하는데 연부조직의 손상 시 동반되어 나타나는 부종의 조절에 효과적이다(그림 1-7).

이러한 기법을 사용할 때는 탄력성 랩을 부종이 동반되는 급성 손상 부위에 적용할 때 나타날 수 있는 잠재적 위험성에 대해 얘기해 주어야 한다. 특히, 선수환자에게 손톱이나 발톱의 기저[조상(爪床), nail beds] 색깔을 유심히 관찰해 혈액순환이 제한되는 징후가 나타나는지를 확인해 보도록 해야 한다. 발톱기저의 색깔이 어두운 푸른색으로 보이면 혈액순환에 문제가 있음을 나타내는 것이다. 만일 탄력성 랩의 적용이 필요하다고 판단되면, 환부 관절을 거상시킨 상태로 유지할 것과 밤 시간대에는 탄력성 랩을 느슨하게 적용해야 한다는 점을 주의사항으로 알려줄 필요가 있다.

비탄력성 테이프와 마찬가지로 탄력성 테이프도 신체 부위에 따라 다르게 적용할 수 있도록 다양한 너비와 직물 재질들이 있다. 탄력성 테이프는 1, 2, 3, 혹은 4인치(2.5, 5.1, 7.6, 혹은 10.2cm) 너비가 제공되고 있으며, 탄력성 랩은 2, 3, 4, 혹은 6인치(5.1, 7.6, 10.2, 혹은 15.2cm) 너비로 제공된다. 탄력성 랩은 엉덩이, 몸통 부위처럼 신체의 넓고 큰 부위에 적용할 수 있도록 위에 제시된 랩 길이의 2배 사이즈 제품도 공급되고 있다. 탄력성 랩의 질은 다양하다. 테이프와 다르게 탄력성 랩의 경우 재사용하게 되므로 가능한 한 질이 좋은 것(흔히 가격이 더 비쌈)을 구매하는 것이 경제적 측면에서 오히려 득이 된다. 가격이 저렴하고 질이 좋지 않은 랩은 내구성이 부족해 여러 번 반복해 사용하는 경우 그 기능을 제대로 발휘하지 못하는 경우가 발생하게 된다.

## 테이프와 랩을 조합한 보호장비

동작과 움직임을 제한하고 신체 부위를 보호하기 위해, 혹은 환부에 부과되는 힘을 분산시키기 위해 보호용 스플린트와 패드가 자주 사용된다. 보호용 스플린트와 패드가 제자리에 고정되어 있도록 테이프와 랩을 사용하기도 한다. 보호용 재료들로 폼(form), 부드러우면서 두꺼운 천의 펠트(felt), 열가소성 수지/플라스틱(thermoplastics), 열성형(thermofoams) 등이 주로 사용되며, 그 외 섬유성 유리(fiberglass), 실리콘고무(silicone rubber) 및 네오플렌(neoprene)과 같은 재료들도 사용된다. 이와 같은 보호용 장비들이 적용된 위치에서 안정적으로 유지될 수 있도록 테이프와 랩의 선별적(혹은 선택적) 사용 방법을 소개하고자 한다.

## 보조기

보조기는 건강한 관절의 손상을 예방해주며 불안정한 관절에는 지지력을 제공해 준다. 선수는 다양한 형태의 보조기를 이용할 수 있다. 비록 발목, 무릎, 어깨, 팔꿈치, 그리고 손목관절을 위한 보조기가 운동선수들에게 흔히 사용되고 있지만 각각의 모든 인체 관절에 사용할 수 있는 보조기들이 시중에 공급되고 있다. 이 책에서는 보조기에 대해 포괄적으로 다루지는 않고 발목과 무릎에 발생하는 흔한 손상과 팔꿈치와 손목의 과사용으로 발생하는 활용할 수 있는 보조기의 사용 방법을 소개하는데 중점을 두었다. 덧붙여, 각 관절을 다루는 해당 장에서 발목, 무릎, 손목, 팔꿈치 및 어깨 부위에 적용하는 보조기 사용과 관련된 사진들을 제공할 것이다.

보조기는 테이핑을 보완하거나 대체할 수 있다. 테이프와는 다르게 발목에 적용하는 보조기의 경우 재사용이 가능하므로 비용 절약의 효과도 볼 수 있다. 그러나 무릎에 사용하는 기능성 보조기($500~700)의 경우와 같이 고가의 제품들도 있으므로 손상의 증상과 심한 정도에 따라 적합한 보조기를 선별적으로 사용할 필요가 있다.

## 견고하고 접착력이 우수한 스트랩핑 테이프와 탄력 키네시올로지 테이프

전통적인 테이프의 적용 효과는 신체활동 중에 감소되는 경향을 나타낸다. 일반적인 테이프의 대안으로 접착력이 강하고 견고한 스트랩핑 테이프와 탄력성 키네시올로지 테이프가 사용될 수 있다.

### *견고하고 접착력이 우수한 스트랩핑 테이프*

언더랩 테이프와 함께 접착력이 뛰어난 스트랩핑 테이프를 적용(그림 1-8)하는 것은 전통적인 테이프보다 더 뛰어난 접착력을 제공하며 선수환자가 더 오랫동안 안정된 활동을 유지할 수 있게 해준다. 또한 스트랩핑 테이프는 기본적으로 원래 길이에 대해 약 30%의 신축성이 있어 환부에 보조기 형태의 지지대를 만들어 내고자 할 때 유용하게 사용할 수 있다. 이와 같이, 테이프의 신축성이 제한되어 있다는 것은 손상을 입은 선수환자가 신체활동에 참여하고자 하거나 테이프를 통해 안정성을 얻고자 할 때 특히 중요한 부분이 될 수 있다.

일반적으로 스트랩핑 테이프를 적용하기 전에 언더랩 테이프를 피부에 감아준다. 스트랩핑 테이프의 치료적 효과는 관절의 안정성 제공, 관절 움직임의 제한 범위 감소(관절 움직임 개선), 부과되는 부하에 견뎌내는 역량 향상, 자세 교정 및 경미하게 발생한 신체 부위 변형에 대한 교정과 조절,

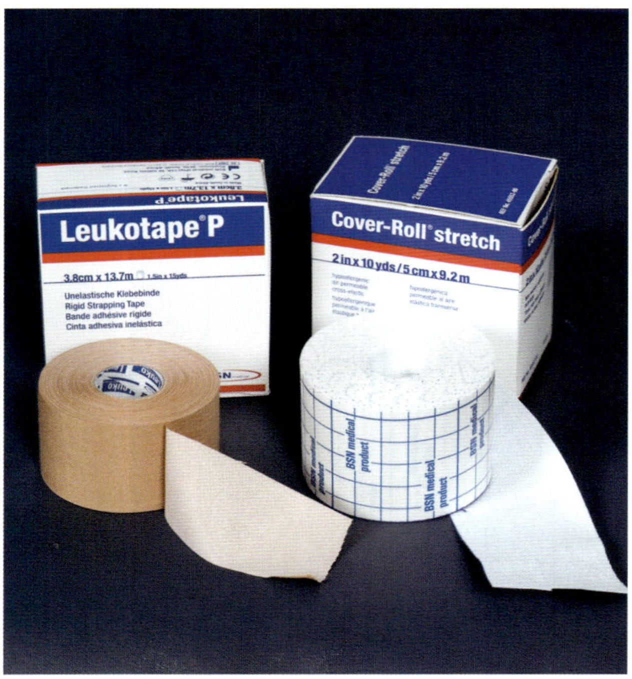


**그림 1-8** 접착성이 뛰어난 루코테이프(Leukotape) 스트랩핑 테이프와 커버 롤 언더랩

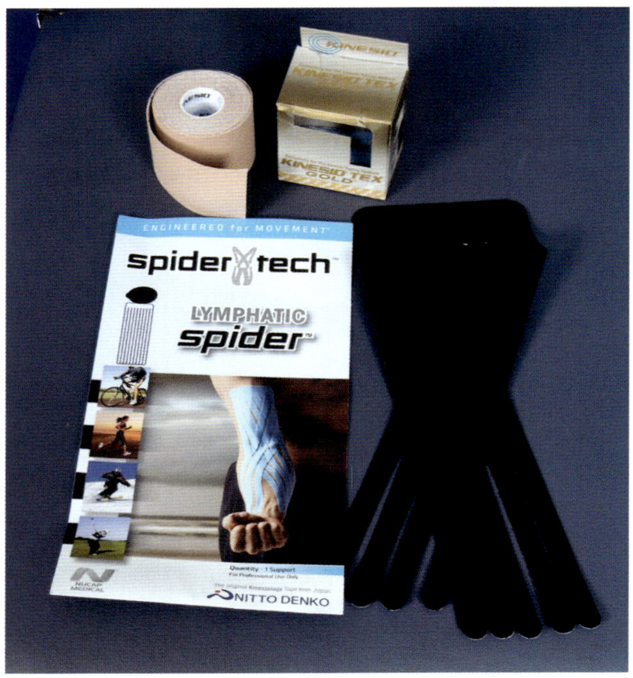


**그림 1-9** 키네시오 테이프(Kinesio Tape)와 스파이더테크(Spidertech)

보장구(orthotics) 사용 여부의 평가를 위한 보조물의 역할, 고유수용성 신경근 촉진을 위한 근육 활성과 조절의 용이성 향상, 과도한 움직임의 발현을 예방하는 대근육군의 활성 억제, 무부하 상태에서 유발되는 통증의 감소, 운동신경의 흥분성 증가, 관절의 토크 증가 및 고유수용성 기능의 향상 등으로 정리될 수 있다(스트랩핑 테이프 사용에 관한 추가적인 정보를 얻고자 한다면 Keil(2012)의 문헌 자료를 참고).

### *탄력성 키네시올로지 테이프*

치료적 테이핑의 또 다른 형태로 키네시오 테이프(Kinesio tape)와 같은 탄력성 키네시올로지 테이프가 포함된다(그림 1-9). 탄력성 키네시올로지 테이프는 테이프 원래 길이의 대략 140%까지 늘어나는 신축성이 있다. 탄력성 테이프는 완전한 관절 움직임을 허용하면서 림프액의 흐름(순환)을 돕는 작용을 한다. 탄력성 키네시올로지 테이프는 접착력이 뛰어나고 견고한 스트랩핑 테이프와 다르게 라텍스(latex)가 없지만 물에 대한 내성(방수, water resistant)을 갖고 있다. 대중적으로 많이 사용되고 있지만, 치료적 목적의 사용 효과가 확실하게 증명되진 못한 상태로, 그 효과에 대한 일치되지 않는 결과와 질적인 문제 등이 제기되기도 한다. 키네시올로지 테이핑은 통증을 줄이고 움직임의 범위를 넓히며 근전도(electromyographic; EMG) 활성 변화를 이끌어 내는데 효과적이다. 하지만, 이와 같은 효과들이 키네시올로지 테이핑 적용을 통한 독립적인 효과로 나타나는 것이라기 보다 뇌졸중(stroke)이나 뇌성마비(cerebral palsy)와 같은 신경학적(neurological) 문제가 있는 선수환자를 대상으로, 혹은 정형외과적(orthopedic) 손상을 입은 선수환자를 대상으로 한 도수치료 및 운동을 포함하는 물리치료 기법과 병행해 사용된 조건에서만 유의한 효과를 나타내는 것으로 보고되고 있다.

키네시올로지 테이핑 적용의 이점은 관절을 지지해 주고 관절에 가해지는 부하를 줄여주며, 긴장된 근막의 스트레칭을 통한 신장의 효과를 발휘하고, 테이핑을 목, 겨드랑이, 팔꿈치 안쪽, 손, 척추, 천추, 서혜부, 무릎 안쪽 및 아킬레스 부위 림프의 집합관(lymph collectors)에 적용해 림프액 순환을 자극함으로써 임파액의 울혈(막힘, congestion)을 감소시키고 고유수용성 신경근 활성 신호를 통한 근육 활성의 촉진(facilitation, 근 피로를 감소시킴)과 대근육군의 과도한 수축 유발 억제[inhibition, 과긴장(hypertonicity)과 경직(cramping)을 감소시킴]를 도와줌으로써 근육의 기능을 정상화시키고 고유수용성 감각의 입력 신호를 증가시켜 관절가동범위의 증가와 함께 통증을 감소시키는 효과 등이 있다.

### *스트랩 테이핑과 키네시올로지 테이핑의 적용 지침*

먼저, 스포츠 테이핑 적용에서와 같이 증상에 대한 원인과 발생 이유에 대한 정확한 평가가 이루어져야 한다. 이는 부상 중인 운동선수가 신체활동의 수행을 고려함에 있어 특히 중요하다. 테이핑은 기본적으로 이루어지는 다른 처치와 병행하면서 근 불균형에 대한 운동, 긴장한(경직된) 근육에 대한 스트레칭, 자세에 대한 재훈련의 실시, 활동 중 손상을 악화시키는 동작에 대한 생체역학적인 자세 평가, 관절의 가동 제한성을 해소시키기 위한 도수치료의 실시 등과 같은 부수적인 처치 방법으로 사용된다. 해부학과 생체역학에 대한 충분한 지식 역량을 갖추는 것은 테이핑 적용의 목표에 따라 가장 큰 이점을 얻어낼 수 있는 테이프를 선택하는데 매우 긴요한 역할을 한다.

스트랩핑 테이프를 적용하면 많은 테이핑 기법을 변형해(예: 더 적은 테이프의 사용) 사용할 수 있다. 테이핑 시의 유의사항을 잘 지키기만 한다면 테이핑은 특정 기법의 사용에 관한 창의적인 과정이 될 수 있다. 일단 테이프의 적용을 통해 선수환자의 증상이나 통증을 감소시킬 수 있다. 앞서 언급된 바와 같이, 테이핑 기법의 단독 적용만으로는 충분한 손상에 대한 평가와 치료의 효과를 발휘해내지 못할 수 있다. 자격을 갖춘 건강 전문가를 통해 평가 과정을 체계적으로 밟아가는 것이 적합한 치료법의 선택을 위해 필수적으로 요구되는 첫 번째 단계라 하겠다.

## *스트랩 테이핑과 키네시올로지 테이핑의 적용 시 유의사항*

스포츠 테이프와 비교해 스트랩핑 테이프와 키네시올로지 테이프의 적용 시 주의해야 하는 몇 가지 유의사항이 있다.

*1. 라텍스(고무) 혹은 접착제에 대한 알레르기.* 스트랩핑 테이프 사용 시 언더랩 용도로 사용하는 커버롤(Cover-roll)은 라텍스를 함유하고 있지 않지만 스트랩핑 테이프(Leukotape 및 여타의 상표)는 라텍스를 함유한다. 키네시올로지 테이프는 라텍스 처리가 되어 있지 않아 피부에 직접적으로 적용함에 문제가 없다. 라텍스에 알레르기(allergy)를 보이는 사람들일지라도 스트랩핑 테이프를 직접 피부에 접촉하지 않도록 적용한다면, 특별한 문제없이 사용할 수 있다. 피부 알레르기가 있거나 라텍스 또는 접착제에 민감한 반응을 나타내는 사람의 경우, 접착 부위에 붉은 발진을 나타낼 수 있으며 매우 가려운 증상이 동반될 수도 있다. 알레르기 증상은 테이프 적용 후 대개 24시간 이내에 나타나지만 경우에 따라 적용 후 약 10일이 경과한 후에 나타날 수도 있다. 테이프를 제거할 때 피부가 붉은 색을 띠는 현상이 흔하게 발생하는데, 특히 테이핑 적용 시간이 긴 경우에는 그와 같은 현상을 더 흔하게 관찰할 수 있다. 일반적으로 붉게 된 피부는 짧게는 몇 분에서 길게는 몇 시간 이내에 점차 회복될 것이다. 만일, 자극이나 염증 증상이 관찰된다면, 코티손(cortisone)이나 다른 국소 항염증 크림(topical anti-inflammatory cream)을 사용해 볼 것을 권하며, 염증이 테이핑 적용 부위에 넓게 퍼져 있다면 칼라민 로션(calamine lotion)이나 액체 중화제(liquid antacid)를 사용해 보는 것이 좋다. 테이핑 적용 전에 피부 보호제를 사용하는 것도 좋은 방법이 될 수 있다.

*2. 마찰에 의한 쓸림 혹은 수포 형성.* 스트랩핑 테이프를 강하게 당겨 적용했거나 기준고정 테이프(anchor strip)와 함께 적용한 경우에 발생할 수 있다. 장력이 유발되거나 과도한 움직임이 발생하는 부위(가장 흔하게 전방 혹은 내측 무릎 주변에서 관찰됨)에서는 피부가 벗겨지거나 찢어질 수도 있다. 시간이 지남에 따라 이 부위의 피부는 거칠고 딱딱해질 것이며 쉽게 벗겨지지 않는 피부가 형성된다.

*3. 관절가동범위를 제한하는 테이핑 기법.* 스트랩핑 테이프를 적용 시, 테이프 적용 부위에 대해 선수환자가 수행하려는 활동 시 필요한 관절가동범위를 파악해 관절의 가동성이 제한되지 않도록 하며 움직임에 방해가 되지 않도록 한다. 또한 테이프를 지나치게 당겨 적용함으로써 테이프 마찰에 의한 피부의 벗겨짐이나 수포 유발 등의 문제가 발생하지 않도록 주의한다.

*4. 테이핑 원위부(먼 쪽)의 혈액순환 장애 유무.* 관절(팔꿈치, 무릎, 발목, 손목) 주위를 완전하게 둘러 감아 테이핑을 시행할 때는(특히 접착력이 강한 테이프를 사용 시), 테이프가 피부를 지나치게 압박하여 테이핑을 한 원위부에 혈액순환 장애가 발생하지 않도록 주의한다. 이러한 장애는 정맥혈

## 스트랩핑 테이프의 적용

1. 테이프를 적용할 부위의 피부를 살핀다. 피부를 면도하고, 깨끗하게 닦는다(피부가 더럽거나 기름기가 있다면 소독용 알코올로 닦아 준다). 이전 테이핑에 의해 남아 있는 접착제를 제거(접착 제거제 사용)한다. 테이핑 적용에 지장을 줄 수 있는 옷은 탈의하도록 지시한다.
2. 선수환자는 테이핑 시 가능한 한 중립의 해부학적 자세를 유지하도록 하며, 선수트레이너는 테이핑의 적용을 위해 신체의 테이핑 적용 부위로 쉽게 접근할 수 있는지를 확인한다. 최적의 테이핑 효과를 얻기 위해 두 명의 트레이너가 필요한 경우도 있다.
3. 환부를 충분하게 덮을 수 있을 만큼의 언더랩 스트립(strip)의 길이를 재어 절단한 후 피부에 적용한다. 이렇게 함으로써 스트랩핑 테이프의 직접적인 피부 접촉을 피할 수 있다(발 부위에 대한 테이핑의 경우는 언더랩의 사용 여부를 선택적으로 결정할 수 있음).
4. 스트랩핑 테이프의 스트립을 자르거나 찢는다. 당기는 방향으로 충분한 장력을 부과하면서 스트랩핑 테이프를 적용한다. 스트랩핑 테이프에 장력을 가해 적용함으로써 언더랩에 약간씩의 주름이 형성될 것이며, 피부에 또한 주름이 생기거나 피부를 모아주는 작용을 한다(그림 1–10).
5. 수행하는 활동에 요구되는 관절가동범위의 움직임을 취하게 함으로써 스트랩핑 테이프을 적용의 무결성(또는 완전한 정도)을 평가한다(예, 테이핑이 적용된 무릎을 굽히고 펴보게 하거나 발에 테이핑을 적용한 경우에는 걸어보게 한다). 만일 적용한 테이프의 모서리 부분이 헐거워져 피부에서 벗겨지려 한다면 해당 부분 위에 압력(압박)을 가해 다시 접착되도록 하거나 해당 부분의 고정을 위해 언더랩 기준고정 스트립을 추가적으로 적용할 수도 있다(그림 1–11).
6. 테이핑을 완성한 후 증상의 변화가 느껴지는지 혹은 통증 조절에 효과가 있는지를 평가한다. 테이프 적용 후 곧바로 그 효과를 느낄 수 있어야 하며 움직임의 수행 시 이전에 통증이 야기되었던 부위의 통증이 완화되어 있어야 한다. 경우에 따라 스트랩핑 테이프의 당기는 각도와 힘을 변화시킬 필요도 있다. 만일 테이핑 후에도 이전의 통증 증상이 호전되지 않거나 다른 부위에 통증이 유발된다면 테이프를 제거해 주어야 한다.
7. 선수환자에게 테이프 착용의 유지 시간이나 기간을 알려주어야 한다. 스트랩핑 테이프를 사용하는 경우, 테이프 적용의 무결성(혹은 완결성)과 피부가 테이프에 견디는 내성 등에 따라 샤워를 하고 땀을 흘리는 상황을 가정해 보통 2~7일간 피부에 적용한 채로 둘 수 있다. 수영을 하거나 물에 과다하게 노출되는 경우에는 접착 유지의 시간이 줄어들 것이다. 기름기가 있거나 땀을 매우 많이 배출하는 피부(특히, 발의 경우) 또한 피부에의 접착력은 감소할 것이다. 시간이 경과되면 테이프의 모서리가 가장 먼저 우둘투둘-들쑥날쑥하게 된 후 벗겨지기 시작할 것이다. 테이프가 더 이상의 장력을 제공하지 못하거나, 통증 관련 불편한 증상이 다시 시작되면 테이프를 제거할 시기가 되었음을 나타내는 것이다. 선수환자는 환부 근육이 활동 시 필요한 지지력을 충분히 제공할 만큼 강해질 때까지, 그리고 수행 활동의 지속 중 근육이 지속적으로 지지력을 제공할 수 있는 지구력을 가질 수 있을 때까지 테이프 적용을 계속해야 한다. 통상적으로 통증이 급성으로 나타난 경우라면 정상적인 활동 중 3~5일간 테이프를 적용하며, 통증이 줄어들면 천천히 기존의 스포츠 활동을 병행해 가며 격렬하고 강도 높은 활동 시에만 테이핑을 적용한다. 근력과 지구력이 충분히 향상되어 있다면 대부분의 운동 중 테이핑의 적용이 필요치 않을 것이다. 어떠한 경우든, 권장되는 형태의 생체역학적 동작이 발현될 수 있도록 올바른 동작을 취해야 함을 염두에 두어야 한다.
8. 테이프를 제거하고자 할 때는 언더랩의 가장자리부터 벗겨내기 시작하며, 피부가 찢겨지지 않도록 천천히 테이프를 벗겨 낸다. 테이프 제거를 쉽게 하고자 한다면 샤워, 목욕, 또는 수영 후와 같이 테이프가 젖어 있거나 피부가 젖어 있을 때를 택하면 된다.

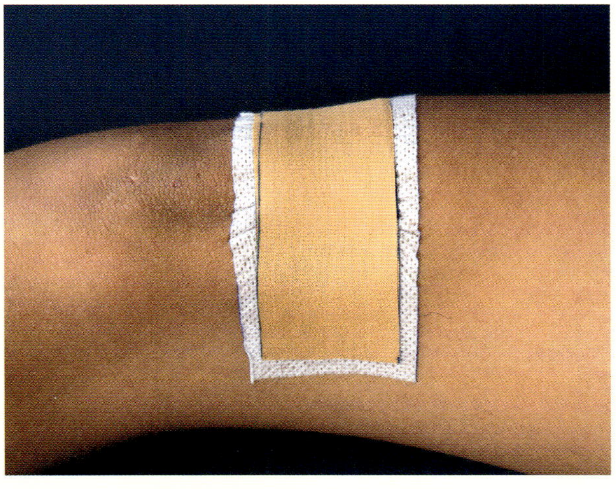

**그림 1–10** 장력을 적용해 시행한 스트랩핑 테이프

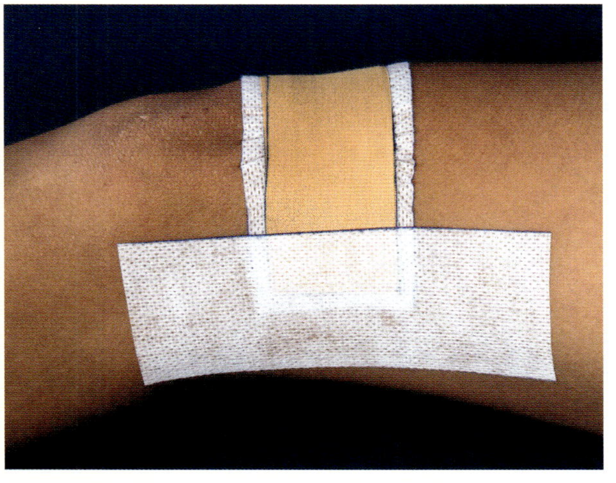

**그림 1–11** 언더랩 기준고정 스트립의 적용

### 키네시올로지 테이프의 적용

1. 최상의 접착력 생성을 위해 운동 시작 20~60분 전에 환부에 테이프를 적용한다. 만일 운동 중에 적용하려 한다면 테이프 접착제(tape adherent)를 사용해야 할 것이다. 땀이 많은 부위 혹은 손과 발 부위에 적용하고자 한다면 물에 내성이 있는 방수용 테이프를 사용하는 것이 좋다. 키네시올로지 테이프는 일반적으로 적용 1시간 후부터 물에 내성(즉, 방수성)을 나타내기 시작한다.
2. 테이프의 시작과 끝부분에 장력을 부과하지 않은 상태로 적용해라. 테이프 모퉁이가 말리는 현상을 방지하기 위해 테이프 끝을 둥글게 잘라 준다. 테이프가 피부를 접히게 해, 구불구불하게 만들며, 압박 주머니를 형성해 진공 효과를 생성해 낸다. 부착되어 있는 다른 테이프와 겹쳐지지 않으면서 테이프의 시작 부분과 끝나는 부분이 피부 위에 유지되도록 적용한다. 테이프 뒤에 붙어 있는 종이 커버를 쉽게 제거할 수 있도록 한쪽 가장자리부의 종이를 1~2인치 벗겨 내거나 찢어 제거한다. 한쪽의 테이프를 피부에 붙인 후 가동범위를 따라 관절을 움직이도록 하면서 피부에 테이프의 나머지 부분 스트립을 눌러 붙여준다. 테이프를 피부에 적용하기 전 테이프의 과도한 신장이 발생하지 않도록 주의한다. 한 부위에 세 개 이상의 테이프를 적용해 겹쳐지는 현상이 발생하면 테이프가 제대로 접착되지 않을 수 있으므로 주의한다.
3. 테이프를 절단하는 방법(즉, 모양)은 일반적으로 네 가지가 있다. I-자형 절단 방법(그림 1-12a)은 모든 근육에 사용될 수 있으며 환부 근육 위를 덮을 수 있도록 환부에 직접 적용하기도 하며 안정성의 향상을 위한 경우와 급성 손상에 대한 처치를 위한 경우에는 관절을 가로질러 적용하기도 한다. Y-자형 절단 방법(그림 1-12b)은 가장 흔히 사용되는 기법으로 근육을 감싸 근육 경련(spasm)을 이완시키기 위해 사용한다. Y-자형 테이프는 약해진 근육의 근력 증가 및 림프액 흐름의 증가를 유도하기 위해서도 사용할 수 있다. X-자형 절단 방법(그림 1-12c)은 테이핑을 적용하는 근육 역량을 향상시켜 해당 근육의 작용을 통해 움직임을 일으키는 관절에 안정성을 제공한다. 부채모양의 절단 방법(1.12d)은 주로 부종을 줄이기 위해 사용하는 것으로 테이프가 위치하는 기저부가 실제 림프액이 배수되기를 원하는 지점이 된다.
   - ▶ 근육 경련(spasm)을 완화시키기 위한 테이프 적용 방법: 근육을 **정지부(닿는곳, insertion)**부터 기시부(이는곳, origin)까지 신장시켜 놓은 상태로 테이프를 적용한다[예: 종아리에 테이프 적용 시 발목을 배측굴곡(발등굽힘, dorsiflexion)시킨 상태로 유지함].
   - ▶ 약해진 근육에 테이핑을 처치하는 방법: 반대되는 근육을 신장시킨 상태에서 근육의 기시부(이는곳)로부터 정지부(닿는곳)까지 테이프를 적용한다[예: 약해진 상부 승모근(위등세모근, upper trapezius) 또는 후삼각근(뒤어깨세모근, posterior deltoid)에 테이핑의 적용은 대흉근(큰가슴근, pectoralis)을 신장시킨 상태에서 진행해간다]. 이러한 테이핑 적용 방식은 해당 피부를 모아주는 작용을 일으켜 준다.
   - ▶ 멍듦(타박상, brusing), 부종(edema), 또는 혈액순환 문제의 개선을 위한 테이핑 방법: 장력을 적용하지 않거나 약한 정도로만 부과해 테이핑을 수행한다. 환부의 근육에 테이핑을 적용할 때는 가볍거나 중등도의 장력을 적용해 주며, 관절과 인대의 안정성을 보강하기 위한 테이핑의 시행 시에는 최대의 장력을 부과해 적용한다.
4. 테이프를 적용 후, 접착제에 첨가되어 있는 열 민감성 성분의 활성화를 위해 부드럽게 문질러 준다. 샤워 후와 같이 테이프가 젖어 있을 때는 수건으로 가볍게 두드리거나 드라이어를 사용해 테이프를 건조시킨다(주의: 드라이어의 과도한 열은 테이프 제거를 더 어렵게 만들 수도 있음). 일반적으로 테이프를 적용 후 3~10일 동안 접착 상태가 유지된다. 만일 피부에 적용한 테이프의 가장자리가 살짝 들리는 현상을 나타낸다면, 테이프가 손상되지 않는 범위에서 그 부분을 잘라낼 수도 있다.
5. 테이프를 제거하려 한다면, 한쪽 손으로 테이프 주변의 피부를 눌러 유지한 상태에서 다른 쪽 손으로 털이 자라는 방향을 따라 테이프를 벗겨낸다. 제거를 좀 더 용이하도록 제거 15~20분 전에 베이비 오일(baby oil), 식물성 기름, 혹은 테이프 제거제를 이용해 테이프를 적셔 주는 방법도 고려해 볼 수 있다.

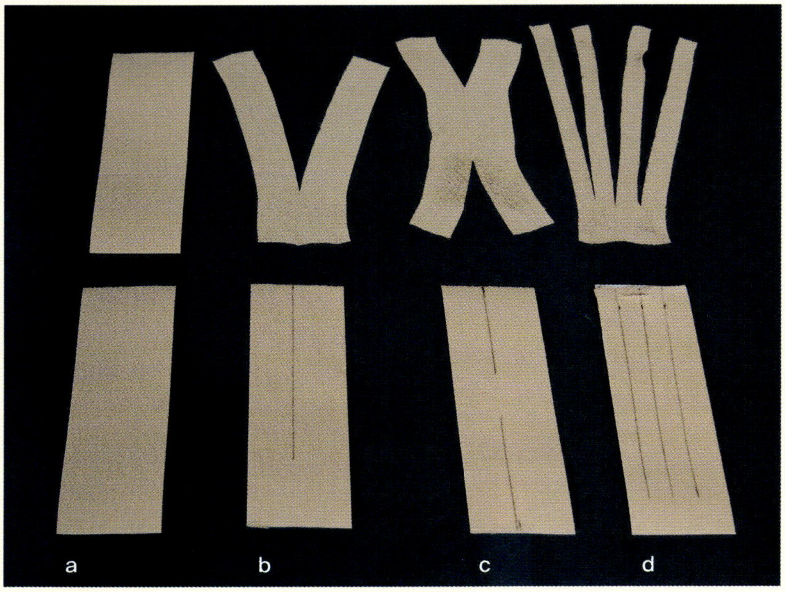


**그림 1-12** 일반적인 키네시올로지 테이프 절단 방법: (a) I-자형 절단 방법, (b) Y-자형 절단 방법, (c) X-자형 절단 방법 및 (d) 부채모양의 절단 방법. 아래쪽에 배열된 테이프 위에 표시된 실선은 다양한 키네시올로지 테이프 절단 방법의 사용 시 테이프를 잘라내는 선을 표시하기 위함임.

회귀를 지연시키고 해당 부위(손이나 발)에 부종뿐 아니라 경우에 따라 더 심각한 부작용(합병증)을 야기할 수도 있다.

*5. 손상되기 쉬운 피부.* 연약한 피부를 가진 사람(예: 노인, 어린이, 결체조직 질환자, 벗겨지기 쉬운 피부를 가진 당뇨병 환자 등)에게 테이핑을 적용 시, 개방되어 있거나 딱지가 앉은 상처 위에 테이핑을 적용 시, 최근 수술을 받은 부위(즉, 완전히 봉합되지 않은 상처 위)에 테이핑을 적용 시 등의 경우에는 주의를 기울여야 한다. 개방된 상처나 딱지에 사용할 수 있는 붙이는 일회용 밴드를 붙인 후 그 위에 테이핑을 적용하는 것은 가능하며 상처 부위의 상태를 확인하기 위해 잠깐 동안 테이프를 떼어 열어볼 수도 있다. 피부 무결성(skin integrity)에 문제가 있는 사람의 경우, 피부 위의 언더랩에 작은 테스트용 스트립을 2~3일 동안 적용해 봄으로써 피부가 잘 견뎌내는지를 확인해 볼 필요가 있다.

## 스플린트 적용과 캐스팅 기구

Apparatus of Splinting and Casting

섬유성 유리(fiberglass)와 석고(깁스, 회반죽, plaster)는 단단한 스플린트를 만들기 위해 가장 흔하게 사용되는 물질이다. 대부분의 임상 의사들은 석고보다는 섬유성 유리를 사용하는 쪽을 택하는데, 이는 섬유성 유리가 석고와 비교해 더 강하고, 가벼우며, 공기가 잘 통하고, 더 깨끗하기 때문이다. 또한, 섬유성 유리는 일단 굳으면 그 상태를 완전하게 유지하는 반면 석고는 깨지기 시작하고 물에 젖으면 그 모양과 형태가 망가지기 때문이기도 하다. 석고는 단단하게 굳는데 더 많은 시간이 필요하고 성형이 더 용이하다는 점에서 임상 의사들이 더 쉽게 적용할 수 있으며 스플린트와 캐스트를 적용할 수 있는 더 많은 시간을 제공해 준다. 초보 임상 의사들에게는 석고가 굳는데 더 많은 시간이 소요된 점이 이점이 될 수 있겠으나, 경험이 많은 임상 의사들은 많은 시간이 소요되는 것이 오히려 방해가 될 수 있다.

섬유성 유리와 석고가 동시에 나타내는 특징은 발열 반응(exothermic reaction)을 통해 재료가 단단해진다는 점이다. 발열 반응은 열을 생성하므로 잘못 적용할 경우 섬유성 유리 혹은 캐스트로부터 생성해 내는 열로 인해 제1도 혹은 제2도 화상을 입을 수도 있음을 기억해야 한다. 물에 노출시킴으로써 발열 반응이 발생되는데, 물의 온도가 높으면 더 많은 열을 생성해 내므로 재료를 더 빠르게 굳게 해 섬유성 유리와 석고가 생성해 내는 열의 양을 증가시키는 결과를 가져온다. 실내 온도 혹은 그보다 저온의 물을 사용함으로써 이와 같은 열 손상의 위험을 감소시킬 수 있다.

석고는 1~6인치(2.5~15cm) 너비의 롤(두루마리) 형태로 이용할 수 있으며, 흰색 스트립이 유일한 색상이다. 섬유성 유리도 1~6인치(2.5~15cm) 너비의 롤 형태로 제공되지만 색상은 다양하게 이용할 수 있다. 3~6인치(8~15cm) 너비의 롤 형태로 공급되는 선조립식 석고와 섬유성 유리 스플린트도 이용할 수 있으며 이때 패딩을 함께 적용해 줄 수도, 혹은 적용하지 않을 수도 있다. 선조립식 석고와 섬유성 유리는 15피트(4.5m) 길이의 형태나 10~35인치(25~89cm) 길이의 낱개로 포장된 형태로 이용할 수 있다. 선조립식 석고용 스플린트가 사용하기에 편리하지만 가격이 매우 비싸다는 단점이 있다.

스플린트나 캐스트를 적용하기 전에 피부가 벗겨지거나 그 외 부작용의 위험성을 줄이기 위해 보

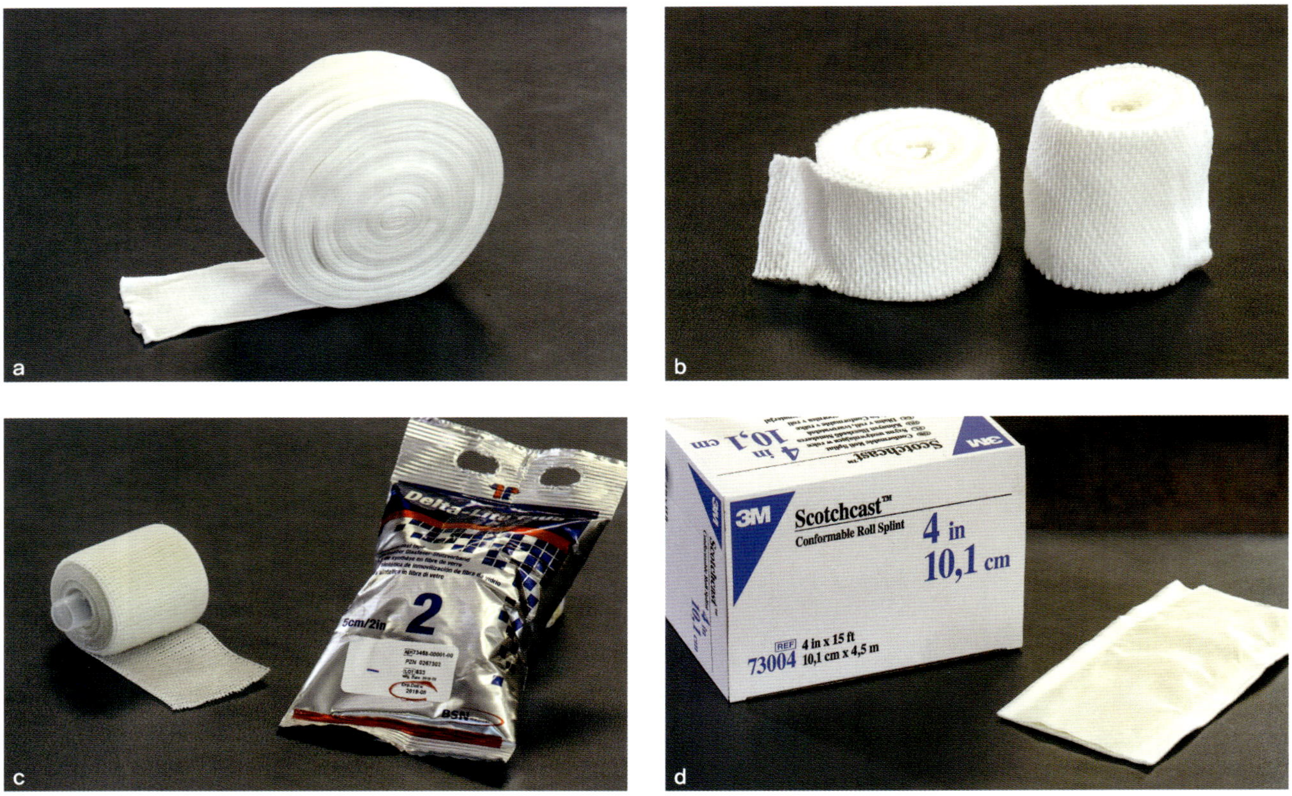


그림 1-13 (a) 스토키네트, (b) 캐스트 패딩, (c) 섬유성 유리 캐스팅 테이프, 그리고 (d) 선조립식 섬유성 유리 스플린트

호차단막(protective barrier)을 적용한다. 첫 번째 층은 얇으면서 양말과 같은 재질의 신축성이 있는 관모양의 스토키네트(stockinette)로 이루어진다(그림 1-13a를 참조할 것). 관모양의 스토키네트는 1인치부터 6인치까지(2.5~15cm)의 너비로 이용가능하다. 작은 사이즈(1~3인치, 2.5~8cm)의 스토키네트는 상지에, 더 큰 사이즈(3~6인치, 8~15cm)의 스토키네트는 하지에 사용할 수 있다. 솜이나 인조의 캐스트 패딩(그림 1-13b를 참조할 것)을 두 번째 층에 대주는데 이는 스플린트나 캐스트를 최초 적용할 때 열 손상으로부터 보호해 주는 기능과 약간의 부종이 있는 경우와 수분과의 지속적인 접촉으로 피부가 물러지지 않도록 수분을 흡수하는 기능을 발휘하도록 하기 위함이다. 캐스트 패딩은 1~6인치(2.5~15cm) 너비로 공급되며 스토키네트와 유사하게 작은 사이즈는 상지에, 큰 사이즈는 하지에 적용한다. 캐스트 패딩은 상하지의 원위부에서 시작해 근위부 쪽으로 50% 정도씩 겹쳐 둘러 감는 방식으로 적용해간다. 이런 방식을 따르면 두 겹의 캐스트 패딩이 형성될 것이며 최종적으로 캐스트 패딩이 두 겹 내지는 세 겹이 적용될 수 있도록 하면 된다. 뼈 돌출부 및 스플린트와 캐스트가 시작된 지점과 마무리되는 지점에는 추가적인 패딩을 적용해주는 것이 좋다. 캐스트 패딩을 과도하게 적용하는 것은 환부를 고정시키고 부상 부위를 보호하고자 적용한 스플린트나 캐스트에 손상을 일으킬 수 있으므로 유의해야 한다. 캐스트 패딩을 적용한 후에는 캐스트 패딩을 덮을 수 있도록 스플린팅이나 캐스팅 재료(그림 1-13c와 d를 참조할 것)를 곧바로 적용해 준다. 아래 제시하는 항목들은 스플린트와 캐스트의 적용을 위해 필요한 물품들이다.

- 석고 혹은 섬유성 유리 스플린팅 및 캐스팅 재료
- 스토키네트

- 캐스트 패딩
- 탄력성 랩
- 캐스팅용 장갑
- 캐스팅용 가위(섬유성 유리 절단용 가위와 다른 재료의 절단용 가위를 별도로 준비)
- 물이 담긴 대야
- 선수환자의 옷이 더럽혀지는 것을 방지해 주는 보호차단막(protective barrier)
- 파란색 일회용 패드(Chux pad)

## 스포츠, 선수환자, 그리고 손상에 대한 이해

Knowing the Sport, Patient, and Injury

역량 있는 선수트레이너가 되기 위해서는 해부학과 손상 기전에 대한 지식이 있어야 하며 정확하고 적절한 테이핑의 적용을 위해 정신(심리)운동 기술(psychomotor skills)에도 능통해야만 한다. 덧붙여, 테이핑, 보조기, 캐스팅과 관련된 스포츠 규칙에 대한 이해도 필요하며 개개인의 선수환자가 원하는 바가 무엇인지도 파악해야 한다.

### 스포츠에서의 테이핑, 보조기 및 캐스팅 관련 규정

대부분의 스포츠 종목 협회는 선수환자에게 제공할 수 있는 테이핑, 보조기, 캐스팅의 범위와 부상을 당했을 때 손상 부위의 보호를 위해 사용할 수 있는 재료와 자재에 대해서도 제한하는 규정을 적용하고 있다. 각 협회에서는 테이프의 적용(특히 레슬링의 경우)을 통해 경기 중 불공평한 이점을 얻을 수 있다는 점에서 이와 같은 제한 규정을 정해 시행하고 있다. 보호장비와 보조기의 사용 또한 다른 선수들에게 손상을 입힐 수 있으므로 대부분의 스포츠 종목 협회에서는 단단하고 유연하지 못한 재료를 보호장비로 사용하는 것에 대해 장비의 표면을 부드럽고 유연한 패드로 덮지 않을 경우 사용을 금지하고 있다. 또한 스포츠 단체들은 정규 시합 중 선수의 손상 관리 및 처치에 대한 규정도 정하고 있다. 즉 경기 중 부상 선수가 발생하는 경우 (종목마다) 정해진 치료 시간을 사용할 수 있는데, 레슬링의 경우에는 손상을 입은 선수의 치료를 위해 짧은 시간만을 허용하고 있다. 다른 많은 스포츠 종목에서는 선수의 손상이 발생하면 손상에 대한 심각성에 상관없이 경기로부터 선수를 배제시킬 것을 요구하고 있다. 출혈이 발생한 경우, 선수트레이너는 출혈 시 취해야 하는 보편적인 유의 및 주의사항에 따라 처치를 해야 하므로 그에 대한 절차를 잘 알고 있어야 한다. 위에 언급한 규칙과 그 외 다른 규칙들이 어떻게 선수트레이너가 손상을 입은 운동선수를 평가해야 하고 그에 따라 보조기 혹은 테이프를 적용해야 하는지에 영향을 미치게 된다. 선수트레이너는 전미대학스포츠선수협회(The National Collegiate Athletic Association)나 주립 혹은 지역 내 고등학교선수협회(High School Athletic Association) 등과 같은 기관에서 제시하고 있는 종목별 관련 지침을 확인해야 한다.

### 선수환자 이해하기

어떤 선수환자들은 움직임 상의 매우 작은 제한(즉, 불편함)이 발생하더라도 신체 전반의 제대로 된 움직임을 수행할 수 없는 반면, 어떤 선수환자들은 움직임상의 제한이 발생한 상태에서 신체에 상당량의 부하가 가해지거나 수행해야 하는 움직임의 범위가 넓음에도 별다른 지장 없이 움직임을 수행해 낸다. 미식축구 선수들 중 공격형 라인맨(lineman)이나 수비형 라인맨의 경우, 손과 손가락에 손상을 입어 상당한 제한이 가해지는 상황에서도 그들의 수행력에 별다른 저해 현상을 나타내지 않는 반면, 동일한 혹은 이보다 적은 정도의 제한이 가해지는 손상을 입은 쿼터백(quarterback)이나 와이드 리시버(wide receiver) 경우에는 공격을 수행하는 움직임상의 기민함이 크게 저하되어 수행력에 막대한 지장을 일으키는 현상을 볼 수 있다. 포환던지기 선수에게 테이핑을 적용할 때는 단거리 스플린터의 발목 지지를 위한 테이핑 방법과는 다른 테이핑 기법을 사용해야 한다. 이러한 예들은 운동선수를 대상으로 하는 테이핑에 정통하기 위해서는 운동선수들의 개인 간 요구하는 차이를 이해해 이를 고려한 처치가 이루어져야 한다는 것을 나타내 주고 있는 것이다.

## 손상 검사와 처치

테이핑 적용과 보조기의 사용을 효과적으로 적용하기 위해 손상에 대한 면밀한 평가가 이루어져야 하며, 여기에는 선수가 언제부터 연습에 참여할 수 있고 경기장으로 복귀할 수 있는지를 알아내는 것도 포함된다.

### *손상 검사*

손상 발생의 기전과 그와 관련된 해부학적 구조를 확인하지 않은 상태에서는 선수환자에게 테이프, 보조기, 캐스트, 혹은 스플린트를 적용할 수 없다. 손상의 기전이 파악되면 추가적인 손상 발생의 예방을 목적으로 한 테이프, 보조기, 스플린트, 혹은 캐스트의 적용이 가능해진다. 손상의 기전을 파악하고 손상이 급성으로 발생한 것인지 만성적으로 이미 갖고 있던 것인지를 알아내기 위해 선수환자로부터 과거의 병력을 포함하는 관련 내용들을 수집해야 한다. 본 서에서 제시하는 손상 평가 프로토콜(injury assessment protocol)의 내용을 참고해 체계적인 평가를 수행해 본다. 손상 평가에 대한 추가적인 정보를 얻고자 한다면, 본 서의 말미에 어떻게 근골격계의 손상 평가를 수행할 수 있는지에 관한 참고자료를 제시하고 있으니 이를 활용하기 바란다.

**손상 평가 프로토콜**

- ▶ 손상 기전과 관련된 선수환자의 병력을 파악하라.
- ▶ 부종과 변형이 발생한 부위에 대해 면밀히 관찰하라.
- ▶ 비정상적인 부위에 대해 촉진을 수행하라.
- ▶ 능동적 관절가동범위를 평가하라: 즉, 선수환자 자신의 의지로 환부를 움직일 수 있는 정도(혹은 범위)를 평가한다.
- ▶ 수동적 관절가동범위를 결정하라. 즉, 선수환자의 환부를 이완시킨 상태에서 선수트레이너가 선수환자의 환부를 최대 가동범위에 도달할 때까지 움직여 본다.
- ▶ 관절의 저항성 가동범위를 평가하라. 즉, 선수환자가 환부의 근육을 수축할 수 있는 능력을 평가한다.
- ▶ 관절에 대한 인대 기능상의 무결성(integrity)을 평가하기 위해 적절한 특수 검사(special test)를 시행하라.
- ▶ 환측부의 결과를 항상 건측부의 결과와 비교해 본다.

### *운동의 역할*

선수트레이너는 손상을 입은 선수환자에게 테이프, 보조기, 캐스트, 혹은 스플린트를 적용하는 것이 선수트레이너가 수행해야 하는 임무의 전부가 아님을 알아야 한다. 선수트레이너는 선수환자에게 적절한 스트레칭과 근력강화 운동을 제공해야 할 책임도 있다. 근력, 유연성 및 관절의 가동범위가 손상 발생 전의 상태에 도달해야만 손상의 예방이 가능하며 재손상이 일어나지 않을 수 있음을 기억해야 한다. 이 책에서는 최소한의 장비-도구를 필요로 하는 운동들을 제시하고 있다. 재활 과정을 통해 경기장으로의 복귀 기준을 충족하는 선수환자들의 경우, 그들의 근력과 유연성을 유지하기 위해 이와 같은 운동법들을 사용해 볼 것을 권한다.

### *경기장으로의 복귀를 위한 기준*

선수트레이너가 테이핑 적용을 통해 선수환자의 신체활동 복귀를 도울 수는 있지만, 테이핑은 보조적인 방법의 한 가지일 뿐 부상 이전의 기능적 역량을 대신해 줄 수는 없다. 상지 혹은 하지에 손상을 입은 후 정상적인 훈련 참가와 경기로의 복귀를 위해 손상을 입지 않은 부위와 비슷한 수준의 근력, 유연성 및 관절가동범위를 회복해야만 한다. 만일 하지에 손상이 발생했다면 달리기와 컷팅(cutting) 동작을 포함하는 기능적 활동의 수행이 가능한지를 검사해야 한다. 예를 들어, 테이핑 적용 유무에 상관없이 보행 시 **진통보행(antalgic gait)**이 나타난다면 이는 경기 현장으로의 복귀 기준에 도달하지 못했음을 단적으로 나타내는 것이다.

**부상 선수의 경기로의 복귀 기준**

- 손상을 입지 않은 쪽(건측)과 비교해 손상된 부위 측(환측)의 근력, 유연성 및 관절가동범위를 정상으로 회복해야 함
- 달리기와 컷팅 및 그 밖의 민첩성 운동과 같은 기능적 운동의 수행 시 절룩거림 없이 최대 속도로 수행할 수 있어야 함
- 운동선수의 심리적 상태 또한 경기장으로 복귀하고 싶은 의지와 의욕이 충만해 있어야 함

## 테이핑, 캐스팅, 그리고 스플린팅 적용을 위한 준비

Preparing For Taping, Casting, and Splinting

테이핑, 캐스팅, 그리고 스플린팅을 적용할 때는 효과를 극대화시킬 수 있는 환경의 조성이 필요하다. 이와 같은 운동심리 직무의 수행을 능숙하게 적용하기 위해서는 많은 시간과 노력이 동반되어야 하므로 선수트레이너 스스로가 자신이 사용할 도구와 장비 및 시설에 대해 세심하게 관리하고, 선수환자에 대한 처치 준비를 적절히 해야 한다. 그렇게 함으로써 실무적 임상 역량을 최상으로 발휘할 수 있다. 이러한 과정을 수행해 감에 있어 선수트레이너의 철저한 준비는 물론 선수환자의 우호적인 협조도 반드시 필요하다.

캐스팅과 스플린팅의 적용을 시행하는 환경은 온도가 일정하게 유지-조절되는 공간이어야 하고, 온수와 냉수를 사용할 수 있으며 배수구와 연결되어 있는 수도 시설이 구비되어 있어야 한다. 이와 같은 환경적 시설의 구비 여부는 캐스팅과 스플린팅 적용의 효율성을 극대화해 줄 것이며 이러한 시행이 원활이 이루어질 수 있도록 선수에게 요구되는 적절한 자세를 취할 수 있게 해 준다. 섬유성 유리와 석고가 굳는데 소요되는 시간은 처치가 이루어지는 방 안의 온도에 직접적으로 영향을 받는다. 온도가 높을수록 재료가 굳는데 소요되는 시간은 줄어들게 된다. 캐스팅과 스플린팅으로 사용되는 재료가 굳어 감에 따라 제대로 된 캐스트와 스플린트를 만들어가는 작업은 더 어려워진다는 점에서 효율성을 극대화시킬 수 있는 환경에서 작업을 하는 것이 매우 중요하다. 스플린트나 캐스트를 적용하는 동안 선수환자가 환부의 위치를 적절한 상태로 유지하는 것은 환부의 치료가 정상적인 해부학적 정렬 상태를 따라 이루어질 수 있도록 하는데 반드시 필요한 부분이다.

### 환경

테이핑, 캐스팅, 그리고 스플린팅을 적용하는 장소의 주변 환경은 청결하고 전문성이 묻어나도록 관리되어야 한다. 충분한 조명과 환기가 되도록 해야 하며, 열과 습기가 테이프와 섬유 유리 재료의

적용을 어렵게 만들므로 재료들을 선선한 곳에 보관해야 한다. 선수트레이너의 직무 수행을 위해 많은 시간을 심리운동 기법의 적용을 위해 할애해야 하므로 선수트레이너가 편안한 환경에서 테이핑, 캐스팅 및 스플린팅의 적용을 위한 준비를 할 수 있는가의 여부는 매우 중요하다. 테이핑 테이블은 테이핑을 편하게 적용할 수 있도록 일반적인 치료 테이블과 다르게 제작되어야 한다. 일반적으로 치료용 테이블은 길이 72인치(183cm), 높이 30인치(76cm)로 제작되는 반면, 테이핑용 테이블은 길이 48인치(122cm), 높이 35인치(89cm)로 제작된다. 이때 테이핑 테이블의 높이는 선수트레이너의 신장에 따라 조절할 수 있다. 원정경기를 위해 이동 시, 경기 시작 전 시행해야 하는 테이핑의 적용을 위한 적절한 시설의 사용 가능 여부를 확인해야 한다. 팀의 이동 버스 내 좌석을 이용해야 하거나 호텔 내 침대를 이용해야 하는 경우가 되면 테이핑을 수행하는 일이 매우 힘들고 고통스러운 일로 변할 수 있다.

## 성별에 대한 고려

선수트레이닝은 건강 전문가의 독립된 한 영역으로 인정받고 있으며, 선수환자들은 성별에 상관없이 남녀가 함께 교육 받는 환경 속에서 치료를 받을 수 있어야 한다. 선수트레이너는 선수트레이닝과 관련된 실무를 수행하는 대부분의 상황에서 남성과 여성 선수환자 모두를 관리해야 한다. 이성(異性)의 선수환자에 대해 예방 테이핑, 스플린팅, 혹은 캐스팅을 적용할 때 특별한 어려움을 겪는 경우는 그다지 많지 않지만 선수트레이너로서 어떠한 처치이든 간에 처치를 수행할 때는 언제나 선수의 사적 영역을 보호해 주어야 한다. 예를 들어, 여성 선수환자에게 어깨 부위 테이핑을 시행하는 중 운동셔츠(halter top)나 스포츠 브라(sports bra)를 착용하도록 하고, 둔부(엉덩부, hip)와 서혜부(샅굴부위, groin)에 탄력성 랩을 감고자 하는 경우에는 남성과 여성 선수환자 모두에 있어 타이즈(tights, 팬티호스)를 착용한 상태로 그 위에 적용하는 것이 바람직하다. 원정 경기를 치루기 위해 홈구장이 아닌 곳에서 경기 전 테이핑 수행을 준비할 때 불편함이 유발될 수 있으며, 특히 이성에게 시행할 때는 더 많은 어려움을 겪을 수 있다. 테이핑 시행이라는 선수트레이너로서의 책무 수행을 위해 선수 락커룸에 들어가기 전 선수환자가 적절한 복장을 갖출 수 있도록 기다려 줄 수 있어야 하며, 만일 상당한 시간을 기다려야 한다고 생각된다면, 테이핑 테이블을 락커룸에서 인접 구역으로 옮겨 테이핑을 시행하는 방법도 생각해 보아야 한다. 이 경우 팀의 나머지 선수들이 경기 준비를 위해 복장을 갖추는 동안 테이핑이 필요한 선수를 불러내 테이핑 시행을 하게 될 것이다.

## 선수의 준비와 협조

선수트레이너가 손상 부위에 대한 테이핑을 시행 시 선수는 테이핑 적용이 원활하게 이루어질 수 있도록 상황에 따라 앉거나 선 상태로 신체 위치가 적절히 유지될 수 있도록 주의를 기울이고 있어야 한다(그림 1-14와 그림 1-15). 선수환자가 부주의하게 테이핑 테이블에 몸을 구부리거나 기댄 상태로 있으면 손상을 입은 신체 부위를 적절한 해부학적 위치로 유지하지 못하게 된다. 발목을 처진 채로 두거나, 손목을 힘 없이 처진 상태로 두면 테이핑 시행에 방해를 일으켜 효과적으로 테이핑을 적용할 수 없게 된다.

선수트레이너는 테이핑 시행 전, 손상 부위가 청결한지를 확인하며, 피부의 털은 제거하는 것이 이상적이므로 테이핑을 시행하는 곳에 휴대용 이발 도구를 상시 비치해 두는 것이 좋다.

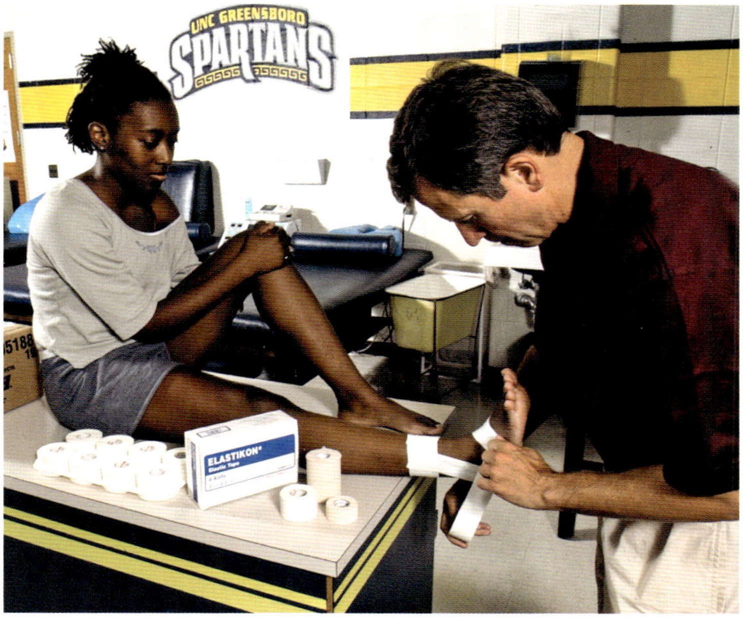


**그림 1-14** 발목 테이핑 중 선수환자가 주의를 기울여 테이핑 시행에 협조하는 모습. 어떻게 선수환자가 90° 발목 굴곡(굽힘) 상태를 유지한 채 앉아 있는지 주목한다.

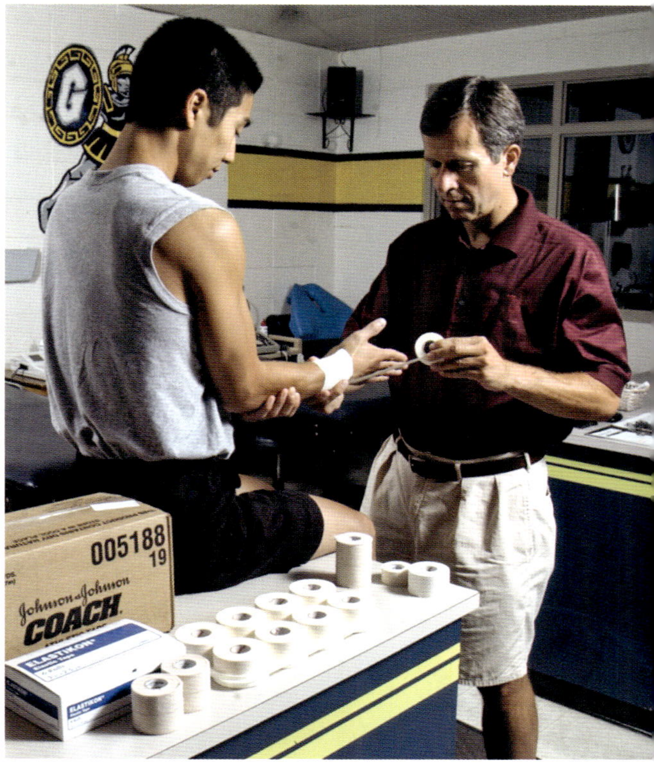


**그림 1-15** 손목 테이핑 중 선수환자가 주의를 기울여 테이핑 시행에 협조하는 모습. 선수트레이너가 손목 부위에 테이핑을 적용 중 어떻게 선수환자가 전완을 안정된 상태로 유지하고 있는지 주목한다.

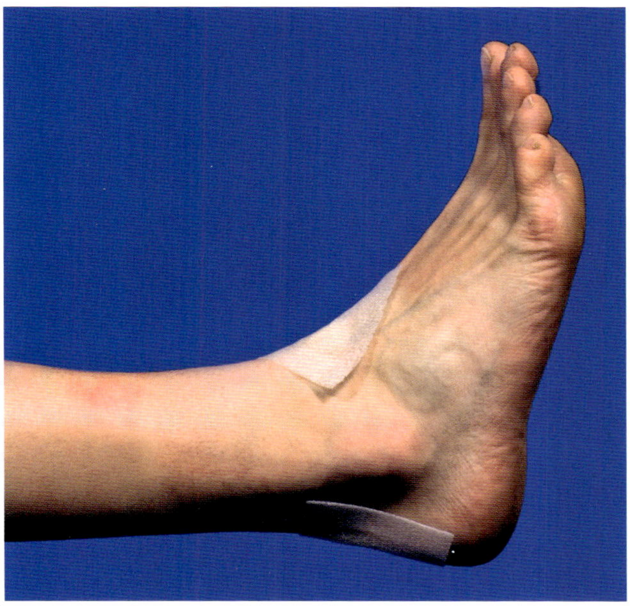

**그림 1-16** 뼈의 융기부나 테이프로 인해 자극되기 쉬운 부위에 마찰 패드를 적용한다. 절상(벰, cuts)과 찰과상(abrasions)의 예방을 위해 테이핑 시행 전 발목의 앞과 뒤 건(힘줄) 위에 마찰패드를 댄다.

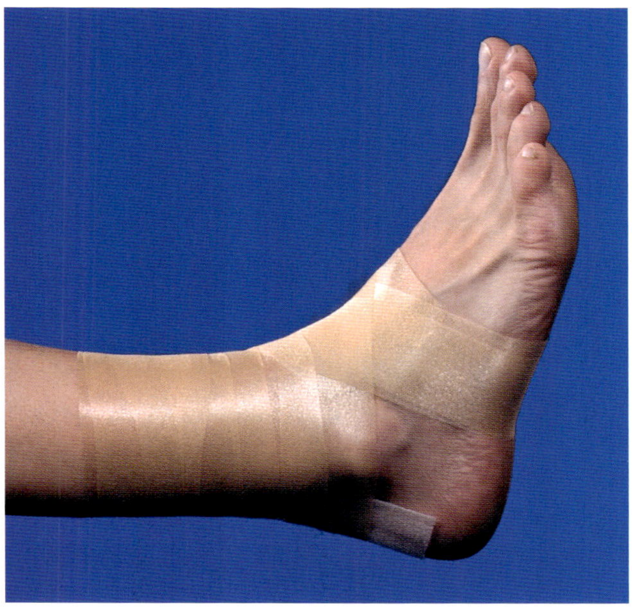

**그림 1-17** 테이프를 적용하기 전 언더랩 감기. 최상의 접착력을 얻기 위해 테이프를 직접 피부에 적용한다. 그러나 선수환자에 따라 언더랩을 적용함으로써 장시간 테이프가 피부에 접촉해 발생하는 자극(염증, irritation)과 발진(rashes)이 예방되는 효과를 얻을 수 있다.

테이핑의 적용 시 필요하다면 테이프에 접착력을 제공하기 위해 추가적인 접착제를 사용할 수도 있는데, 실제로 많은 종류의 접착제들이 생산되어 공급되고 있다. 하지만, 신체 부위가 깨끗하고, 제모가 된 건조한 피부 상태라면 접착제의 부가적인 사용은 필요치 않을 것이다. 테이프가 뼈의 돌출부나 건(힘줄)과 접촉할 때 테이프와 피부의 마찰로 인해 수포(물집)가 생길 수 있다. 선수환자의 편안함을 극대화시키기 위해 테이프를 사용하기 전 해당 부위에 윤활제와 함께 마찰 패드를 적용해 줄 수도 있다(그림 1-16). 테이핑 시 언더랩을 감아줌으로써 수포 발생을 예방할 수도 있으나, 테이프의 미끄러짐을 발생시킬 수 있으므로 주의해야 한다(그림 1-17). 이러한 이유로 테이핑 시 테이프 접착제와 함께 최소량의 언더랩을 사용할 것을 권장한다.

## 테이프의 적용과 제거

Applying and Removing Tape

테이프의 적용과 제거 시 알아야 할 몇 가지의 기본 기술에 대해 소개하고자 한다.

- *테이프 찢기(tearing tape):* 비록 단순한 것으로 보일 수 있으나 테이프를 제대로 찢는 것은 테이핑을 처음 접하는 사람에게는 최초로 마주치는 도전이 될 수 있다. 테이프 찢기 기술을 익히면서 좌절감을 맛볼 수도 있다[특히 이(치아)를 사용하지 못하게 할 때]. 테이프 찢기를 성공적으로 실시하기 위해 찢고자 하는 위치에 양 손의 엄지와 검지를 가까이 두고 테이프를 당기며, 서로 반대 방향으로 단번에 빠른 움직임을 취한다(그림 1-18). 만약 테이프에 주름이 잡히거나 겹쳐지면 장력이 기하급수적으로 증가하게 되어, 테이프 찢는 것이 불가능하게 될 것이다. 이때는 테이프의 가장자리를

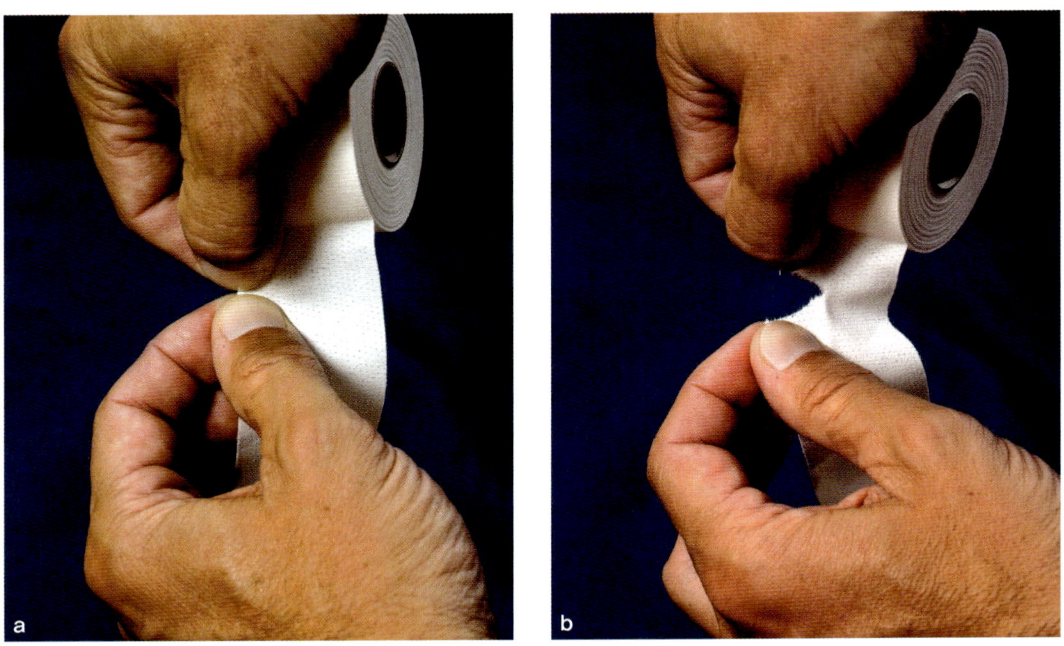


**그림 1-18** 비탄력성 테이프 찢기 기법. (a) 손가락을 함께 밀착시킨 후 서로 반대 방향으로 단번에 빠른 동작으로 시도한다. (b) 대체로 테이프가 문제없이 찢어질 테지만, 만일 찢어지지 않고 겹쳐지거나 주름이 잡히면 손가락을 가장자리를 따라 다른 부분으로 옮긴 후 다시 시도한다.

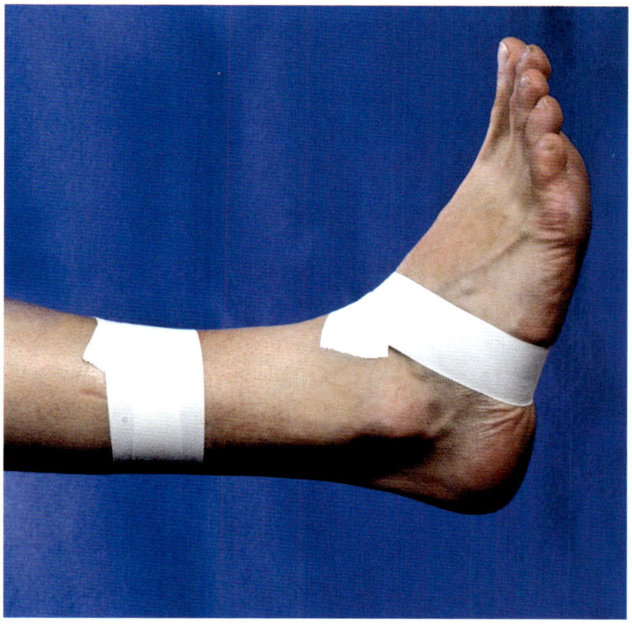

그림 1-19 대부분의 테이핑 절차를 시작하기 위한 기준고정 테이프의 적용. 그림은 테이핑 시행 전 발목에 적용한 기준고정 테이프를 나타내고 있다. 그림에서는 마찰 패드를 대고 있지 않으므로 발목부 건(힘줄)에 잠재적인 자극(염증)이 발생할 가능성이 있음에 주의한다.

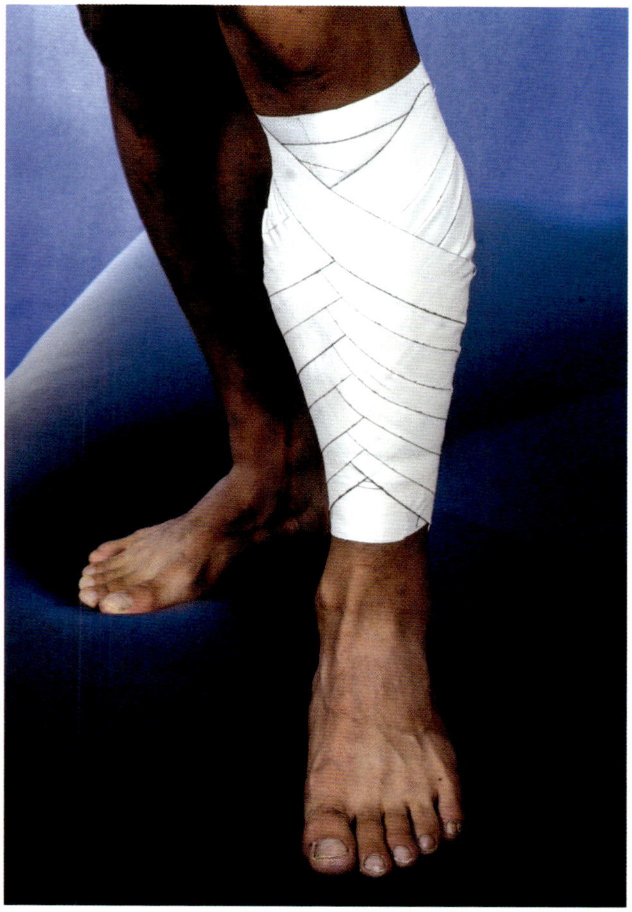

그림 1-20 하퇴부(종아리부)에 시행한 테이프 스트립의 겹침 적용. 각각의 테이프 스트립이 어떻게 직전에 적용한 테이프 너비의 반씩 적용되는지에 주목하라. 자르지 않고 계속적으로 테이프를 풀어가며 적용하기보다는 하나의 테이프 스트립을 찢어 적용한 후 다음 번 스트립을 찢어 사용할 것을 권장한다. 비탄력성 테이프를 찢어 사용함 없이 연속적으로 적용하는 것은 흔히 테이프에 주름을 생성해내며 혈액의 흐름과 정상적인 근 기능의 발현에 저해를 일으킨다. 이와 같이 연속적인 방식의 테이프 적용이 필요한 경우에는 일반적으로 탄력성 테이프와 탄력성 랩을 사용한다.

따라 다른 부분으로 옮겨간 후 다시 시도한다.

- ***테이프 적용(applying tape):*** 테이핑 시행 절차는 첫 번째의 기준고정 테이프(anchors)를 적용하면서부터 시작된다(그림 1-19). 기준고정 테이프를 적용함으로써 뒤이은 스트립들(strips)의 견고한 적용이 가능해진다. 테이프 너비의 약 1/2씩 겹쳐지도록 테이프를 적용한다(그림 1-20). 가능한 한 사지의 **원위부(먼 쪽, distal)**로부터 **근위부(몸 쪽, proximal)** 쪽으로 테이프를 적용해 나간다. 손과 발의 끝부분(말단부)에 대한 테이핑의 적용 시 테이프를(찢어 사용하지 않고) 계속적으로 풀어가며 끝부분을 감싸가며 테이핑하면, 테이프에 불필요한 주름을 형성해 내고 혈액순환에 지장을 초래할 수 있다.
- ***테이프 제거(removing tape):*** 선수트레이너는 선수환자가 연습이나 게임을 끝마치고 난 후 모든 테이프를 제거했는지 확인해야 한다. 수술용 가위나 상업적으로 이용 가능한 테이프용 커터(cutter)를 사용하여 뼈가 돌출되어 있지 않는 부위와 조직의 밀도가 가장 약하고 느슨한 부위를 따라 테이프를 절단한다(그림 1-21). 테이프 제거 시 피부를 누른 상태에서 테이프를 조심스럽게 천천히 뒤쪽으로 당겨준다(그림 1-22). 테이프를 쉽게 제거하기 위해 테이프 제거제를 이용할 수도 있다. 테이프 제거 시 피부의 베임(cut), 물집(수포), 또는 알레르기 반응의 징후가 나타났는지 주의 깊게 관찰한다. 피부의 베임이나 물집이 생겼다면 깨끗하게 닦은 후 드레싱을 해주고, 발진 상태로 진행되었다면, 테이프 사용을 중단하고 대안이 될 수 있는 치료 방법을 모색해 보아야 할 것이다.

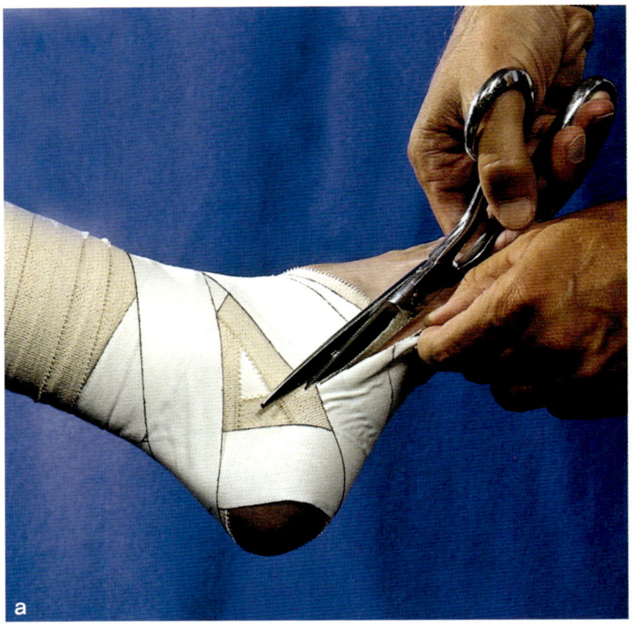

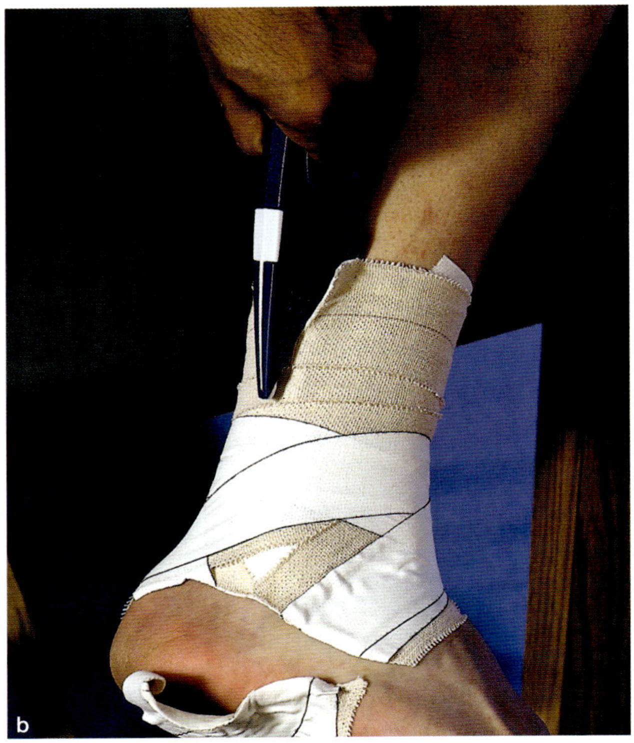

그림 1-21 (a) 테이프 제거를 위해 끝이 뭉뚝한 수술용 가위나 테이프 절단기(cutter)를 사용한다. (b) 신체의 해부학적 구조(배열)상의 특성으로 조직의 밀도가 느슨하게 형성되는 부위를 따라 테이프를 절단해 간다.

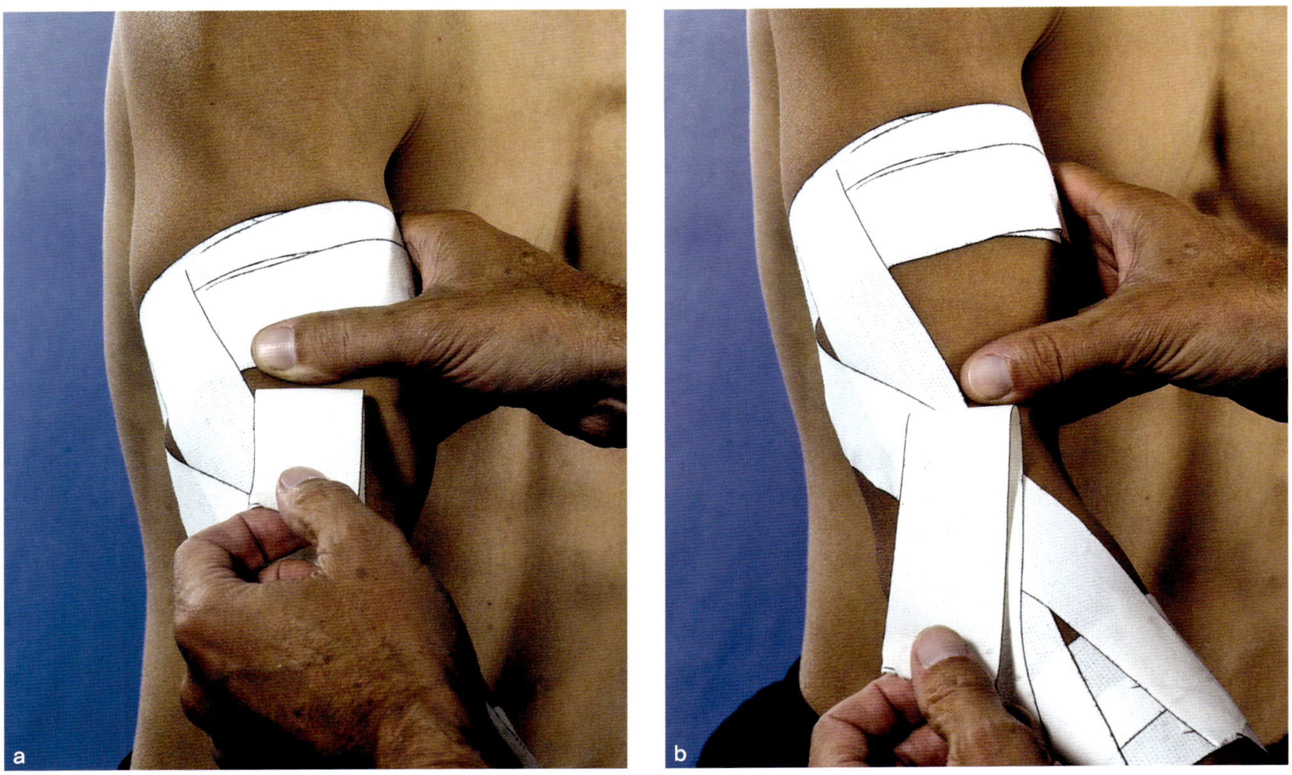

그림 1-22 피부로부터 테이프의 올바른(적절한) 제거. (a) 한 쪽 손이 어떻게 피부를 지지/지탱하면서 다른 쪽 손이 지지하는 피부의 정확히 반대쪽 방향으로 테이프를 당기면서 제거하는지에 주목한다.

여기에 효과적인 손상 평가와 테이핑을 위해 필요한 지식, 기술, 그리고 기법을 평가하는 일반적인 역량 점검 목록을 첨부하였다.

**테이핑 역량 점검 목록**

1. 손상의 기전을 결정하라 □
2. 환부의 청결 상태와 제모 상태를 확인하라 □
3. 적절한 테이프 혹은 랩을 선택하라 □
4. 테이핑 시행이 원활하도록 신체 부위를 적절히 위치시켜라 □
5. 올바른 테이핑 적용 방법을 택해 정확하게 시행하라 □
6. 선수환자에게 테이프 제거 방법을 정확하게 지도하라 □
7. 선수환자가 적절한 운동요법 수행의 규칙을 따르고 있는지 확인하라 □

## 캐스트와 스플린트의 적용과 제거

Applying and Removing Casts and Splints

여기서는 섬유성 유리 캐스트와 스플린트의 적용 및 제거에 관련된 기본 단계와 함께 중요하게 고려해야 하는 사항들을 설명한다.

### 섬유성 유리 캐스트의 적용

1. 병력, 신체검사 및 영상 판독 등에 기초해 어떠한 형태의 캐스트를 적용할 것인지를 결정한다.
2. 환부의 말단부를 검사하고 피부 손상, 개방 상처, 그리고 부종 등의 유무에 대한 내용을 기록한다.
   a. 캐스트를 적용하려는 부위에 개방 상처가 있다면 캐스트 적용을 금한다.
   b. 만일 손상 후 부종이 여전히 남아 있고 손상 발생이 48시간 이내에 있었다면, 캐스트 적용을 금한다. 만일 손상이 발생하고 48시간 이상이 경과해 부종이 점차 가라앉는 상태(혹은 과정)에 있고, 선수환자 스스로가 해당 부위를 거상할 수 있다면 캐스트를 적용할 수 있다. 이때 선수트레이너는 환부에 구획증후군(compartment syndrome)의 징후가 있는지를 점검해야 한다.
3. 환측과 건측 말단의 원위부 신경혈관의 상태를 점검하고 기록한다.
4. 선수환자의 옷을 보호차단막(protective barrier)으로 덮어준다.
5. 스토키네트의 필요한 양을 결정하기 위해 캐스트를 적용할 환부의 끝부분을 지나 약 4인치(10cm)되는 지점까지의 길이를 잰다.
6. 스토키네트를 적용해 아래 제시하고 있는 기능적 위치 상태를 확인해 고정시킬 각 관절에 위치시킨다. 관절별 특정 기능적 위치 상태는 다음과 같다.
   a. 팔꿈치: 90° 굴곡(굽힘, flexion)(그림 6-13a를 참조할 것)
   b. 손목: 30° 신전(폄, extension)(그림 7-22a를 참조할 것)
   c. 엄지손가락: 요골(노뼈, radial)과 손바닥의 최대 외전(벌림, abduction) 사이의 중간 지점(그림 7-22a를 참조할 것)
   d. 손: 중수지절관절(손허리손가락관절, metacarpophalangeal

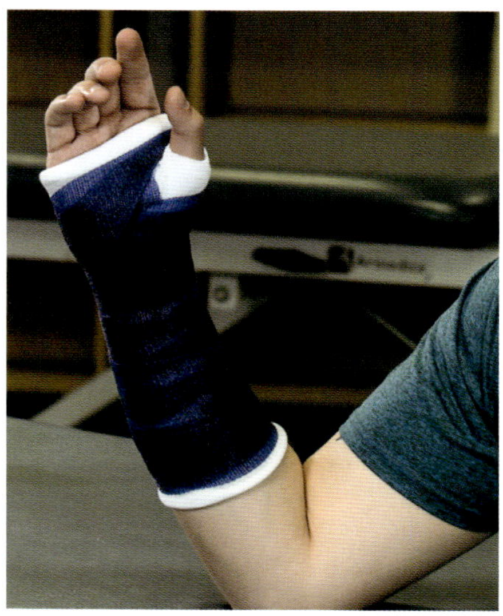

joint)의 70° 굴곡(굽힘)과 지절간관절(손가락뼈사이관절, interphalangeal joint)의 최대 신전(그림 7-19a를 참조할 것)

e. 무릎: 15° ~30° 굴곡(굽힘)

f. 발목: 0° 배측굴곡(발등굽힘, dorsiflexion)(그림 2-33a를 참조할 것)

7. 스토크네크에 형성된 주름을 부드럽게 펴준다. 필요하다면, 굴근(굽힘근, flexor) 표면상의 스토크네크를 잘라 깔끔하게 정리해 준다.
8. 준비한 캐스트 패딩을 캐스트를 적용할 환부의 원위부 끝을 지나 약 1인치(2~3cm) 지점에서부터 적용한다. 캐스트 패딩롤을 원위부로부터 근위부 쪽으로 굴려가며 캐스팅할 부위에 감아간다. 이때 약 50%씩 패딩을 겹쳐가며 적용해야 한다. 이렇게 적용함으로써 두 겹의 패딩이 제공될 것이며, 2~3겹의 패딩이 형성될 수 있도록 캐스트 패딩을 적용하는 것이 이상적이다. 캐스트 패딩은 캐스트가 적용되는 부위의 근위부 끝을 약 1인치(2~3cm) 지난 지점까지 연장해 적용하는 것이 좋다(그림 2-33c를 참조할 것).

a. 뼈가 돌출되어 있는 부위[예: 척골 경상돌기(자뼈 붓돌기, ulnar styloid), 주두돌기(팔꿈치 머리돌기, olecranon process), 내측과(안쪽복사뼈, medial malleoli), 외측과(가쪽복사뼈, lateral malleoli)]를 보호하기 위해 추가적인 패딩을 적용한다.

b. 캐스트가 적용될 근위부와 원위부의 가장자리에 추가 패딩을 적용한다.

c. 관절의 굴근(굽힘근) 표면상에 너무 많은 패딩을 적용하는 것은 피부 자극을 유발하고 피부 벗겨짐의 유발 위험을 증가시킨다.

d. 과다하게 적용하는 패딩은 환부를 고정시키는 캐스트의 능력을 저하시킬 수 있다.

9. 캐스트 패딩을 적용한 원위부 끝을 지나 약 1인치(2~3cm) 지점에서 시작해 섬유성 유리 캐스팅용 직물을 적용한다. 섬유성 유리직물을 원위부에서 시작해 근위부 쪽으로 둘러 감아가면서 적용하며 약 1/2씩 겹쳐 감아준다. 적용 시 균일하게 약한 장력을 유지함으로써 피부 자극, 신경 및 혈관 손상의 위험을 줄일 수 있다(그림 2-33b를 참조할 것).
10. 2~3겹의 섬유성 유리 직물을 적용한 후에는 관절의 기능적 위치가 유지되고 있는지 확인한다. 필요하다면, 손바닥과 손바닥 끝부분을 이용해 캐스팅 직물의 모양을 신체 부위와 조화를 이룰 수 있도록 만들어 간다. 이때 손가락 끝은 절대로 사용하지 않는다. 왜냐하면, 중심 압력 지점을 생성해 피부자극과 압통을 유발할 수 있기 때문이다.
11. 섬유성 유리의 마지막 겹을 적용하기 전에 앞서 적용한 섬유성 유리 위로 스토키네트를 들어 접어 올린다. 섬유성 유리의 마지막 겹을 원위부에서 시작해 근위부 쪽으로 적용해간다. 필요하다면, 캐스팅 직물의 마지막 겹을 자연스럽게 신체 부위와 조화를 이룰 수 있도록 성형해 갈 수도 있다.
12. 캐스트 적용을 마치면서 환측부와 건측부 말단의 원위부 신경혈관의 상태를 재점검하고 기록해둔다.

Video 1.1은 섬유성 유리 캐스트 준비와 적용 절차를 나타내준다.

**섬유성 유리 스플린트의 적용**

1. 병력, 신체검사 및 영상 판독 등에 기초해 어떠한 형태의 스플린트를 적용할 것인지를 결정한다.
2. 환부의 말단부를 검사하고 피부 손상, 개방 상처, 그리고 부종 등의 유무에 대한 내용을 기록한다.
3. 환측과 건측 말단의 원위부 신경혈관의 상태를 점검하고 기록한다.
4. 선수환자의 옷을 보호차단막으로 덮어준다.
5. 스토키네트의 필요한 양을 결정하기 위해 스플린트를 적용할 환부의 끝부분을 지나 약 4인치(10cm)되는 지점까지의 길이를 잰다.
6. 스토키네트를 적용해 아래 제시하고 있는 기능적 위치 상태를 확인해 고정시킬 각 관절에 위치시킨다. 관절별 특정 기능적 위치 상태는 다음과 같다.
   a. 팔꿈치: 90° 굴곡(굽힘, flexion)(그림 6-13a를 참조할 것)
   b. 손목: 30° 신전(폄, extension)(그림 7-22a를 참조할 것)
   c. 엄지손가락: 요골(노뼈, radial)과 손바닥의 최대 외전(벌림, abduction) 사이의 중간 지점(그림 7-22a를 참조할 것)
   d. 손: 중수지절관절(손허리손가락관절, metacarpophalangeal joint)의 70° 굴곡(굽힘)과 지절간관절(손가락뼈사이관절, interphalangeal joint)의 최대 신전(그림 7-19a를 참조할 것)
   e. 무릎: 15° ~30° 굴곡(굽힘)
   f. 발목: 0° 배측굴곡(발등굽힘, dorsiflexion)(그림 2-33a를 참조할 것)
7. 스토키네트에 형성된 주름을 부드럽게 펴준다. 필요하다면, 굴근(굽힘근) 표면상의 스토키네트를 잘라 깔끔하게 정리해 준다.
8. 캐스트 패딩을 적용할 환부의 원위부 끝을 지난 약 1인치(2~3cm) 지점으로부터 적용한다. 캐스트 패딩롤을 원위부로부터 근위부 쪽으로 굴려가며 캐스팅할 부위에 감아간다. 이때 약 50%씩 패딩과 겹쳐가며 적용해야 한다. 이렇게 적용함으로써 두 겹의 패딩이 제공될 것이며, 2~3겹의 패딩이 형성될 수 있도록 캐스트 패딩을 적용하는 것이 이상적이다. 캐스트 패딩은 캐스트가 적용되는 부위의 근위부 끝의 약 1인치(2~3cm) 지난 지점까지 연장해 적용하는 것이 좋다(그림 2-32d를 참조할 것).
   a. 뼈가 돌출되어 있는 부위[예: 척골경상돌기(자뼈의 붓돌기, ulnar styloid), 주두돌기(팔꿈치머리돌기, olecranon process), 내측과(안쪽복사뼈, medial malleoli), 외측과(가쪽복사뼈, lateral malleoli)]를 보호하기 위해 추가적인 패딩을 적용한다.
   b. 캐스트가 적용될 근위부와 원위부의 가장자리에 추가 패딩을 적용한다.
   c. 관절의 굴근(굽힘근) 표면상에 너무 많은 패딩을 적용하는 것은 피부 자극을 유발하고 피부 벗겨짐의 유발 위험을 증가시킨다.

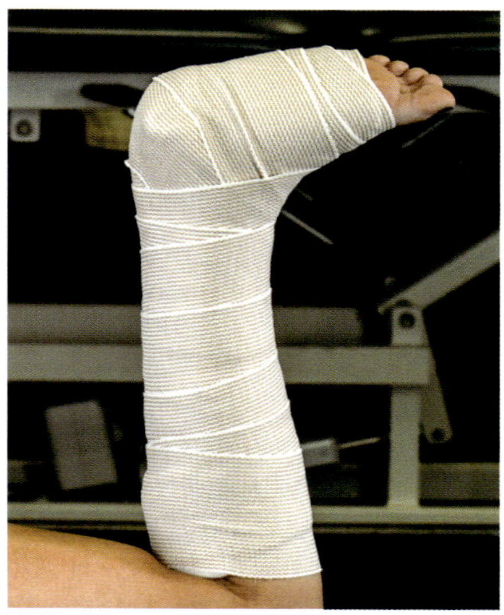

d. 과다하게 적용하는 패딩은 환부를 고정시키는 캐스트의 능력을 저하시킬 수 있다.

9. 스플린트를 적용하고자 하는 환측부의 길이를 측정하기 위해 건측부를 이용할 수 있다. 캐스트의 모양을 만들고 건조되는 과정 중 캐스트의 길이가 줄어드는 현상이 나타날 것을 대비해 측정한 수치에 1~2인치(2.5~5.0cm)를 더해 준비한다.

10. 섬유성 유리를 원하는 길이만큼 펼쳐내 섬유성 유리 스플린트를 제작할 준비를 한다. 이것이 첫 번째 겹을 만들어낼 것이며 섬유성 유리 직물을 뒤로 접음으로써 두 겹이 형성된다. 원하는 스플린트의 두께가 만들어질 때까지 이 과정을 반복한다. 선수환자의 크기, 환측 말단부의 위치, 적용하는 스플린트의 강도 등에 따라 스플린트의 두께가 결정된다. 보통의 성인을 대상으로 한 적용 지침은 아래와 같다.

    a. 상지 스플린트는 6~10겹으로 적용한다.

    b. 하지 스플린트는 12~15겹으로 적용한다.

    c. 겹 수를 늘리면 스플린트의 강도는 증가되지만, 그에 따라 스플린트의 부피가 커지고 무거워지므로 열 상해의 위험성도 함께 증가한다는 점을 기억해야 한다.

11. 상온의 물에 전체 스플린트를 잠기게 한다. 스플린트의 기포 생성이 멈출 때까지 물에 잠긴 상태를 유지한다. 스플린트를 제거해 필요 이상의 물을 신속하게 짜내고, 일회용 언더패드상의 여분의 수분이 흡수되도록 하얀색 쪽 위에 패드를 위치시킨다(즉, 딱딱한 바닥 위에 파란색 부분이 아래쪽에 있도록 언더패드를 놓음). 물속에서 스플린트를 꺼낼 때 주름이 잡히거나 공기주머니가 형성되지 않도록 조심해서 살며시 들어낸다.

12. 스플린트를 캐스트 패딩상에 대고, 손바닥과 손바닥 끝부분을 이용해 스플린트를 적용해야 할 말단부에 맞도록 성형한다(즉, 스플린트의 모양을 잡아나간다). 모양을 잡아갈 때 손가락 끝은 절대로 사용하지 않는다. 왜냐하면, 중심 압력 지점을 생성해 피부자극과 압통을 유발할 수 있기 때문이다. 스플린트의 모양을 잡아 가는 중 관절의 기능적 위치가 스플린트 적용을 시작할 때와 동일하게 유지되고 있는지를 확인한다(그림 2-32d를 참조할 것).

13. 캐스트 패딩을 적용한 섬유성 유리 스플린트 위로 스토키네트를 접어 들어올린다. 탄력성 랩을 이용해 원위부로부터 근위부 쪽으로 감아가면서 스플린트를 견고하게 고정시킨다. 약 50%씩 이전층을 겹쳐 감아줌으로써 균일한 압박이 가해질 수 있도록 해주며, 동시에 적절한 위치에 스플린트가 잘 고정될 수 있도록 해 준다. 탄력성 랩 50%를 초과해 겹쳐 감는 것은 중심 압박 부위를 형성함으로써 피부 자극, 신경학적 손상, 혈관 손상, 혹은 열 상해 등의 위험성을 증가시키며, 이에 반해, 탄력성 랩을 50%보다 적게 겹쳐 적용하면 스플린트에 대한 안정성을 저해하는 결과를 초래한다.

14. 스플린트의 적용을 마친 후에는 환측부와 건측부 말단의 원위부 신경혈관의 상태를 재점검하고 기록해둔다.

Video 1.2는 섬유성 유리 스플린트 준비와 적용 절차를 나타내준다.

캐스트는 진동 칼날이 있는 캐스트 제거용 톱을 사용해 제거할 수 있다(그림 1-23a를 참조할 것). 캐스트 제거용 톱은 단단한 섬유성 유리와 석고를 절단할 수 있도록 특수하게 설계되어 제작된 것이다. 진동 칼날이 캐스트와 스플린트를 댄 아래의 연부조직(soft tissue)에 손상을 입힐 수 있지만, 회전하는 톱날을 사용하는 경우와 비교해서는 그 위험성이 훨씬 낮다. 진동 칼날이 단단한 캐스트 직물을 절단해 감에 따라 상당한 열이 생성되는데, 이러한 열이 잠재적으로 선수환자에게 화상을 입힐 수 있으므로 주의해야 한다. 스토키네트와 피부 사이에 플라스틱 절단 보호구의 삽입과 톱의 정확한 사용 방법을 준수해 절단하는 것으로 연부조직의 손상 위험을 줄여갈 수 있다. 캐스트용 섬유성 유리를 절단하는 방법으로 위로 들어 (위에) 대고 아래로 누르는(up, over, and down) 기법을 사용하는 것이 가장 좋다.

1. 절단용 톱날을 캐스트에 수직 상태로 유지하는 동안 저항이 갑자기 감소할 때까지 부드럽고 약한 압력을 아래 방향으로 적용한다. 갑작스럽게 저항이 감소하는 것은 톱날이 캐스트를 통과해 캐스트가 절단되었음을 나타내는 것이다.
2. 캐스트 틈에 끼어 있는 톱날을 빼내기 위해 톱날을 위쪽으로 들어 올린다. 톱날이 캐스트에서 빠져 나오면, 캐스트의 절단이 필요한 다른 부분으로 옮겨간다.
3. 다시 한 번 톱날이 캐스트를 통과해 자를 때까지 부드럽고 약한 압력을 아래 방향으로 적용한다.
4. 이러한 과정을 캐스트 전체가 잘릴 때까지 반복한다.
5. 이때 톱날의 "끌기" 또는 "밀기"방식을 이용해 빠르게 캐스트 절단을 진행하고자 하는 유혹이 들 수 있으나 이를 억제해야 한다. 이렇게 톱날을 끌고 미는 형태로 사용함으로써 연부조직의 손상 위험을 유의하게 증가시키기 때문이다.

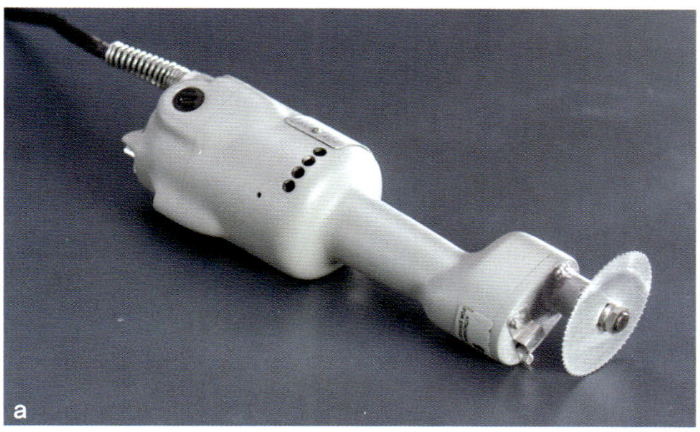
a

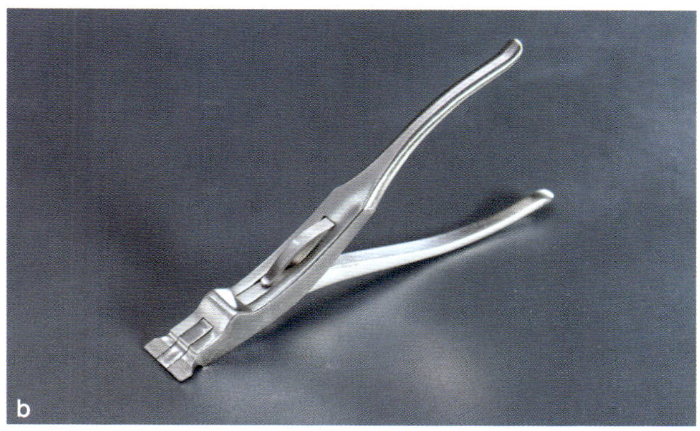
b

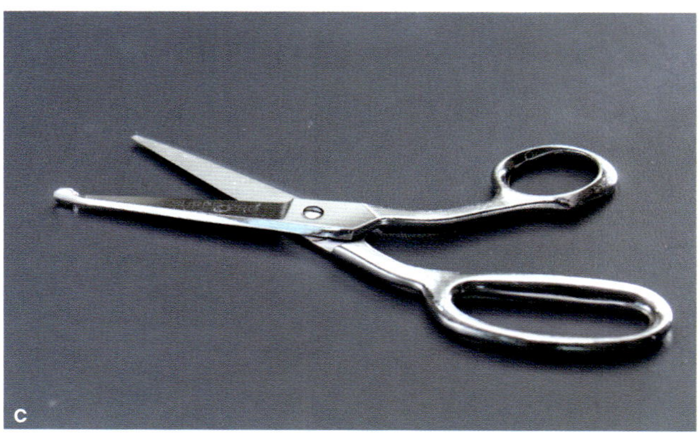
c

그림 1-23 캐스트 제거를 위해 필요한 필수 장비들. (a) 캐스트 톱, (b) 캐스트 스프레더(벌림기/넓힘기, spreader), 그리고 (c) 밴드 가위

캐스트를 제거하는 방식은 전체 캐스트 길이를 따라 세로 방향으로 진행나간 후 반대편 캐스트 절단을 이와 유사한 방식으로 진행해 간다. 양쪽에서 모두 절단이 마무리되면, 절단된 캐스트를 벌리는데 사용하는 캐스트 스프레더(cast spreader)를 이용해 캐스트 반쪽을 분리해낼 수 있으며(그림 1-23b와 1-24b), 이후 캐스트 아래에 적용했던 캐스트 패딩과 스토크네크는 밴드 가위를 사용해 길이 방향을 따라 쉽게 잘라낼 수 있다(그림 1-23c와 1-24c를 참조할 것).

Video 1.3는 캐스트 제거하는 과정을 보여준다.

스플린트의 제거는 우선 스플린트를 제자리에 고정시키기 위해 적용한 탄력성 랩을 제거한 후 딱딱한 스플린트를 제거하면 된다. 이 과정을 진행하는 중 움직임과 스트레스가 최소로 발생하도록 환부를 견고하게 지지하는 것이 매우 중요하다. 스플린트 제거 중 환부의 불필요한 움직임이 발생하면 그 동안 스플린트를 적용해 치유되고 있던 효과가 반감될 수 있다. 캐스트 패딩과 스토키네트의 절단을 위해 밴드 가위를 이용하며, 절단해 수거된 직물 등은 폐기하면 된다.

여기에 효과적인 손상 평가 및 캐스팅이나 스플린팅의 적용을 위해 필요한 지식, 기술, 그리고 기법을 평가할 수 있는 일반적인 역량 점검 목록을 제시한다.

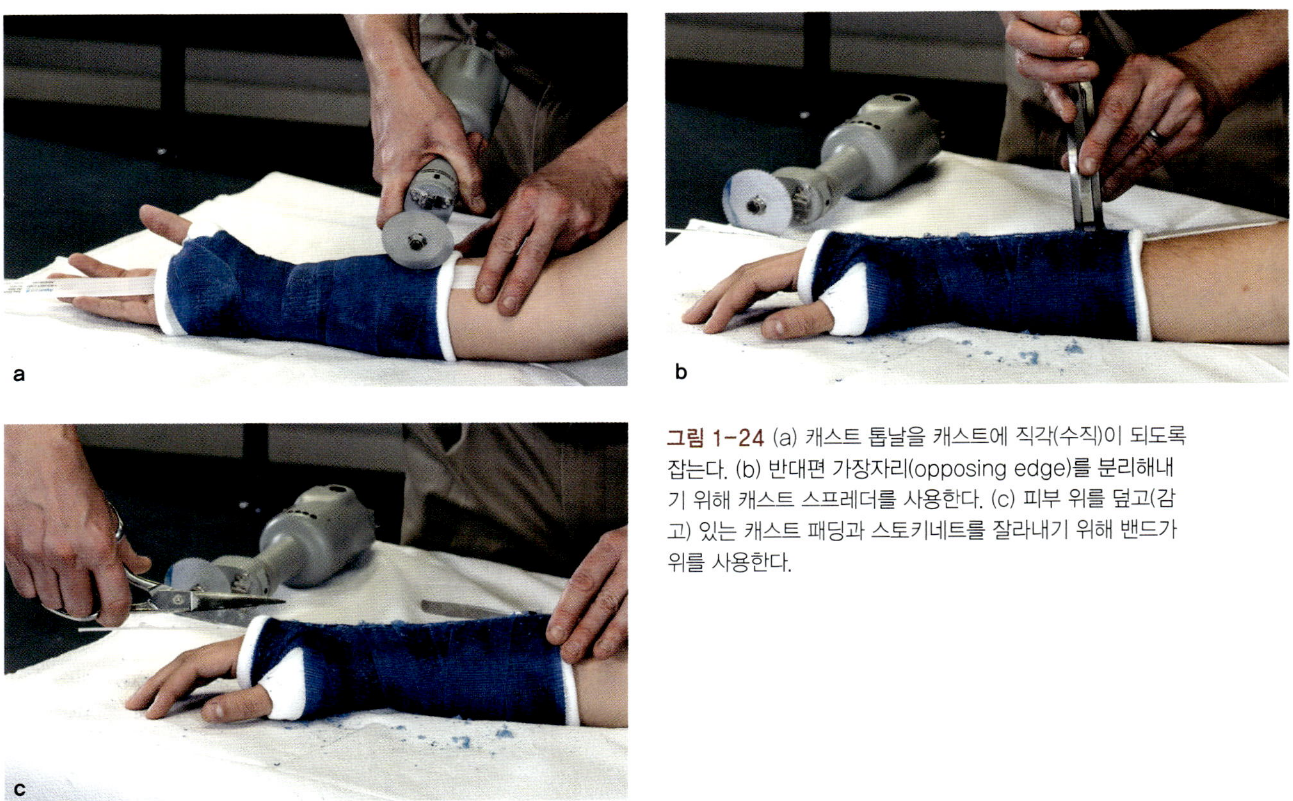

그림 1-24 (a) 캐스트 톱날을 캐스트에 직각(수직)이 되도록 잡는다. (b) 반대편 가장자리(opposing edge)를 분리해내기 위해 캐스트 스프레더를 사용한다. (c) 피부 위를 덮고(감고) 있는 캐스트 패딩과 스토키네트를 잘라내기 위해 밴드가위를 사용한다.

이 장에서 설명하고 있는 원리 혹은 원칙들을 숙지함으로써 본서의 제2장부터 제7장에서 다루는 특수 치료와 처치 기법들을 빠르고 정확하게 익힐 수 있는 기초가 마련될 것이다. 이렇게 즐거움을 주는 심리운동 기법에 대한 배움의 첫 발을 내딛고 있는 당신에게 행운이 함께 하길 빈다.

**캐스팅과 스플린팅 적용 역량 점검 목록**

1. 손상 기전을 결정하라 □
2. 환부의 청결 상태와 개방 상처의 유무를 확인하라 □
3. 원위부 신경혈관의 상태를 점검하라 □
4. 적절한 스플린트 혹은 캐스트를 선택하라 □
5. 캐스팅 혹은 스플린트 적용이 원활하도록 신체 부위를 적절히 위치시켜라 □
6. 스플린트 혹은 캐스팅 혹은 두 처치 방법의 조합을 올바르게 선택하고 정확하게 적용하라 □
7. 원위부 신경혈관의 상태를 다시 점검하라 □
8. 스플린트 또는 캐스트를 제거할 수 있는 징후 및 증상에 대해 선수환자에게 교육하라 □
9. 선수에게 어떻게 스플린트를 제거하는지, 캐스트 제거를 위해 어떻게 지원을 요청할 수 있는지에 대해 정확하게 지도하라 □

CHAPTER 2

# 발, 발목, 그리고 하퇴

## The Foot, Ankle, and Leg

발은 뼈, 인대 그리고 근육으로 구성되는 복합체이다. 발은 26개 뼈로 구성되어 있으며 발목의 여러 중요한 관절을 형성한다. 거골하관절(목말밑관절, subtalar joint)은 거골(목말뼈, talus)과 종골(발꿈치뼈, calcaneus)에 의해 이루어진 관절이다. 족근골간관절(발목뼈중간관절, midtarsal

**발의 뼈**(Bones of the Foot)

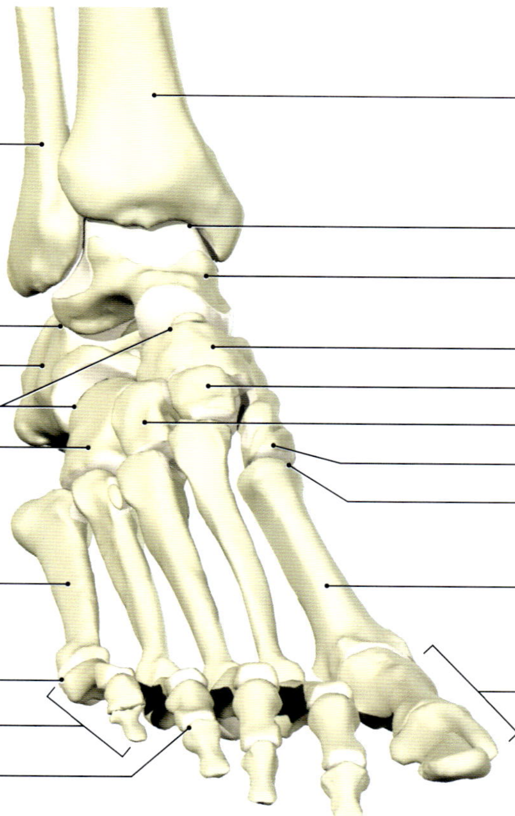


Image courtesy of Primal Pictures

joint)은 입방골(입방뼈, cuboid)과 종골의 연결부위와 그리고 주상골(발배뼈, navicular)과 거골의 연결부위에 의해 이루어진 관절이다. 족근중족관절(발목발허리관절, tarsometatarsal joint; TMT)은 다섯 개의 중족골(발허리뼈, metatarsal bone) 기저부와 족근골(발목뼈, tarsal bone)로 이루어진다. 그리고 중족지관절(발허리발가락관절, metatarsophalanges joint: MP)은 중족골의 골두와 지골(끝마디뼈, phalanges) 사이에 형성된 관절이다. 각각의 발가락에는 지절간관절(발가락뼈사이관절, interphalangeal joint)이 있다 –엄지발가락에는 한 개의 지절간관절이 있으며 나머지 네 개의 발가락에는 근위지절(몸쪽발가락뼈사이, proximal interphalangeal; PIP)관절과 원위지절(먼쪽발가락뼈사이, distal interphalangeal; DIP)관절이라는 2개씩의 지절간관절이 있다. 많은 수의 작은 인대들이 발 관절들을 지지해 준다.

또한 발의 뼈는 두 가지 형태의 족궁(발바닥활, arch)을 형성한다. 먼저, 종족궁(세로발바닥활, longitudinal arch)은 발의 **내측(medial)** 경계를 따라 나타난다. 높은 종족궁을 갖고 있는 발을 **요족(오목발, pes cavus)**이라고 하고 반대로 낮은 종족궁의 발을 **편평족(평발, pes planus)**이라 한다. 두 번째의 형태인 횡족궁(가로발바닥활, transverse arch)은 5개의 중족골두에 의해 형성된다.

발에는 **내재근(intrinsic muscle)**이라는 4개의 근육층이 존재한다. 발의 가장 **표층(바깥층, superficial layer)**인 족저근막(발바닥근막, plantar fascia)은 발의 종족궁을 유지한다. **내측(안쪽, medial)**과 **외측(가쪽, lateral)** 족저신경(발바닥신경, plantar nerve)은 내재근을 **신경지배(innervate)**하고 있다. 이러한 신경들은 **지간신경(가락사이신경, interdigital nerves)**으로서 중족골의 골두 사이 발가락에 존재하며 선수에게 흔히 나타나는 염증 자극을 일으키는 지점이다.

발목은 거골(목말뼈)과 경골(정강뼈)의 결합으로, 거골(목말뼈)과 비골(종아리뼈)의 결합으로 형성되는 거퇴관절(발목관절, talocrural joint)을 통해 형성된다. 발목과 발은 거퇴관절, 거골하관절 그리고 족근골간관절의 복잡한 상호작용을 통해 움직임을 형성해낸다. 발목의 **배측굴곡(발등굽힘, dorsiflexion)**과 **저측굴곡(발바닥굽힘, plantar flexion)**은 주로 거퇴관절에서 나타나며, **내번(발목**

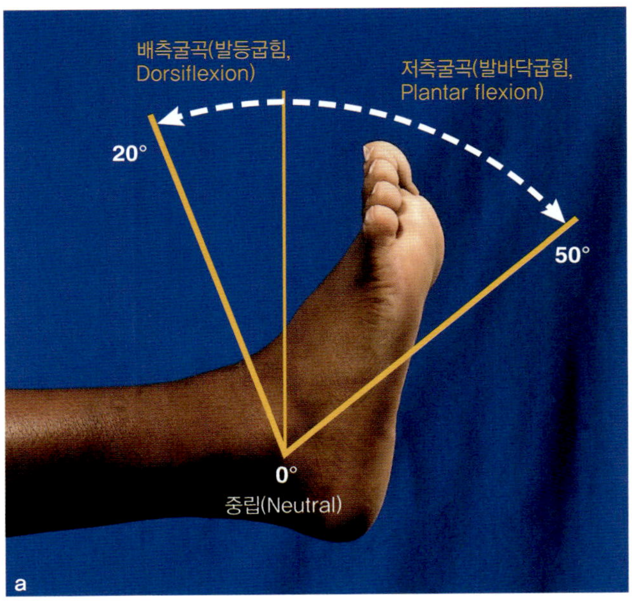


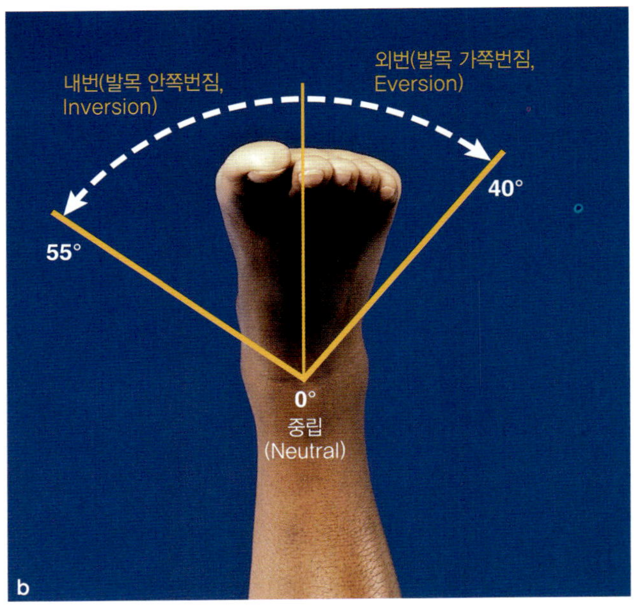


**그림 2-1** (a) 발목의 저측굴곡과 배측굴곡의 관절가동범위; (b) 발목의 내번과 외번의 관절가동범위

**안쪽번짐, inversion)**과 **외번(발목 가쪽번짐, eversion)**은 거골하관절에서 일어난다(그림 2-1). 발의 **외전(벌림, abduction)**과 **내전(모음, adduction)**은 족근골간관절에서 나타난다. 체중부하가 없는 상태(non-weight bearing)에서 발목의 배측굴곡, 외번, 발의 외전이 조합된 움직임은 발의 **회내(안쪽돌림, pronation)**를 일으키고, 저측굴곡, 내번, 발의 내전은 **회외(바깥쪽 돌림, supination)**

**발목의 인대**(Ankle Ligaments)

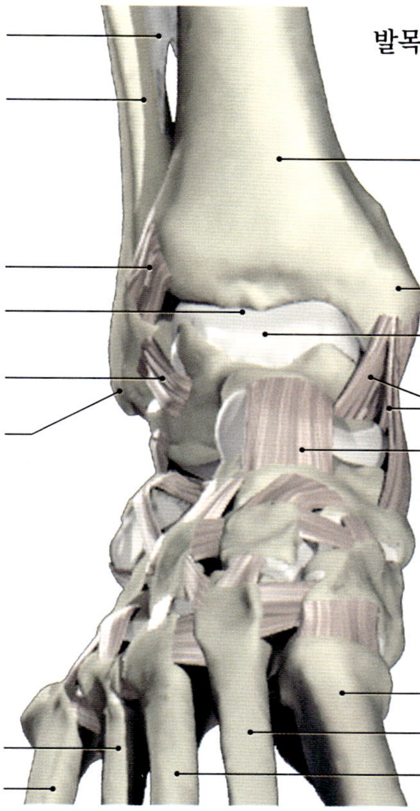


Image courtesy of Primal Pictures

### 발, 발목, 다리의 주요 촉지 기준점

*외측*
- 전거비인대(앞목말종아리인대, Anterior talofibular ligament)
- 종비인대(발꿈치종아리인대, Calcaneofibular ligament)
- 후거비인대(뒤목말종아리인대, Posterior talofibular ligament)
- 외측과(가쪽 복사, Lateral malleolus)

*내측*
- 삼각인대(세모인대, Deltoid ligament)
- 종족궁(세로발바닥활, Longitudinal arch)
- 내측과(안쪽 복사, Medial malleolus)

*전방*
- 전경비인대(앞정강종아리인대, Anterior tibiofibular ligament)

*후방*
- 아킬레스건(아킬레스힘줄, Achilles tendon)
- 비복근(장딴지근, Gastrocnemius)
- 가자미근(넙치근, Soleus)

*저측*
- 족저근막(발바닥근막, Plantar fascia)
- 횡족궁(가로발바닥활, Transverse arch)
- 종골(발꿈치뼈, Calcaneus)

*배측*
- 제1중족지관절(첫째발허리발가락관절, First metatarsophalangeal joint)

를 일으킨다.

발목의 여러 인대들은 발목을 안정되게 보강하는 역할을 한다. 발목의 외측에 있는 전거비(앞목말종아리, anterior talofibular)인대, 종비(발꿈치종아리, calcaneofibular)인대, 그리고 후거비(뒤목말종아리, posterior talofibular)인대는 과도한 내전을 방지하는 역할을 한다. 4개 인대의 조합으로 이루어진 삼각인대(세모인대, deltoid ligament)는 안쪽에 비교적 넓게 존재하며 발목의 내측 안정성 제공과 과도한 외번을 방지하는 역할을 한다.

발가락과 발목에서 작용하는 **외재근(extrinsic muscle)**은 하퇴에서 **기시(이는곳, origin)**한다. 전방근육-전경골근(앞정강근, tibialis anterior), 장무지신근(긴엄지폄근, extensor hallucis longus), 장지신근(긴발가락폄근, extensor digitorum longus), 그리고 제3비골근(셋째 종아리근, peroneus tertius)은 발목의 배측굴곡과 발가락의 신전을 일으킨다. 외측근육인 장비골근(긴종아리근, peroneus longus)과 단비골근(짧은종아리근, peroneus brevis)은 발목을 외번시킨다. 하퇴

**발목의 전방-외측**
(Anterior-Lateral Ankle)

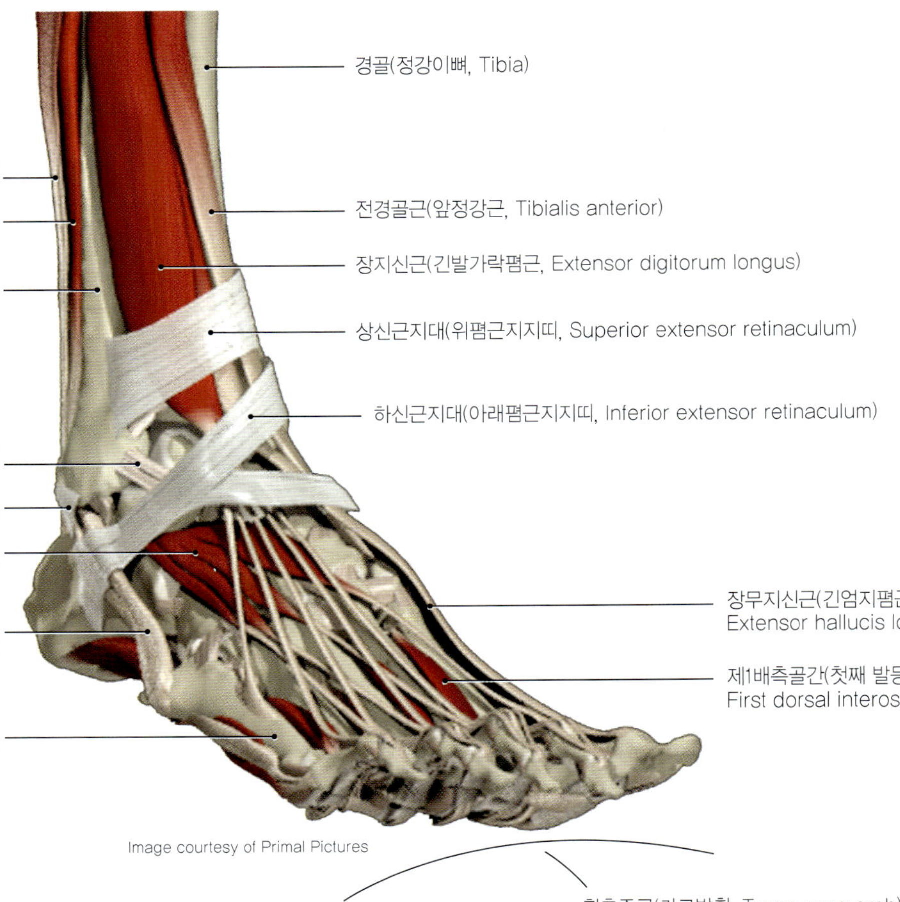

의 후내방(posterior-medial)의 심부근육인 후경골근(뒤정강근, tibialis posterior), 장무지굴근(긴엄지굽힘근, flexor hallucis longus), 그리고 장지굴근(긴발가락굽힘근, flexor digitorum longus)은 발목의 내번과 발가락의 굴곡을 일으킨다. 저측굴곡은 전형적인 후방근육으로 알려진 비복근(장딴지근, gastrocnemius), 가자미근(넙치근, soleus), 그리고 족저근(장딴지빗근, plantaris)에 의해 일어난다. 비복근과 가자미근은 아킬레스건(아킬레스힘줄, achilles tendon)을 통해 종골과 연결된다. 비복근과 족저근은 무릎 위에서 기시하지만 가자미근은 하퇴부에서 기시한다. 이러한 기시점의 차이는 발목 스트레칭 시에 확인할 수 있다.

발목에는 몇 개의 **지대(지지띠, retinacula)**가 존재하는데, 발목을 거쳐 발의 안쪽으로 지나감으로써 외재근의 건을 하퇴쪽으로 잡아주는 역할을 한다. 신근지대(폄근지지띠, extensor retinacula)는 정강이 통증(shin splints)을 완화하기 위한 테이핑의 적용 시 긴밀하게 관여한다.

**발목의 내측**(Medial Ankle)

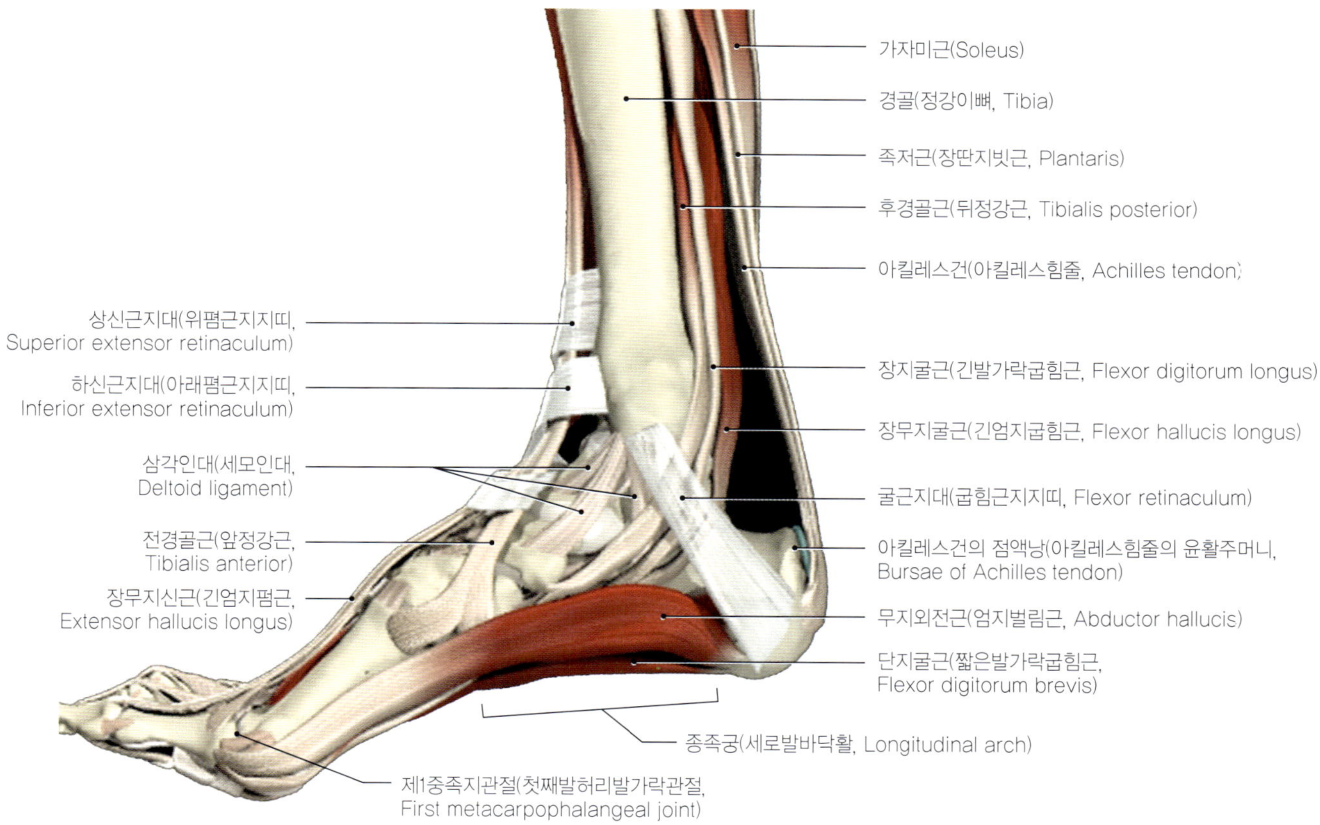


Image courtesy of Primal Pictures

## 후방의 근육
(Posterior Muscles)

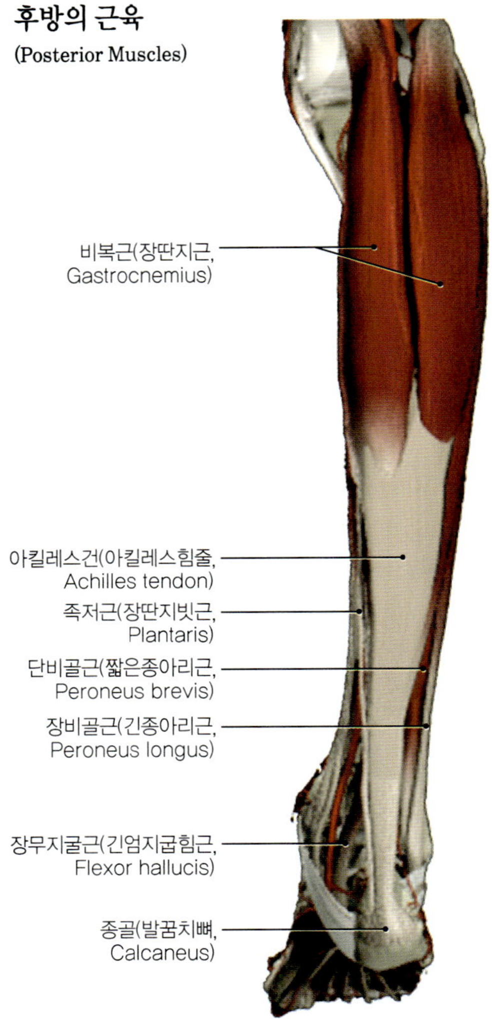


Image courtesy of Primal Pictures

## 표면 해부학(Surface Anatomy)

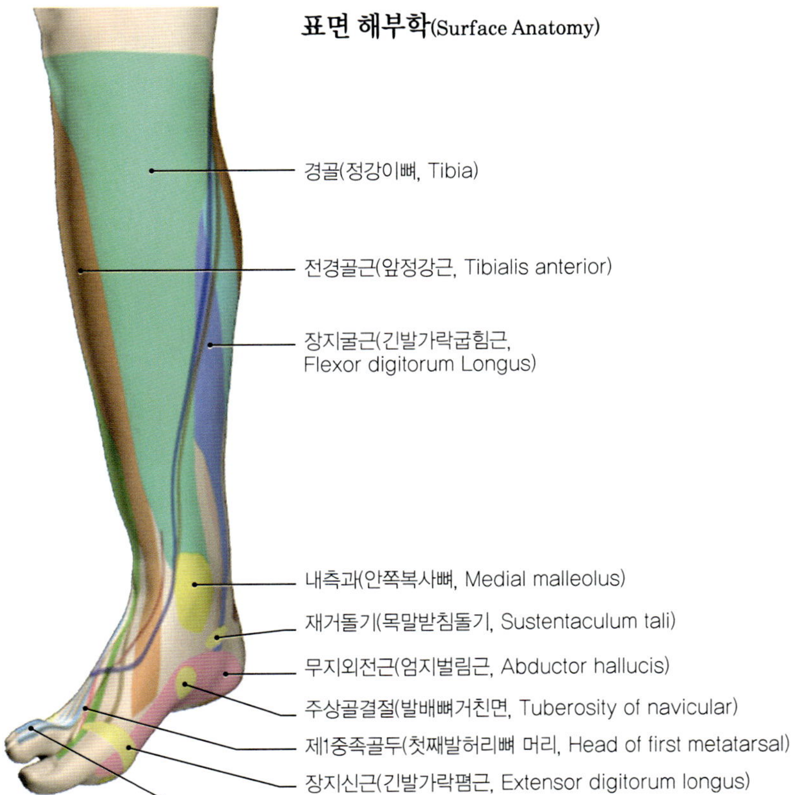


Image courtesy of Primal Pictures

**표면 해부학**(Surface Anatomy)

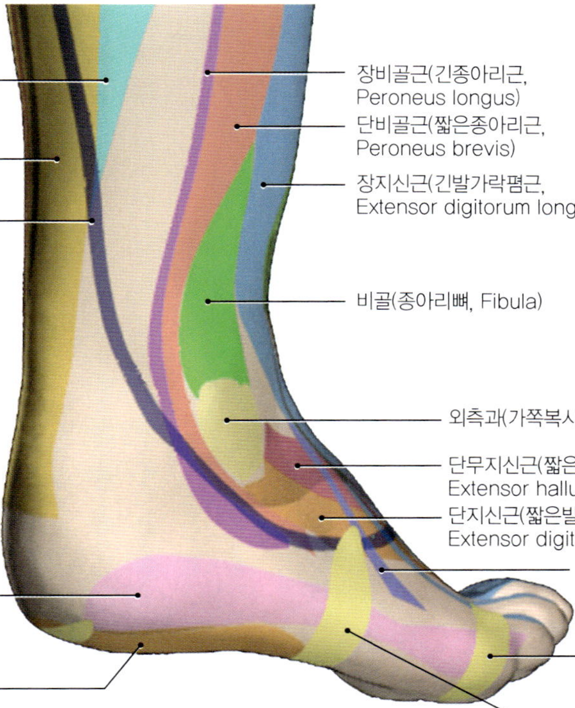

Image courtesy of Primal Pictures

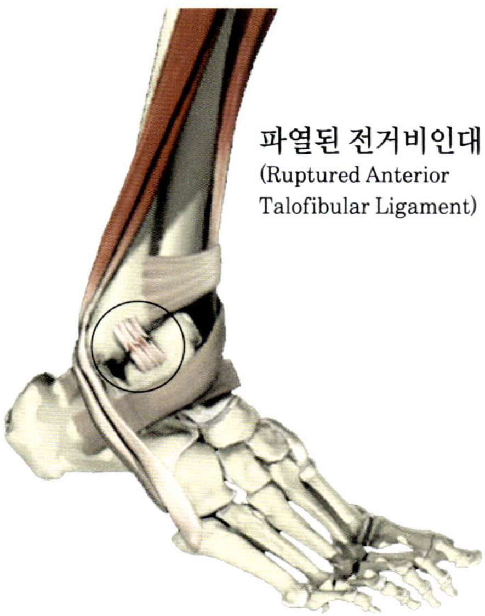

Image courtesy of Primal Pictures

## 발목 염좌

Ankle Sprains

발과 발목은 신체활동 중에 과도한 스트레스가 발생하는 손상률이 높은 신체 부위이다. 발목 염좌는 가장 흔히 발생하는 손상의 유형이다.

발목 염좌는 과도한 내번 또는 외번에 의해 발생된다. 내번 염좌는 관절의 뼈와 인대의 배치 구조로 인하여 빈번히 발생된다. 발목의 내측에 있는 삼각인대는 4개의 인대로 이루어진 복합구조물로서 외측의 3개로 나뉜 인대보다 강할 뿐만 아니라 경골과 비교해 비골이 이루는 관절의 위치가 더 아래쪽에 있어, 발목의 외번을 제한하고 있으므로 발목의 내번 염좌 발생률이 더 높게 나타난다. 일반적인 염좌보다 발생 빈도가 낮은 **상부 발목 염좌(high ankle sprain)**는 전거비인대(앞목말종아리인대; anterior tibiofibular ligament)와 골간막(뼈사이막; interosseous membrane)에 발생하는 손상이다. 이 손상 기전은 외측회전과 배측굴곡에 의해 발생한다. 염좌가 발생한 발목에는 테이핑을 적용하거나 보조기나 보행부츠(walking boots)를 착용함으로써, 혹은 이 세 가지의 처치를 조합해 지지력을 제공할 수 있다

Video 2.1은 탄력성 랩(elastic wrap)을 이용한 압박과 얼음주머니를 안정되도록 지지하기 위한 탄력성 랩의 사용법과 탄력성 랩을 부종 감소를 위해 말발굽(horseshoe) 모양의 패드와 함께 적용하는 방법을 보여주고 있다.

## 닫힌 격자바구니 모양의 테이핑

닫힌 격자바구니 모양의 테이핑 방법은 발목을 90° 배측굴곡시킨 상태에서 기준고정 테이프(anchor strips)를 적용한 다음 수직과 수평 테이프를 서로 교차하며 적용해 나가는 것이다. 발목의 내측과 외측에서 한 번 또는 그 이상의 발뒤꿈치 고정 테이프(heel lock strip)를 적용하여 마무리한다(그림 2-2). 내번으로 인해 발생한 염좌의 경우, 수직 테이프를 하퇴의 내측에서 시작하여 외측으로 당기며 적용한다. 외번 염좌의 경우, 수직 테이프를 하퇴의 외측에서 시작하여 내측으로 당기며 적용한다. 수평 테이프와 수직 테이프는 인체의 해부학적 자세에서 적용하여야 한다는 것을 기억해야 한다.

Video 2.2는 발목에 적용하는 닫힌 격자 바구니 테이핑의 절차를 보여준다.

기준고정 테이프를 너무 강하게 적용하는 것은 테이핑 과정에서 가장 흔히 하는 실수 중 하나이다. 체중을 지지할 때는 발이 넓어지기 때문에 원위부 기준고정 테이프를 조여 적용하는 것은 선수환자에게 극도의 불편함을 초래할 수 있다. 따라서 기준고정 테이프는 발목에서 가능한 한 가깝게 적용하며 발의 기술적인 움직임을 요구하는 선수환자의 경우 원위부의 기준고정 테이프를 생략할 수도 있다.

## 테이핑의 변형과 대체법

72인치(약 180cm) 정도 길이로 자를 수 있는 큰 롤(roll) 형태의 직물 랩(cloth wrap)을 구입한다. 소량의 흰색 비탄력성 테이프와 직물 랩을 혼용함으로써 발목에 적절한 지지력을 제공할 수 있다(그림 2-3). 직물 랩은 비탄력성 테이프만큼의 기능을 보이지는 못하지만 가격이 저렴해 대안으로 사용될 수 있다. 선수트레이너가 되길 원하는 학생들에게 있어 직물 랩은 접착테이프(adhesive tape)의 비용이나 낭비 없이 복잡한 8자 모양(figure-eight)과 발뒤꿈치 고정 유형(heel-lock patterns)을 연습하기에 아주 좋은 방법을 제공한다. 직물 랩은 비탄력성 랩과 함께 적용하거나 단독으로 적용할 수 있다.

선수트레이너는 반창고(moleskin: 표면이 부드러운 테이프)(그림 2-2) 또는 비탄력성 테이프를 탄력성 테이프와 혼용하여 적용할 수 있다(그림 2-4). 이러한 변형 방법은 발목에 약간의 지지력을 제공이나 보호가 필요한 선수환자들에게 적용 가능하지만 완전히 비탄력성 테이프의 적용을 요하는 선수환자들에게는 적합한 방법이 아니다.

## 열린 격자바구니 테이핑

열린 격자바구니 테이핑법은 급성 발목 손상에 대한 보조와 압박을 위해 적용하는 방법이다. 닫힌 격자바구니 테이핑법과 비슷하지만, 발등은 테이프로 감싸지 않고 남겨두는 것이다(그림 2-5).

어떤 경우에는 좀 더 압박시키기 위해 탄력성 랩(elastic wrap)을 추가적으로 사용할 수 있다. 탄력성 랩을 적용할 경우 선수환자들에게 수면 중에는 열린 격자바구니 테이핑은 남겨두되 탄력성 랩은 반드시 제거하도록 교육해야 한다.

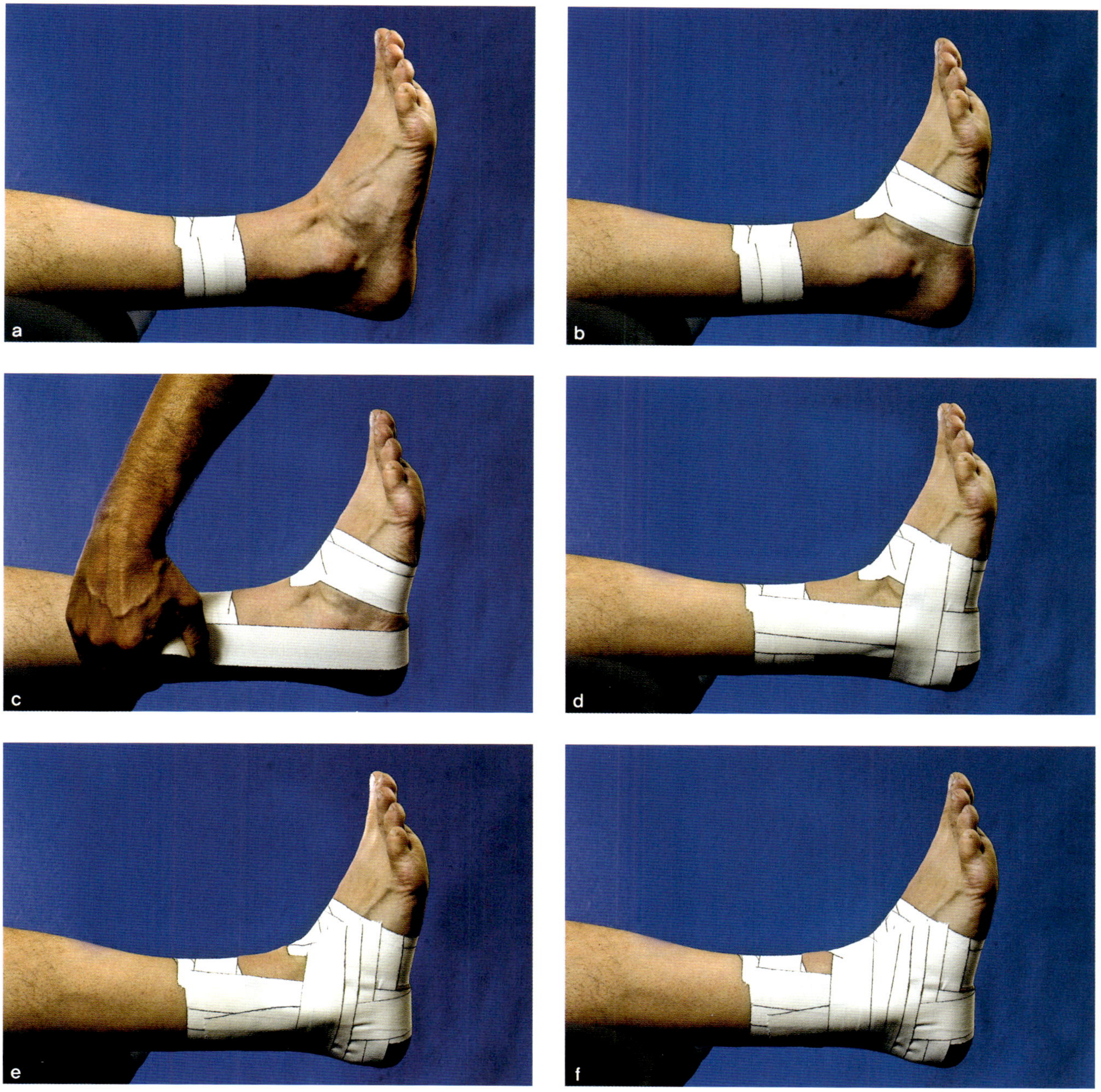


그림 2-2 발목을 위한 닫힌 격자바구니 모양의 테이핑. 선수환자의 발목을 90° 배측굴곡시킨다. 사진에서는 마찰패드(friction pad)의 사용을 생략하였다. 두 개의 기준고정 테이프를 가능하면 (a) 하퇴의 원위부와 (b) 발에 둘러 적용한다. 기준고정 테이프가 압박과 불편함을 초래할 수 있으므로 유격을 고려해서 적절하게 적용한다. 내번 염좌 발생의 예방 및 보호를 위해 (c) U자형(등자형, stirrup)으로 하퇴의 내측에서 시작하여 발뒤꿈치를 지나 하퇴의 외측에 당기면서 적용한다. 외번 염좌의 경우, U자형(등자형, stirrup)의 방향을 내측 염좌의 방법과 반대로, 외측에서 시작하여 내측으르 적용해야 한다. 수평의 U자형 스트립은 발의 내측에서 시작하여 외측으로 적용한다. 그리고 (d) 서로 번갈아가며 U자형 테이프를 적용한다. (e–f) 세 번의 U자형 테이프를 붙일 때까지 이 과정을 반복한다. (계속)

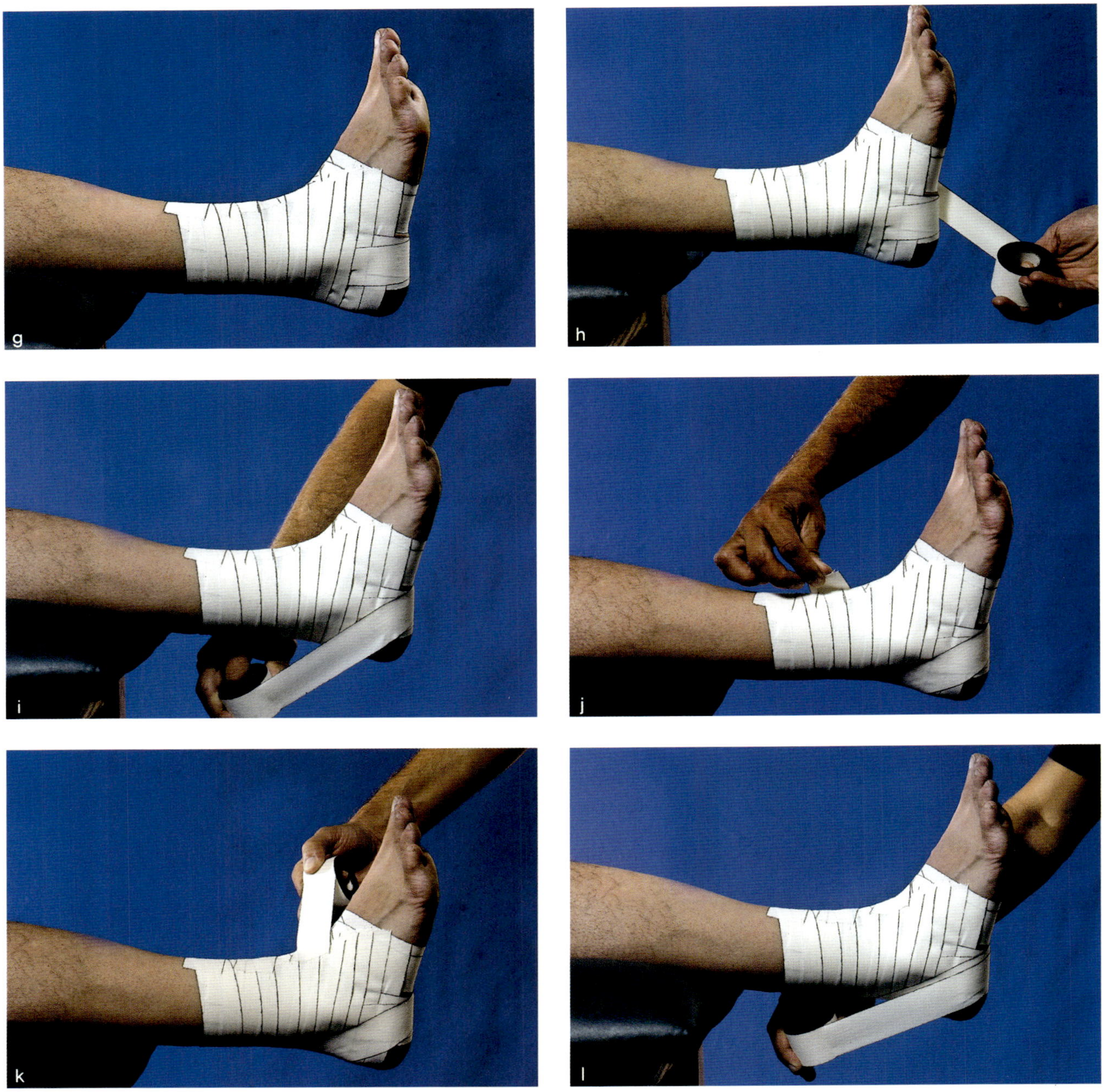


**그림 2-2(계속)** (g) 수평 방향의 테이프를 통해 발을 완벽하게 감싼다. (h–j) 발목의 내측과 외측에 발뒤꿈치 고정(heel locks) 테이프를 각각 1회씩 적용한다(사진에서는 외측만 나타내고 있음). 외측을 지나는 발뒤꿈치 고정 테이프는 위쪽 방향으로 당기면서 적용해야 함에 유의한다. (k–n) 8자 형태의 발뒤꿈치 고정 테이프의 적용으로 추가적인 변형이 가능하다. 내측을 지나는 발뒤꿈치 고정 테이프는 아래쪽 방향으로 당기며 적용한다. (계속)

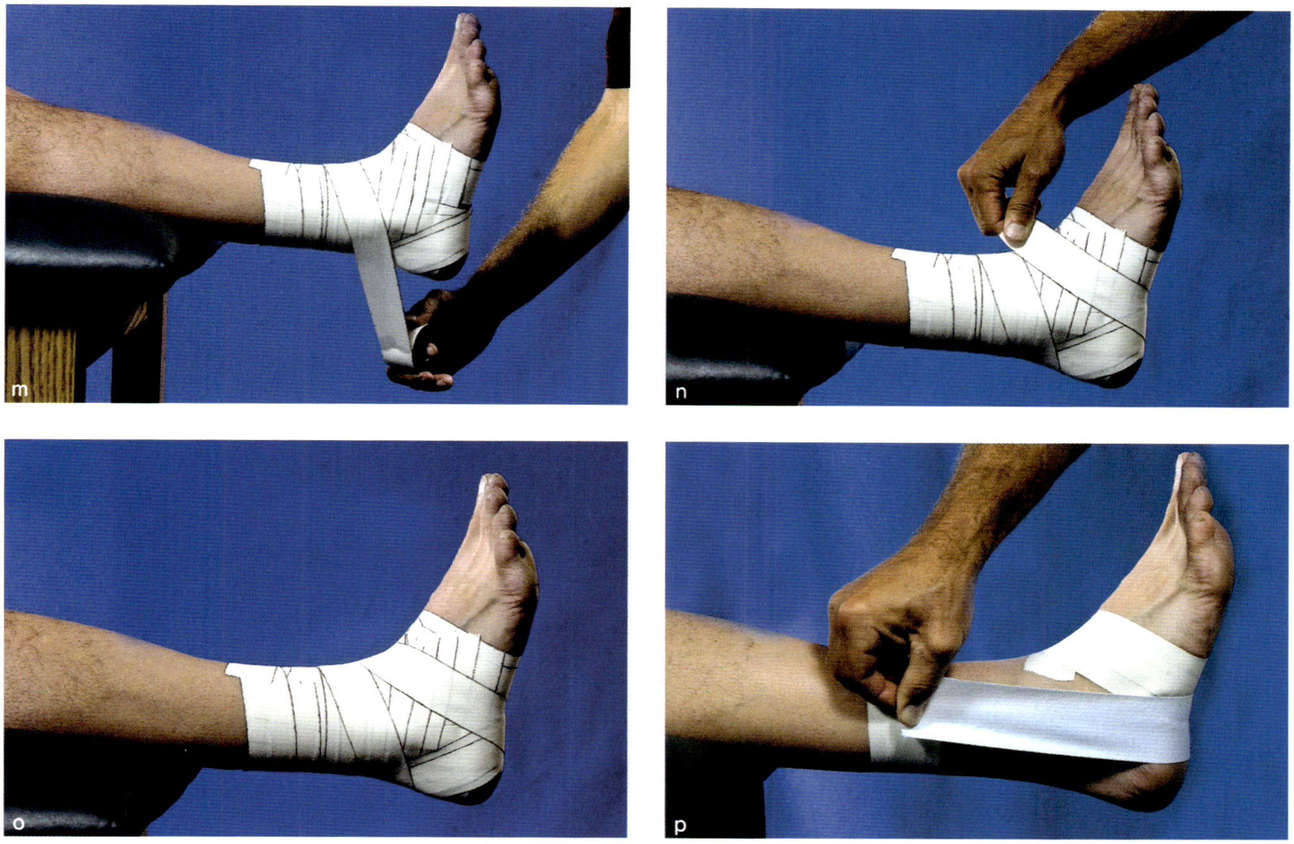

**그림 2-2(계속)** (o) 발의 근위부에 대한 과도한 압박이 없도록 마무리를 할 것. (p) 닫힌 격자바구니 모양 테이핑을 적용하기 전에 U자형 테이핑을 위해 반창고 2~3인치(5.1~7.6㎝)(moleskin stirrup: 표면이 부드러운 테이프)를 가지고 추가적으로 적용하여 지지할 수 있다.

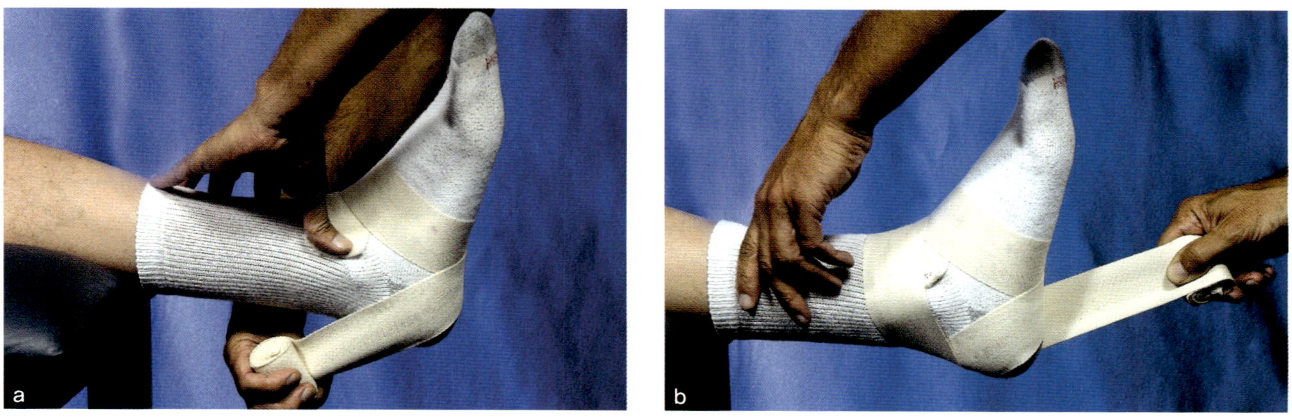

**그림 2-3** 발목에 대한 직물 랩의 적용은(비록 효율성은 떨어지지만) 적은 비용으로 닫힌 격자바구니 모양의 테이핑에 대한 대체법으로 적용할 수 있다. 양말을 신은 채 발목을 90° 배측굴곡한 상태로 적용한다. 먼저, (a-b) 8자 모양의 발뒤꿈치 고정법(heel locks)의 적용으로 외측면에서는 위쪽으로 그리고 내측면에서는 아래쪽 방향으로 당기면서 적용한다. (계속)

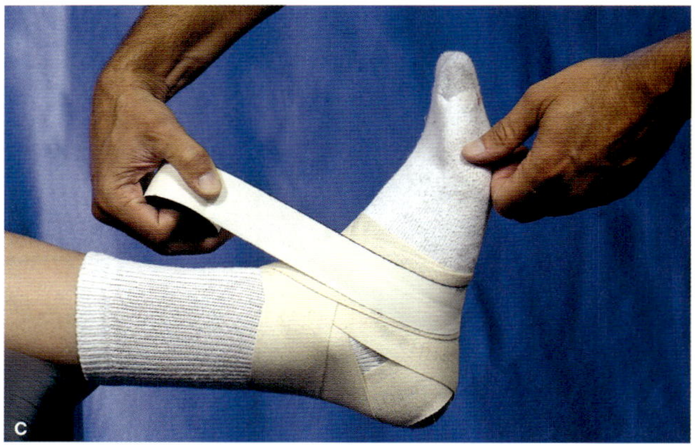


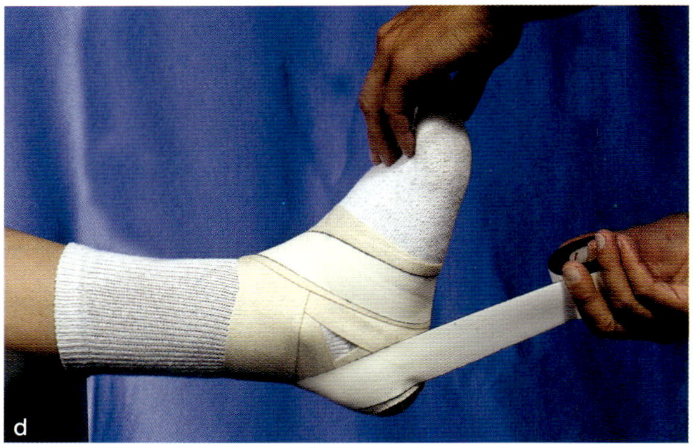


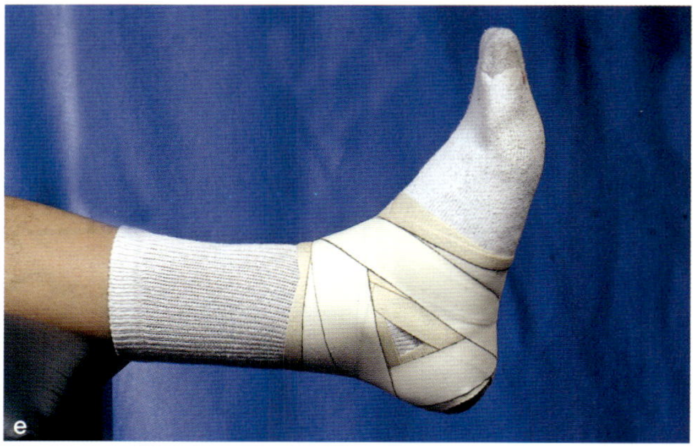


**그림 2-3(계속)** (c–e) 비탄력성 테이프(nonelastic tape)로 감싸 나간다.

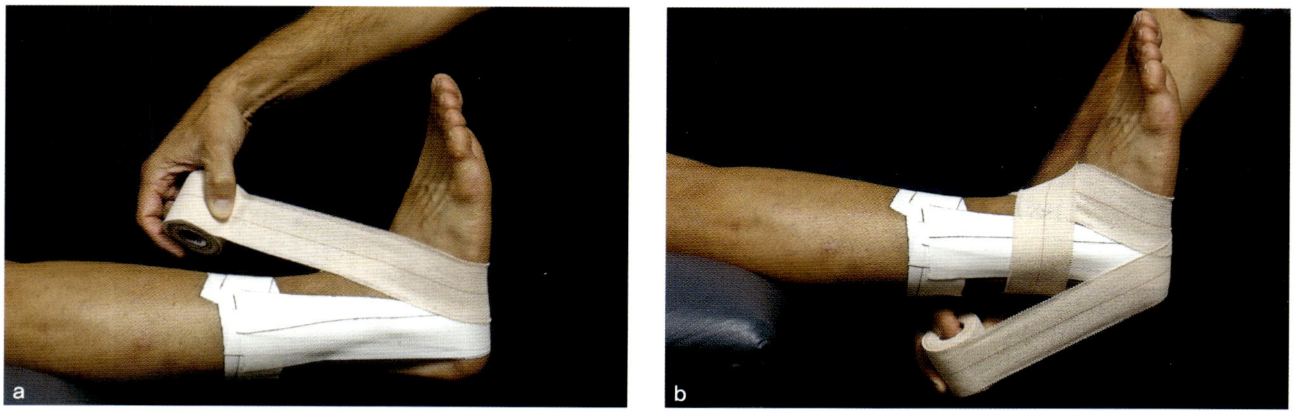


**그림 2-4** 비탄력성과 탄력성 테이프의 조합. 적은 지지력에 대해 (a–b) 비탄력성 테이프를 이용한 U자형 테이핑을 하고, 탄력성 테이프로 8자법과 발뒤꿈치 고정법을 적용한다. (계속)

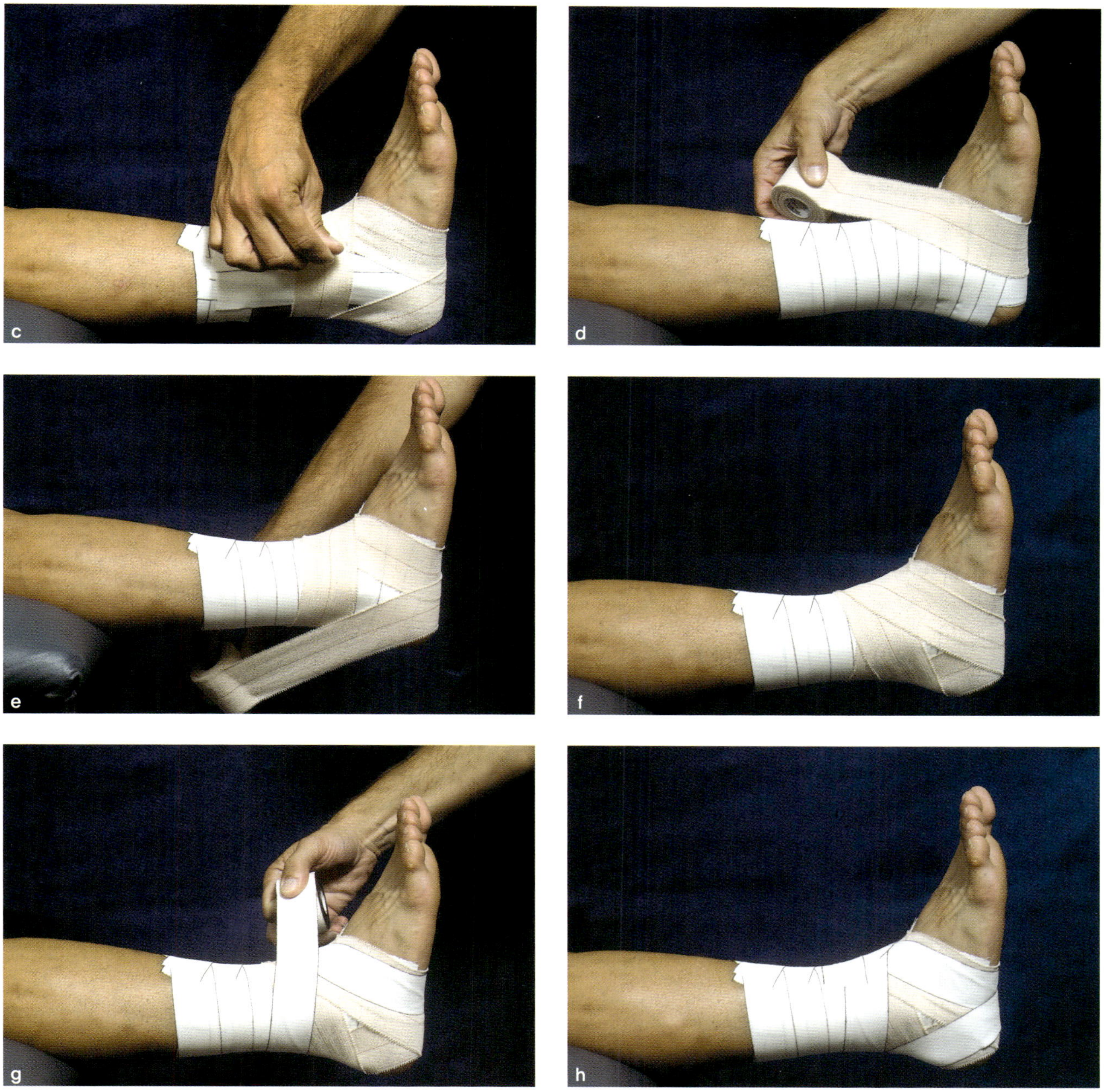

**그림 2-4(계속)** (c) 하퇴를 둘러싸며 기준고정 테이프에 탄력성 테이프를 이용한 것, 이후에 비탄력성 테이프를 이용한 8자법과 발뒤꿈치 고정법을 선택하여 반복적으로 적용시킬 수 있다. (d-f) 비탄력성 테이프를 이용한 U자형과 말발굽 모양의 테이프를 적용시킨 후 추가적인 지지를 제공하기 위해 탄력성 테이프를 이용한 8자법과 발뒤꿈치 고정법을 변형시킬 수 있다. (g-h) 탄력성 테이프만을 이용해 이 과정을 완전히 마무리할 수도 있고 비탄력성 테이프를 이용한 8자법과 발뒤꿈치 고정법의 반복 적용으로 대체할 수도 있다.

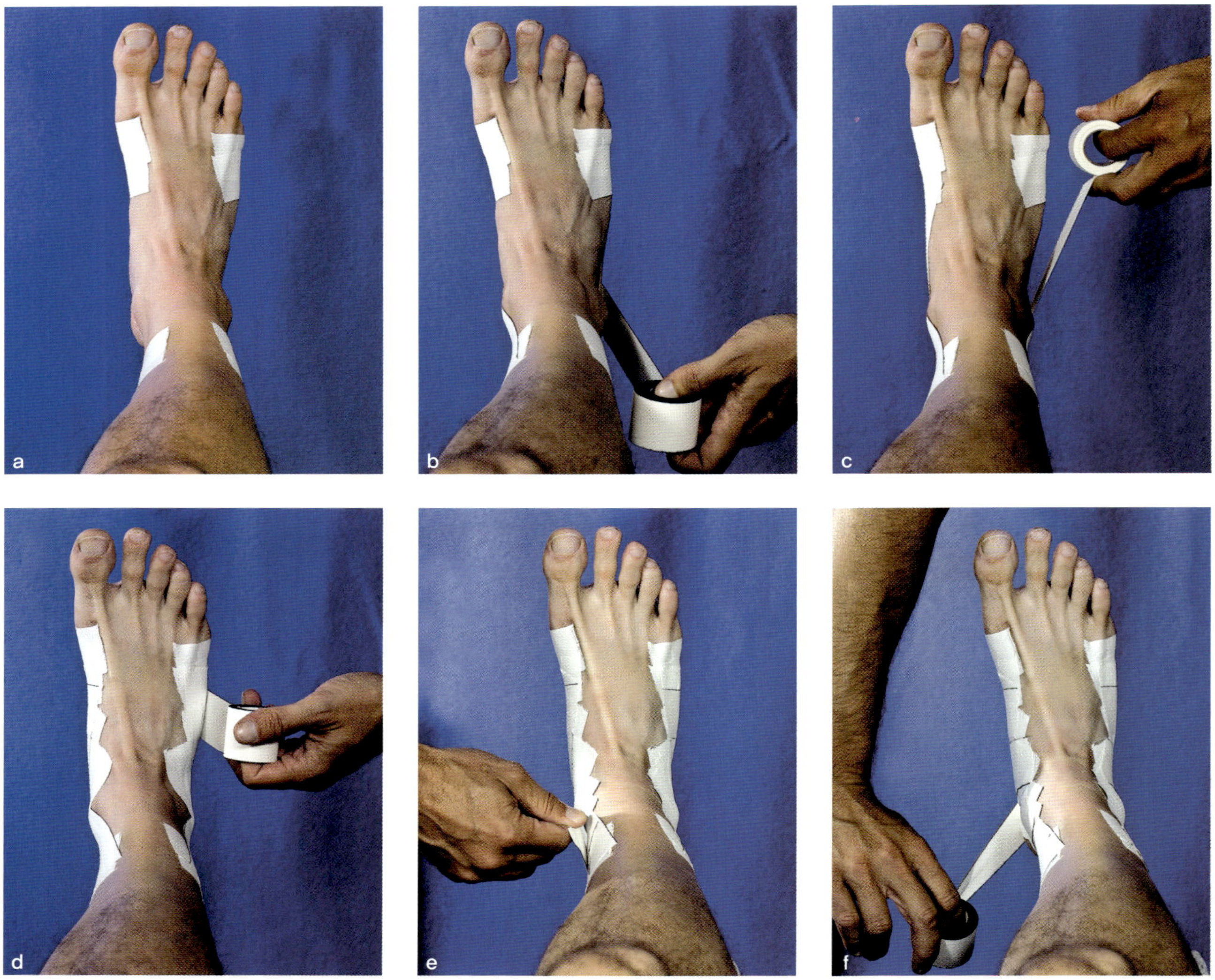


**그림 2-5** 급성 손상 발목을 압박하고 지지하기 위한 열린 격자 바구니 테이핑. (a) 근위부와 원위부에 기준고정 테이프를 적용한다. 이때 하퇴의 전면과 발등은 테이프로 감싸지 않는다. (b) 내번 염좌의 경우, U자 모양의 테이프를 다리의 내측에서 외측으로 당기며 적용한다. (c) 등자형 테이프(stirrup)는 하퇴의 전면과 발등을 테이프로 감싸지 않게 하면서 격자바구니 테이핑법과 유사하게 적용한다. (d-e) U자형 테이프와 등자형 테이프를 적용하여 발바닥과 하퇴의 후면을 모두 감싼다. 뒤꿈치 고정법을 (f) 내측과 (계속)

Video 2.3은 급성 발목 염좌에 대한 열린 격자바구니 테이핑 절차를 보여준다.

열린 격자바구니 테이핑법은 급성 발목 염좌에 적용되므로 선수환자에게 적용이 적절한지 그리고 목발 사용의 여부에 대한 고려도 해야만 한다. 목발의 위치가 발보다 6인치(15.2cm) 외측과 전방이 되도록 교육하며 겨드랑이와 겨드랑이에 닿는 목발의 패드 사이에 손가락 2~3개 너비의 공간이 있도록 높이를 조정해야 한다. 팔꿈치는 약 20~30° 굴곡되어야 하며, 선수환자에게 체중의 대부분을 겨드랑이가 아닌 팔로 지지하도록 교육해야 한다(그림 2-6).

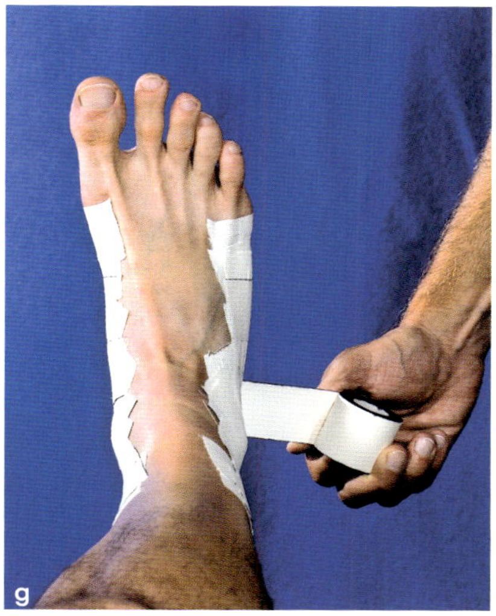


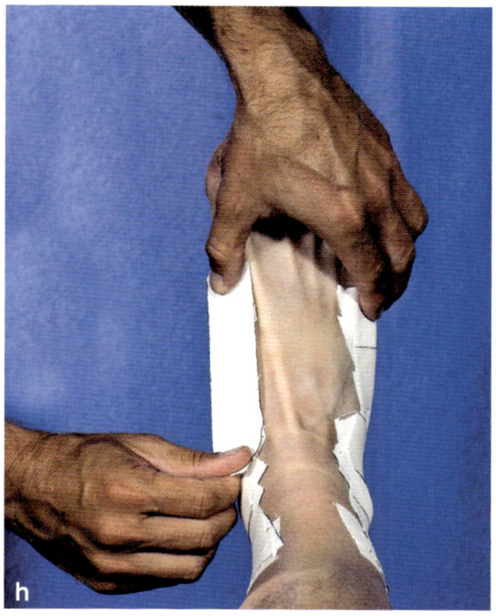


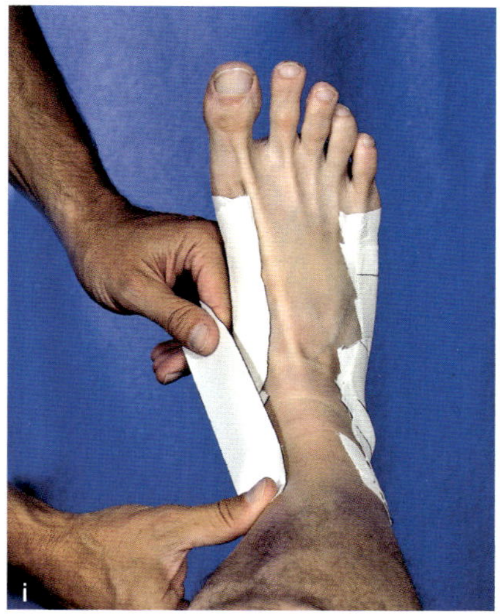


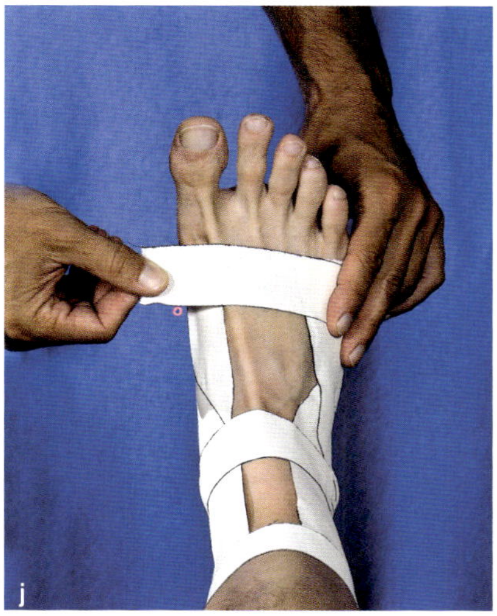


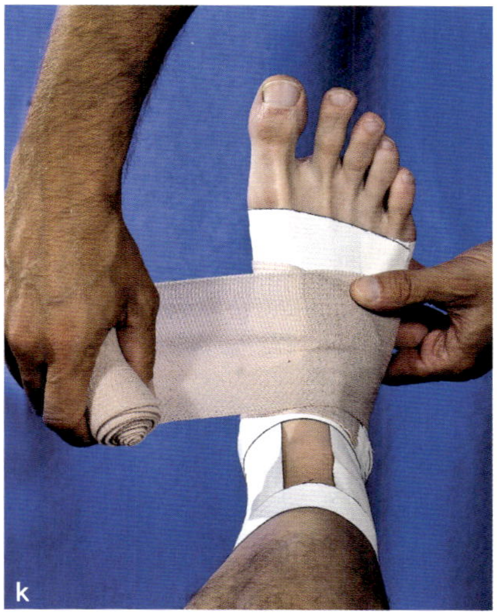


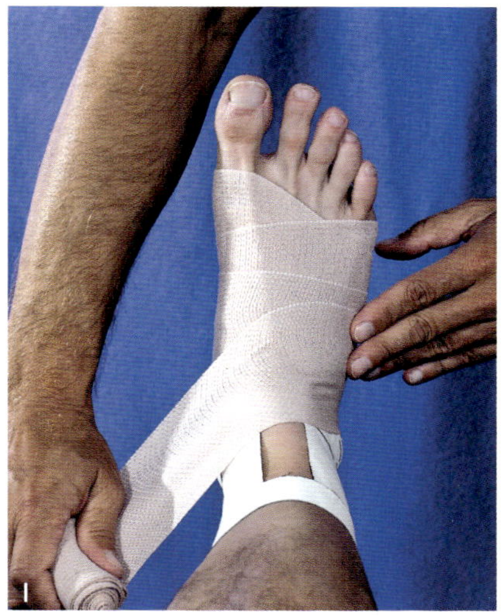


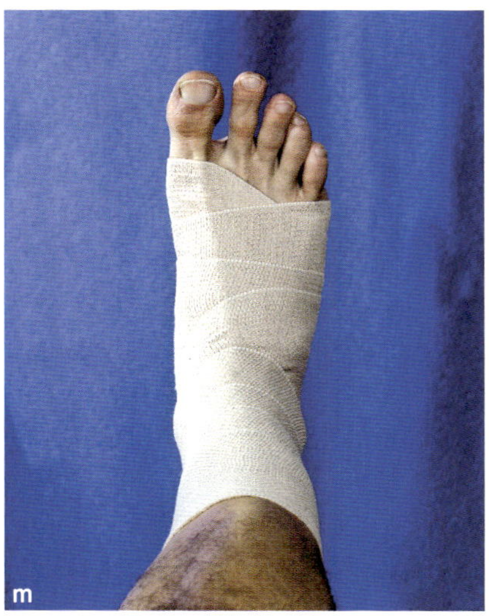


**그림 2-5(계속)** (g) 외측 발목에 각각 한 번씩 적용한다. (h–i) 하퇴의 앞과 발등에 기준고정 테이프를 적용한다. (j) 3개의 수평 테이프(horizontal strips)를 적용한다. 이때 심한 부종으로 인한 통증이 발생한다면 선수환자에게 테이프를 제거하라고 당부해둔다. (k–m) 마지막으로, 발목의 급성 손상에 대해 추가적 압박을 제공하고, 열린 격자바구니 테이핑을 보강하기 위해서 탄력성 랩을 적용한다. 잘 때와 얼음찜질을 할 때에는 탄력성 랩을 제거한다.

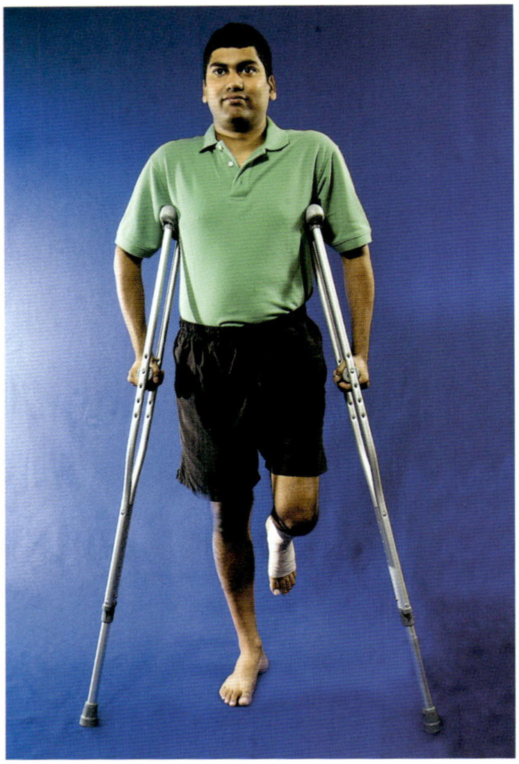

**그림 2-6** 절뚝거리며 걸음(antalgic gait)을 걷는 선수환자는 적절한 방법으로 목발을 사용해야 한다. 대부분의 체중이 겨드랑이가 아닌 양손에 실릴 수 있도록 한다.

## 발목 보조기

선수트레이너(clinician)를 방문하기 어려울 때 발목 테이핑의 대체법으로 흔히 끈으로 된 보조기를 사용한다. 이러한 보조기를 테이핑과 함께 사용할 수도 있다(그림 2-7). 보조기는 일반적으로 양말 위에 착용하며, 주로 외측을 보강해 준다.

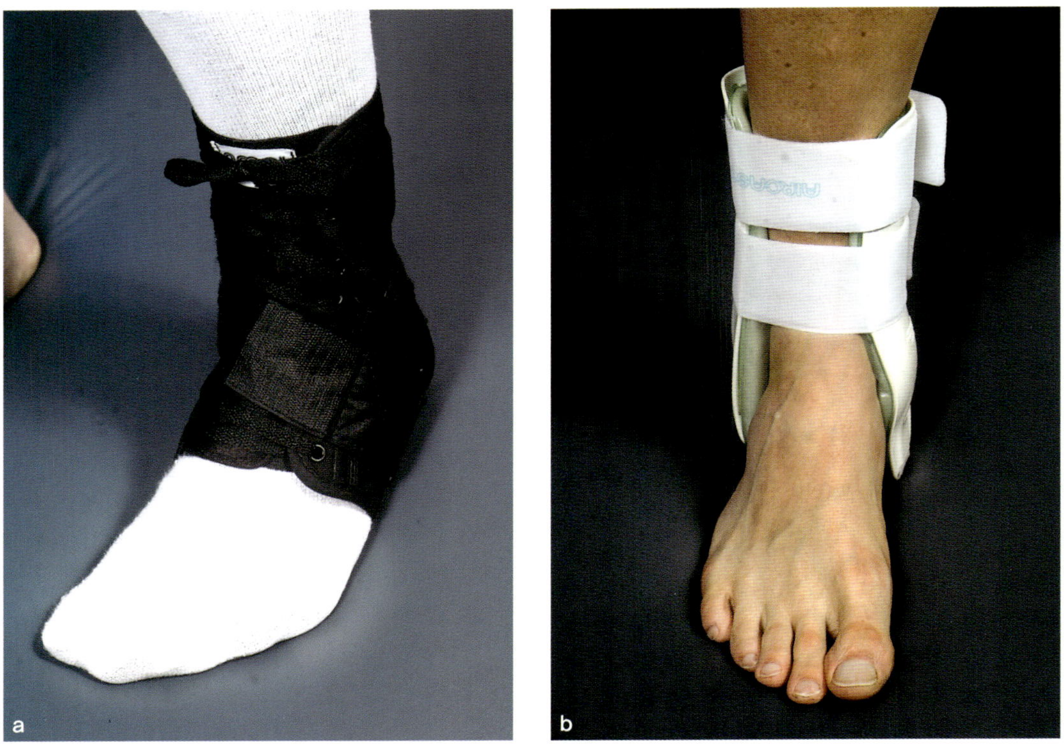


**그림 2-7** 테이핑의 대안으로 구매 가능한 발목 보조기. (a–b) 과도한 내번과 외번을 제한하는 한편, 정상적인 저측굴곡과 배측굴곡을 할 수 있도록 설계된 보조기.

## 보행 부츠

보행 부츠는 발목의 해부학적 중립자세를 유지시켜 준다. 발목 부츠는 견고하게 제작되므로 급성 손상 발목의 테이핑이나 보조기 착용 시 보다 더 많은 안정성을 제공한다. 보강된 지지력은 조기에 체중부하를 가능케 하여, 비체중부하로 발생하는 근위축(atrophy) 등의 부정적 영향을 상쇄할 수 있다. 특히, 보행 부츠는 전거비인대에 대한 부하를 감소시켜 상부 발목 염좌를 관리하는데도 유용하다. 보행 부츠는 발목의 중립자세를 유지하고 있는 고정식 사양(그림 2-8)과 관절가동범위를 조절할 수 있는 조절식 사양(그림 2-9)이 있다. 조절식 보행 부츠는 점진적으로 관절가동범위를 증가시켜 가면서 정상 보행 패턴으로 전이시키도록 보조할 수 있는 장점이 있다.

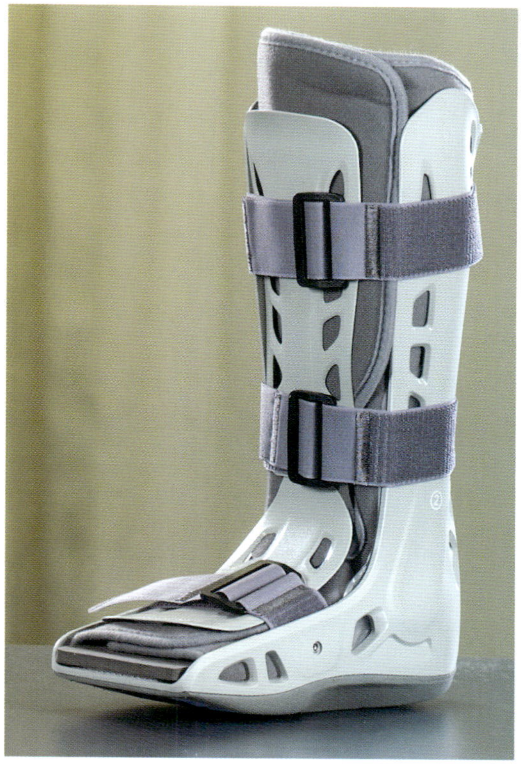

그림 2-8 고정식(조절 불가능한) 사양의 보행 부츠 제품.

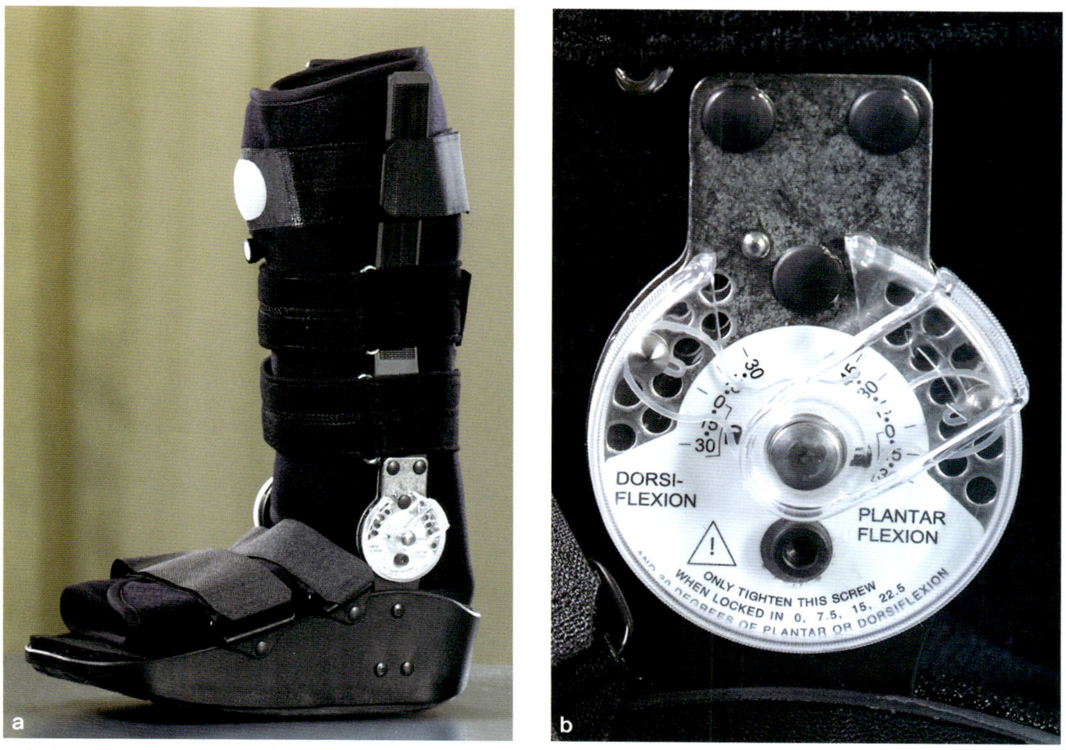



그림 2-9 (a) 조절 가능한 사양의 보행 부츠 제품과 (b) 조절 가능한 보행 부츠의 관절가동범위 조절 다이얼을 확대한 사진.

## 발목 운동

발목 운동을 할 때는 정상적인 유연성과 근력, 그리고 균형감각을 회복하거나 유지시킬 수 있도록 시행해야 한다. 발목 염좌는 일반적으로 발목의 배측굴곡(dorsiflexion) 감소를 유발한다. 이러한 손상을 회복하기 위해 선수환자는 비복근(장딴지근)과 가자미근에 중점을 두고 발목 근육의 스트레칭을 실시한다.

그림 2-10은 비복근과 가자미근의 스트레칭 방법을 보여주고 있다. 비복근이 대퇴골(넙다리뼈)에서 기시하므로 선수환자는 우선 무릎을 완전히 신전시켜 스트레칭한다. 무릎을 굴곡시킨 상태에서는 비복근이 단축된 상태를 유지하면서 경골(정강이뼈)과 비골(종아리뼈)에서 기시하는 가자미근이 독립적으로 신전될 수 있다. 경사판(wedge board)을 이용하거나 손을 이용한 도수요법도 이들 근육의 스트레칭을 위해 효과적으로 적용할 수 있다. 선수환자 스스로가 10~15초간 움직임 없이 스트레치하는 **정적 스트레칭(static stretching)**을 할 수 있도록 지도한다. 본서에 언급된 모든 운동법은 정적 스트레칭에 기본을 두고 있다.

발목의 움직임에 작용하는 주요 근육군의 근력강화 운동은 탄성 밴드(elastic band)를 이용해서

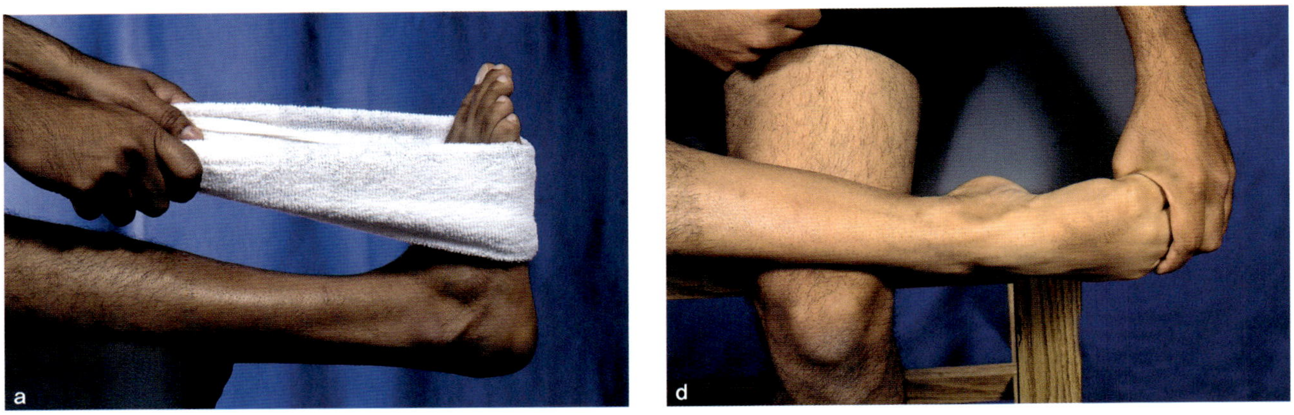

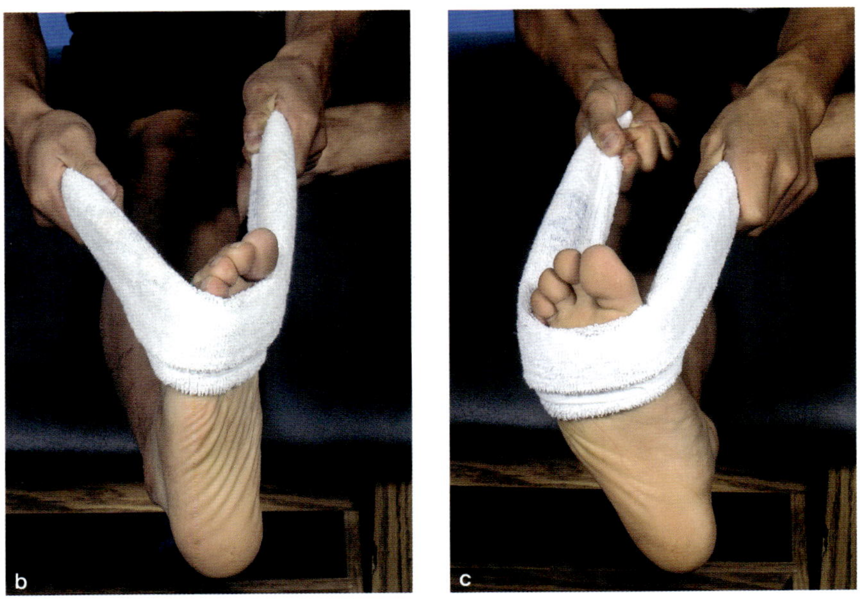

**그림 2-10** (a) 수건을 이용한 비복근 스트레칭. 선수환자는 발목을 스스로 배측굴곡시킨 후 추가적인 스트레칭을 위해 수건을 이용한다. 또한, 이 스트레칭은 (b) 내번과 (c) 외번의 형태로도 수행해야 한다. 가자미근을 독립적으로 신장시키기 위해 무릎을 90° 굴곡한 상태로 테이블 끝 너머로 하퇴가 나오도록 한 상태에서 이들 세 가지 스트레칭을 반복해서 수행한다. (d) 발목을 손으로 저측굴곡시킴으로써발목 전방 근육을 스트레칭한다.

**그림 2-11** 탄력성 도구(material)를 이용한 발목 근력강화 운동. 탄력성 도구의 저항을 이용하여 (a) 내번, (b) 외번, (c) 저측굴곡 그리고 (d) 배측굴곡 동작을 실시한다. (e) 가자미근을 선택적으로 신장하기 위해 무릎을 90° 굴곡한 상태에서 저측굴곡을 반복한다.

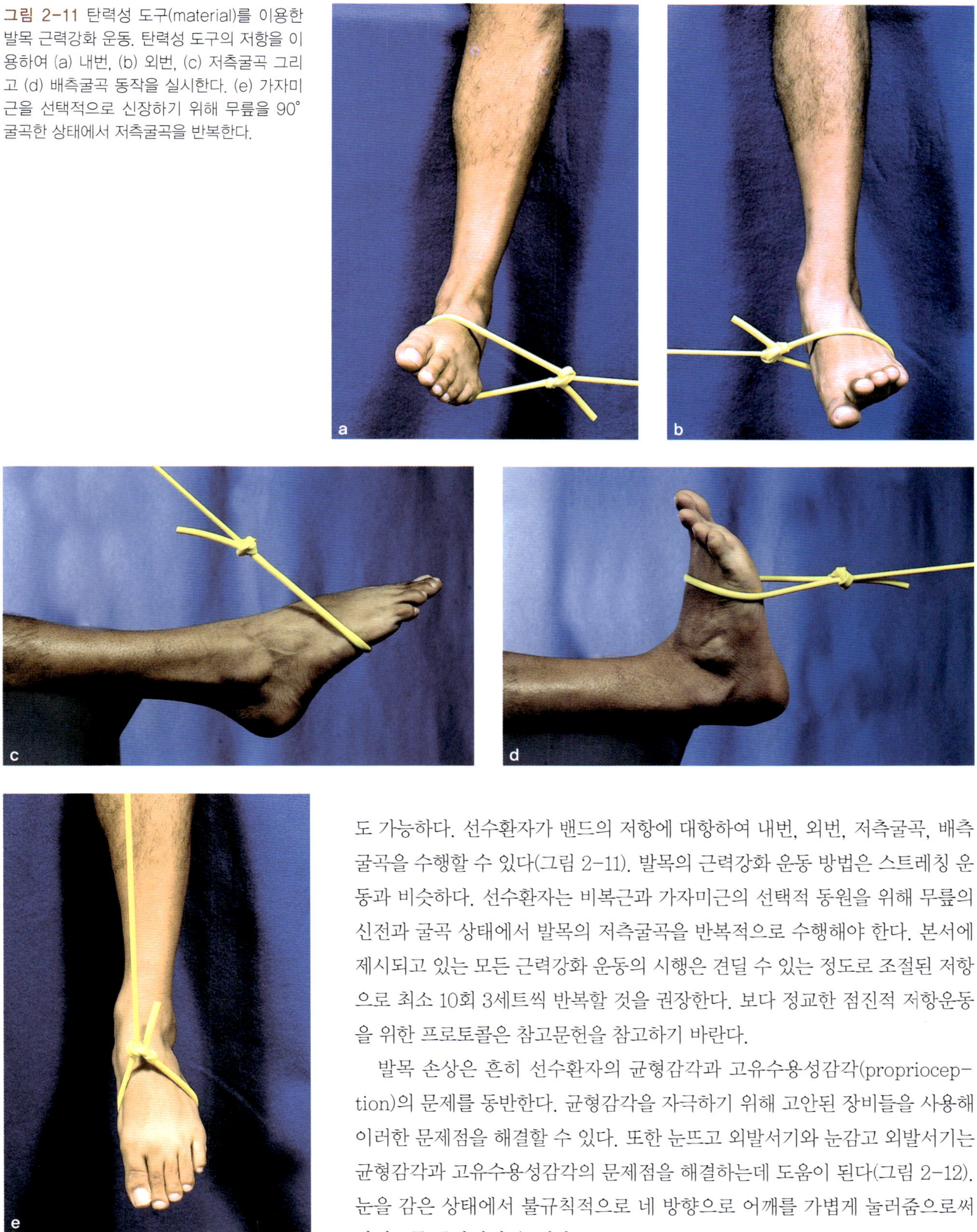

도 가능하다. 선수환자가 밴드의 저항에 대항하여 내번, 외번, 저측굴곡, 배측굴곡을 수행할 수 있다(그림 2-11). 발목의 근력강화 운동 방법은 스트레칭 운동과 비슷하다. 선수환자는 비복근과 가자미근의 선택적 동원을 위해 무릎의 신전과 굴곡 상태에서 발목의 저측굴곡을 반복적으로 수행해야 한다. 본서에 제시되고 있는 모든 근력강화 운동의 시행은 견딜 수 있는 정도로 조절된 저항으로 최소 10회 3세트씩 반복할 것을 권장한다. 보다 정교한 점진적 저항운동을 위한 프로토콜은 참고문헌을 참고하기 바란다.

발목 손상은 흔히 선수환자의 균형감각과 고유수용성감각(proprioception)의 문제를 동반한다. 균형감각을 자극하기 위해 고안된 장비들을 사용해 이러한 문제점을 해결할 수 있다. 또한 눈뜨고 외발서기와 눈감고 외발서기는 균형감각과 고유수용성감각의 문제점을 해결하는데 도움이 된다(그림 2-12). 눈을 감은 상태에서 불규칙적으로 네 방향으로 어깨를 가볍게 눌러줌으로써 난이도를 증가시킬 수 있다.

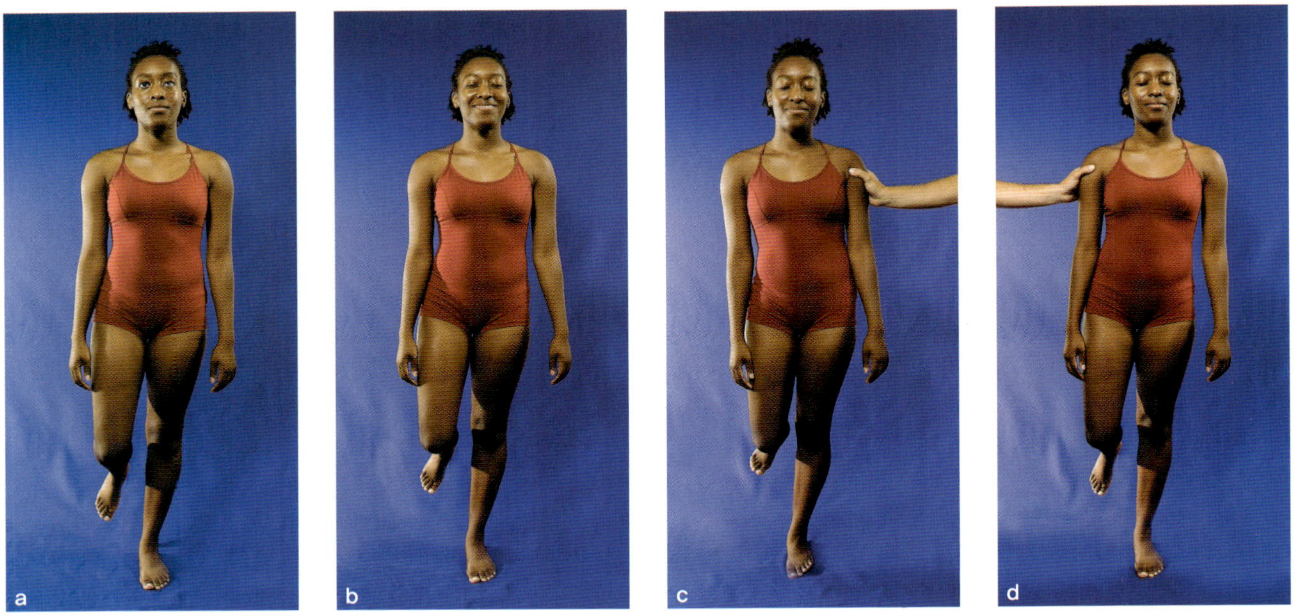

그림 2-12 발목의 고유수용성감각 운동. 선수환자는 (a) 눈을 뜬 상태에서 한 발로 중심잡기를 시작하고 그 다음에 (b) 눈을 감고 실시한다. (c-d) 난이도를 높이기 위해 불규칙적인 방향으로 선수환자의 어깨를 가볍게 밀어준다. 선수환자는 균형 유지를 위해 하퇴의 근육을 사용하게 된다.

## 아킬레스건 좌상과 건염

Achilles tendon Strains and Tendinitis

**아킬레스건염 (아킬레스힘줄염, Achilles Tendinitis)**

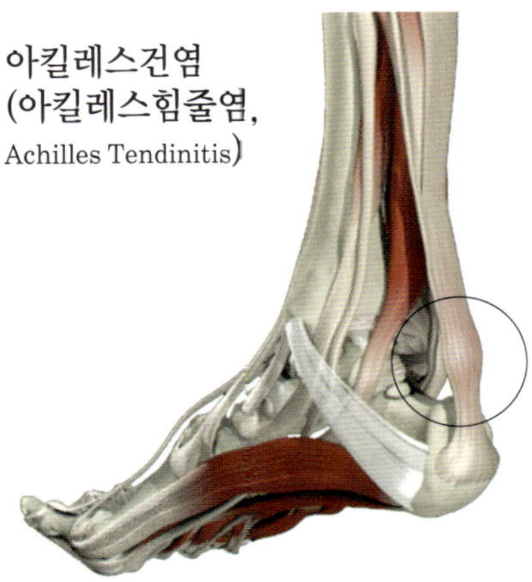

Image courtesy of Primal Pictures

비복근과 가자미근을 발뒤꿈치에 연결하는 아킬레스건은 달리기 및 점프와 같은 동작 시에 스트레스를 유발한다. 아킬레스건 좌상과 건염은 선수환자들에게 흔히 발생하는 손상이다. 고령 환자들과 가끔씩 신체활동에 참여하는 일반인들에게 간혹 아킬레스건의 완전 파열이 발생한다.

갑작스런 과도한 스트레칭 또는 비복근과 가자미근의 강력한 수축은 아킬레스건의 좌상을 야기한다. 건염은 과사용에 의해 주로 발생되며, 장시간 달리기와 점프 동작을 수행하는 선수들에게서 빈번하게 발생한다. 이러한 경우, 선수트레이너는 과도한 배측굴곡을 제한하기 위해 테이핑을 적용함으로써 통증을 완화시킬 수 있다.

### 아킬레스건의 완전 파열(3도 좌상)

아킬레스건의 완전 파열은 중년의 남성에서 발의 족저굴곡된 상태에서 배측굴곡 방향으로 힘이 가해지는 직접 외상에 의해 또는 족저굴곡하며 무릎을 강력하게 신전하여 밀어내는 동작에서 외상에 의해 빈번히 발생한다. 이 손상은 폭발적 동작을 포함하는 단거리 출발 동작 및 농구와 같은 스포츠에서 주로 발생한다. 완전 파열이 주로 나타나지만 일부 환자들에서는 부분 파열도 발생한다.

치료는 그림 2-13에서 보이는 것과 같이 발과 발목의 족저굴곡 상태에서 짧은 하퇴부 캐스트(short leg cast)로 8~12주 고정시켜 보전시킬 수 있다. 그러나 이러한 치료법은 수술적 요법에 비해 재파열 비율이 더 높게 나타난다. 일부 연구에서는 손상된 아킬레스건의 조기 동원과 재활이 기능적 회복을 증진시킨다고 보고하고 있다.

## 아킬레스건 테이핑

건의 불편함을 야기하는 배측굴곡의 정도를 결정한다. 테이핑을 실시하는 동안 선수는 발목을 약간 저측굴곡시킨 상태를 유지한다. 테이핑은 하퇴와 발을 둘러싸는 기준고정 테이핑과 배측굴곡을 제한시키기 위한 테이핑으로 구성된다(그림 2-14 참고). 탄력성 테이프는 관절이 갑작스럽게 배측굴곡의 끝 지점까지 도달하지 않도록 해주므로 좋은 소재가 된다. 또한 양쪽 신발의 뒤꿈치 부위에 발뒤꿈치가 약 1/4인치(0.6cm) 정도 들리도록 패드(heel lift)를 삽입하면 테이핑 절차에 도움이 될 수 있다. 선수환자는 패드를 사용하는 기간 동안 규칙적으로 아킬레스건의 단축을 예방하는 스트레칭 운동을 수행해야 한다.

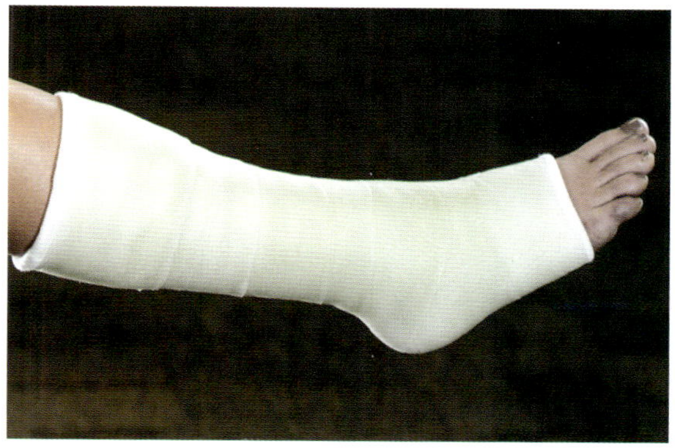

**그림 2-13** 저측굴곡 상태에서 발목에 적용하는 짧은 하퇴부 캐스트

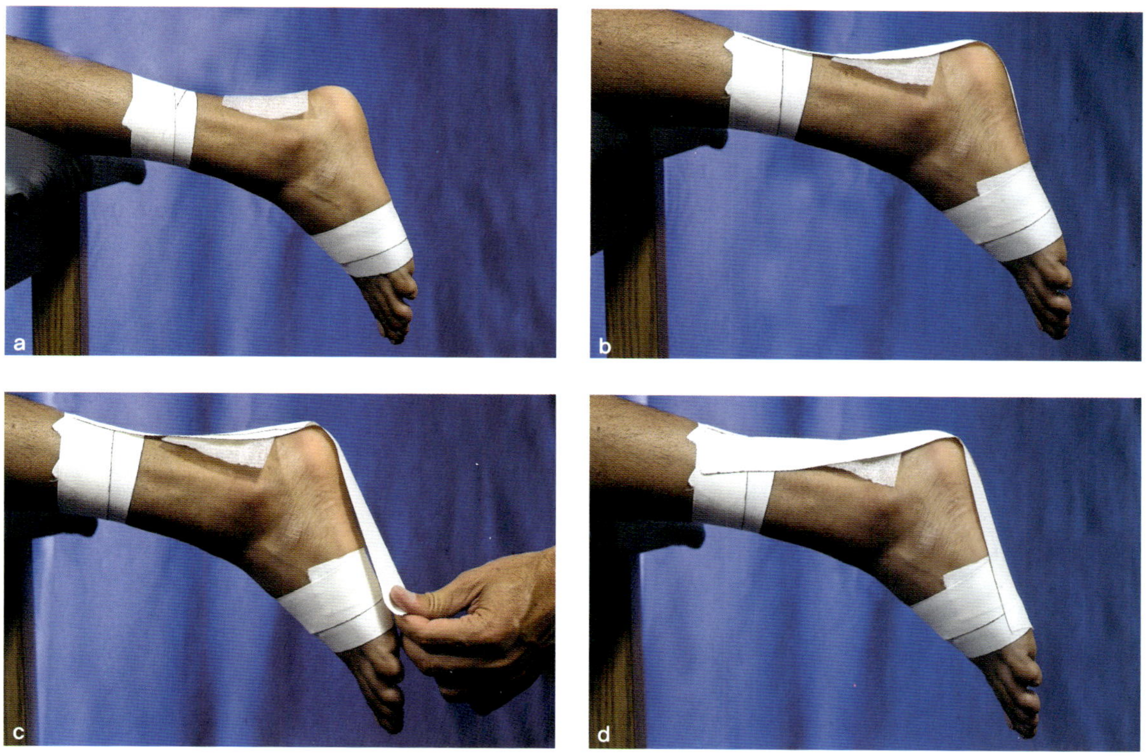


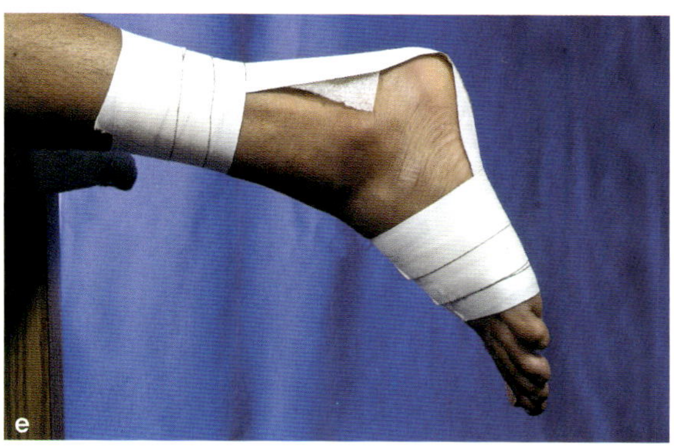


**그림 2-14** 테이핑은 발의 과도한 배측굴곡을 제한시킴으로써 좌상이 있거나 염증이 있는 아킬레스건을 보호한다. 배측굴곡의 제한 범위를 정하고 그에 따른 발목의 적절한 위치를 확인한다. (a) 아킬레스건을 보호하기 위한 마찰패드와 근위부 및 원위부에 기준고정 테이프를 적용한다. (b-d) 발목의 배측굴곡을 제한시키기 위해 발목을 지나도록 X-자형으로 교차하는 테이프를 적용한다. (e) 근위 및 원위부에 기준고정 테이프로 다시 고정한다. (계속)

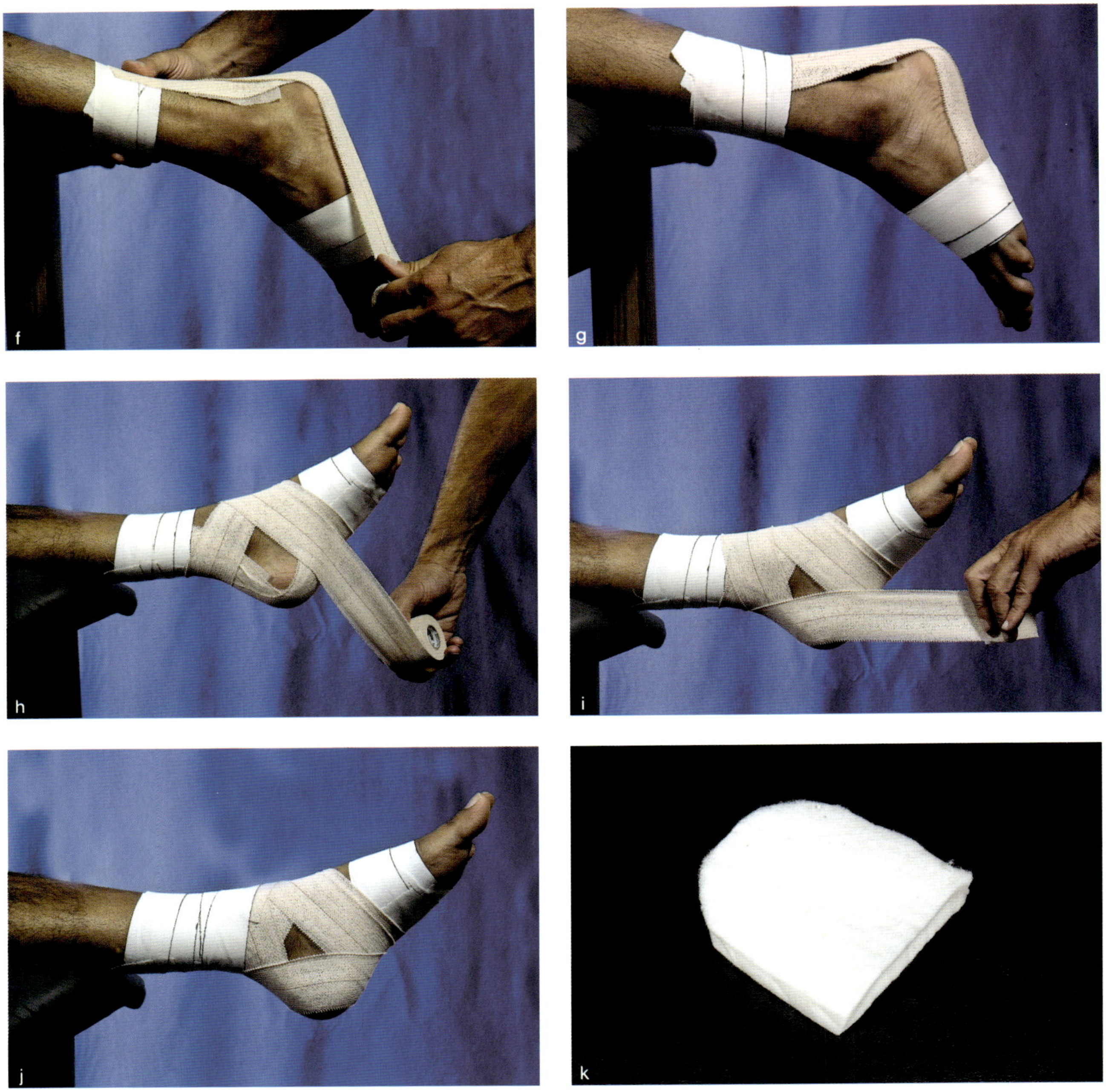


**그림 2-14(계속)** (f–g) 탄력성 테이프를 이용해 배측굴곡을 제한하기 위한 이 과정을 변형해 적용할 수 있다. 이 방법은 배측굴곡을 제한함에 있어 끝 지점(end point)을 좀 더 부드럽게 해 준다. (h–j) 탄력성 테이프를 이용한 8자법과 뒤꿈치 고정법을 적용함으로써 테이핑 전체를 더욱 견고히 한다. (k) 선수 신발에 패드(heel lift)를 삽입하는 것이 도움이 된다. 패드를 삽입하는 경우 양쪽 다리 길이의 차이가 발생되지 않도록 양쪽 신발에 모두 삽입해야 한다.

Video 2.4는 좌상을 입은 아킬레스건을 지지하기 위해 배측굴곡을 제한하는 테이핑 절차를 보여준다.

만약 발과 발목에 완전한 관절가동과 움직임이 필요하다면(예: 종아리근육 좌상 후) 그리고 특히 고르지 못한 지면에서 운동이 불가피한 경우에는 탄력성 키네시올로지(kinesiology) 테이프를 사용할 수 있다(그림 2-15).

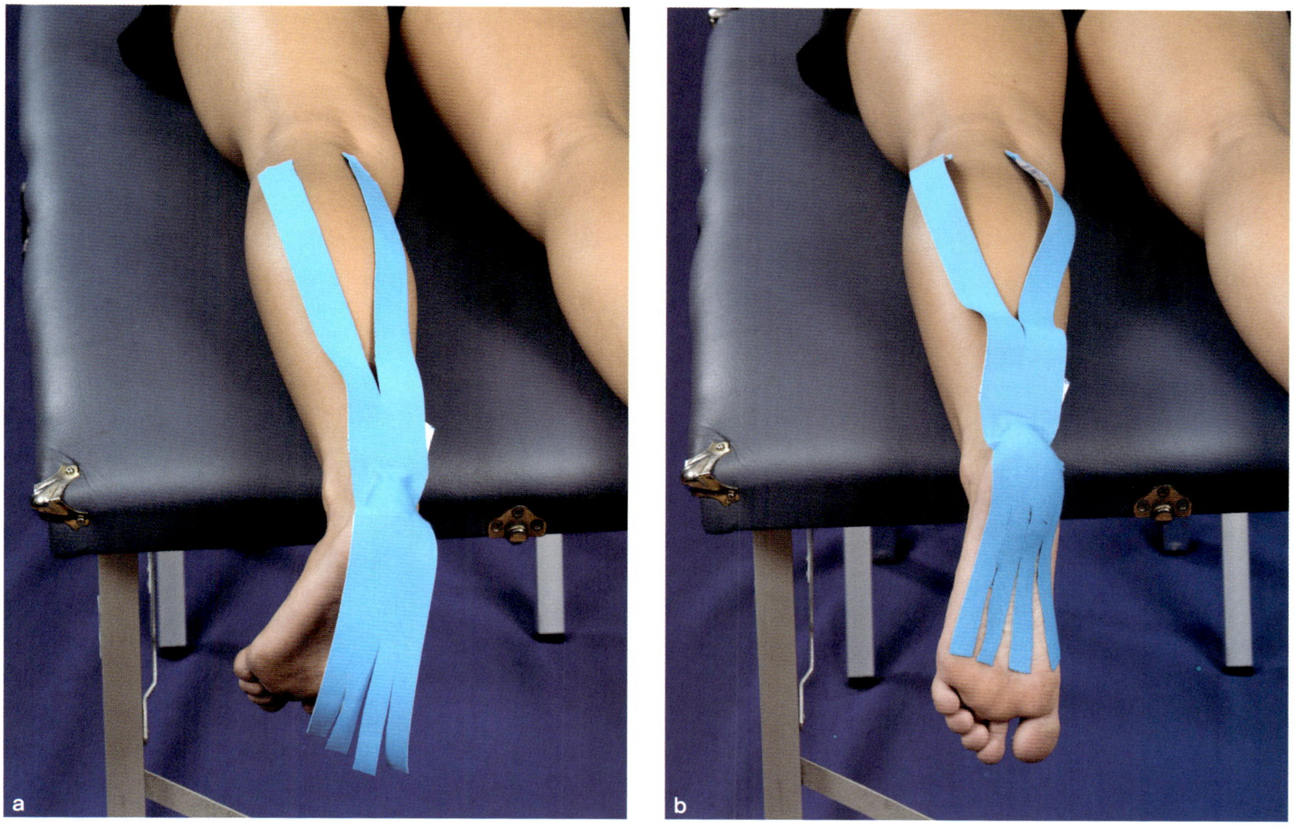


그림 2-15 비복근 좌상, 아킬레스건염 또는 족궁 이상(arch problems)에 대한 키네시올로지 테이핑(kinesiology taping). (a) 발끝이 테이블 밖으로 나오도록 엎드린 상태에서 발을 배측굴곡한다. 테이프를 종아리 근육에서 중족골두(metatarsal heads)까지의 길이에 맞춰 자른다. 족궁부에서는 부채형 모양으로 좁고 길게 4등분해 주고 종아리부분에서는 Y자로 2등분해 준다. (b) 테이프로부터 뒷면을 떼어내어 발뒤꿈치에 붙이고 족궁을 거쳐 중족골의 기저부까지 테이프가 충분히 늘어나도록 적용한다. 테이프가 잘 부착되도록 문질러 준다. (c) 발뒤꿈치의 테이프를 단단히 잡고, 테이프를 최소한(15~25%)으로 늘리면서 내측과 외측 비복근에 테이핑을 한다.

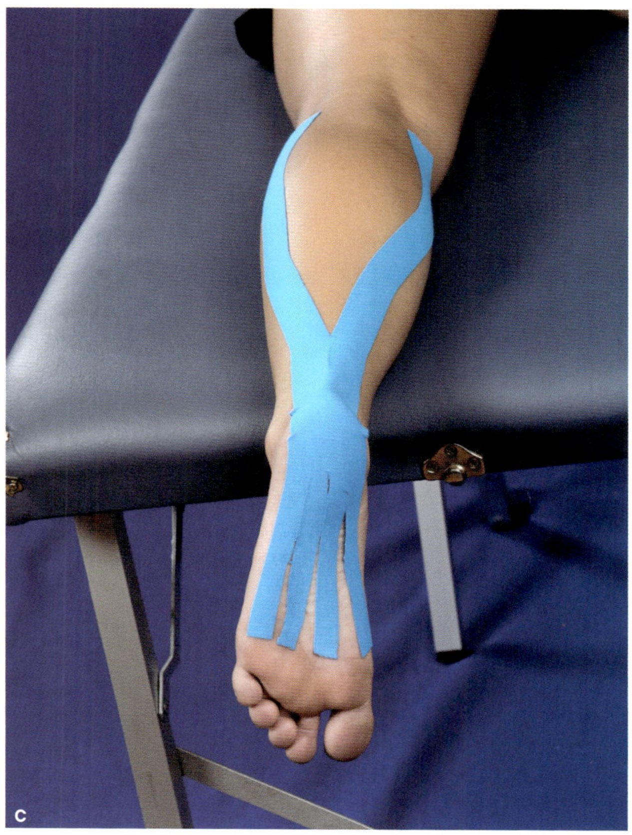


Video 2.5는 족궁의 문제점이나 아킬레스건염, 비복근의 좌상에 적용하는 키네시올로지 테이핑 절차를 보여준다.

## 아킬레스건 운동

선수환자가 발목 강화를 위한 운동을 비복근(장딴지근)과 가자미근(넙치근)에 대한 스트레칭 및 근력을 강화하는 데 목적을 두고 주의를 기울여 수행한다면 아킬레스건의 운동으로도 적절하게 사용될 수 있다(그림 2-10과 2-11을 볼 것).

# 족궁 좌상과 족저근막염

Arch Strains and Plantar Fasciitis

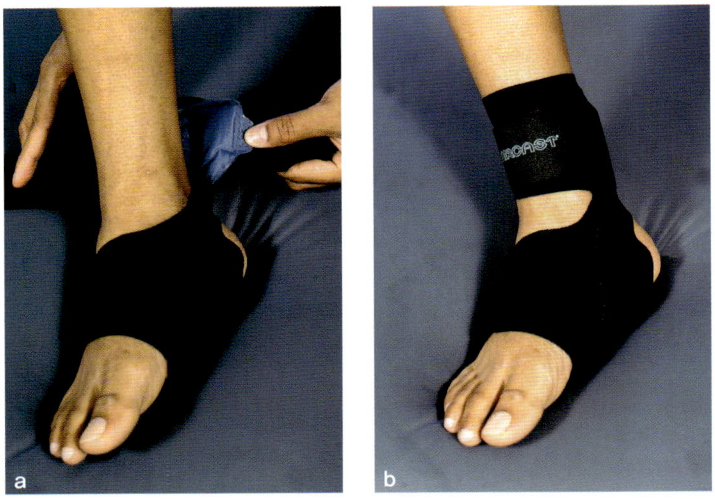


**그림 2-16** (a-b) 족저근막염과 관련된 통증을 완화시키는데 도움이 되는 보조기 제품

요족(오목발, pes cavus foot)을 갖고 신체적으로 활동적인 사람들은 족궁 좌상 또는 족저근막염을 경험하게 된다. 과도한 달리기 또는 점프는 족궁 좌상을 야기한다. 또한 달리기와 특히 발에 지속적으로 가해지는 스트레스는 족저근막염의 발생을 촉진시킨다. 해부학적 측면에서 특히 구조적으로 약하거나 잘 맞지 않는 운동화를 착용하는 경우에도 이와 같은 손상의 원인이 된다. 족저근막염에 사용할 수 있도록 개발된 보조기 제품을 이용하면 통증의 완화를 경험할 수 있을 것이다(그림 2-16).

## 족궁 테이핑

종족궁(세로발바닥활, longitudinal arch)은 단순 테이핑(그림 2-17) 또는 좀 더 복합적인 X-자형 테이핑(그림 2-18)을 통해 지지될 수 있다. 단순 테이핑은 3~4개의 테이프를 가지고 발을 원형으로 감싸는 방법이다. X-자형 테이핑은 중족골두에 기준고정 테이프를 붙인 후 기준고정 테이프 위로부터 뒤꿈치를 감싸면서 돌아나와 다시 기준고정 테이프에 테이프를 겹쳐서 적용하는 방법이다.

Video 2.6은 **종족궁(세로발바닥활, longitudinal arch)을 지지하기 위한 단순 테이핑과 X-자형 테이핑 절차를 보여준다.**

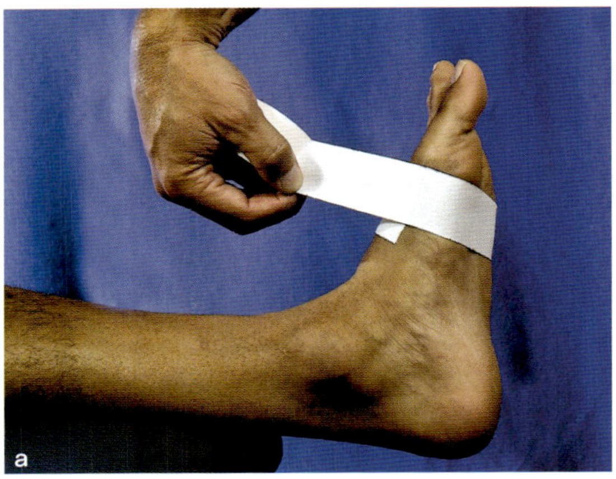


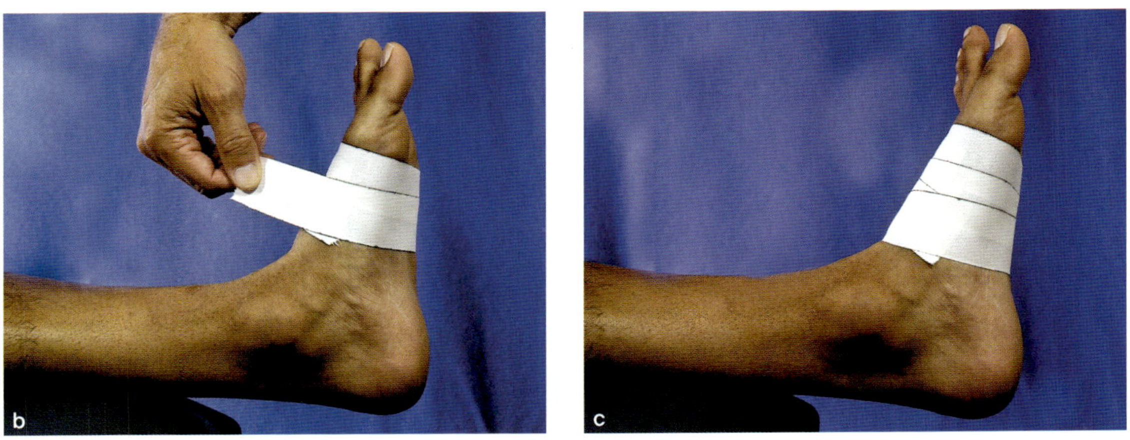


**그림 2-17** 종족궁 지지를 위한 단순 테이핑법. (a-b) 테이프를 발등(dorsum)에서 시작하여 궁극적으로 종족궁을 들어올려 주기 위해 외측으로 적용한다. (c) 일반적으로 3~4회 테이핑의 반복 적용이 종족궁을 지지하는데 적당하다.

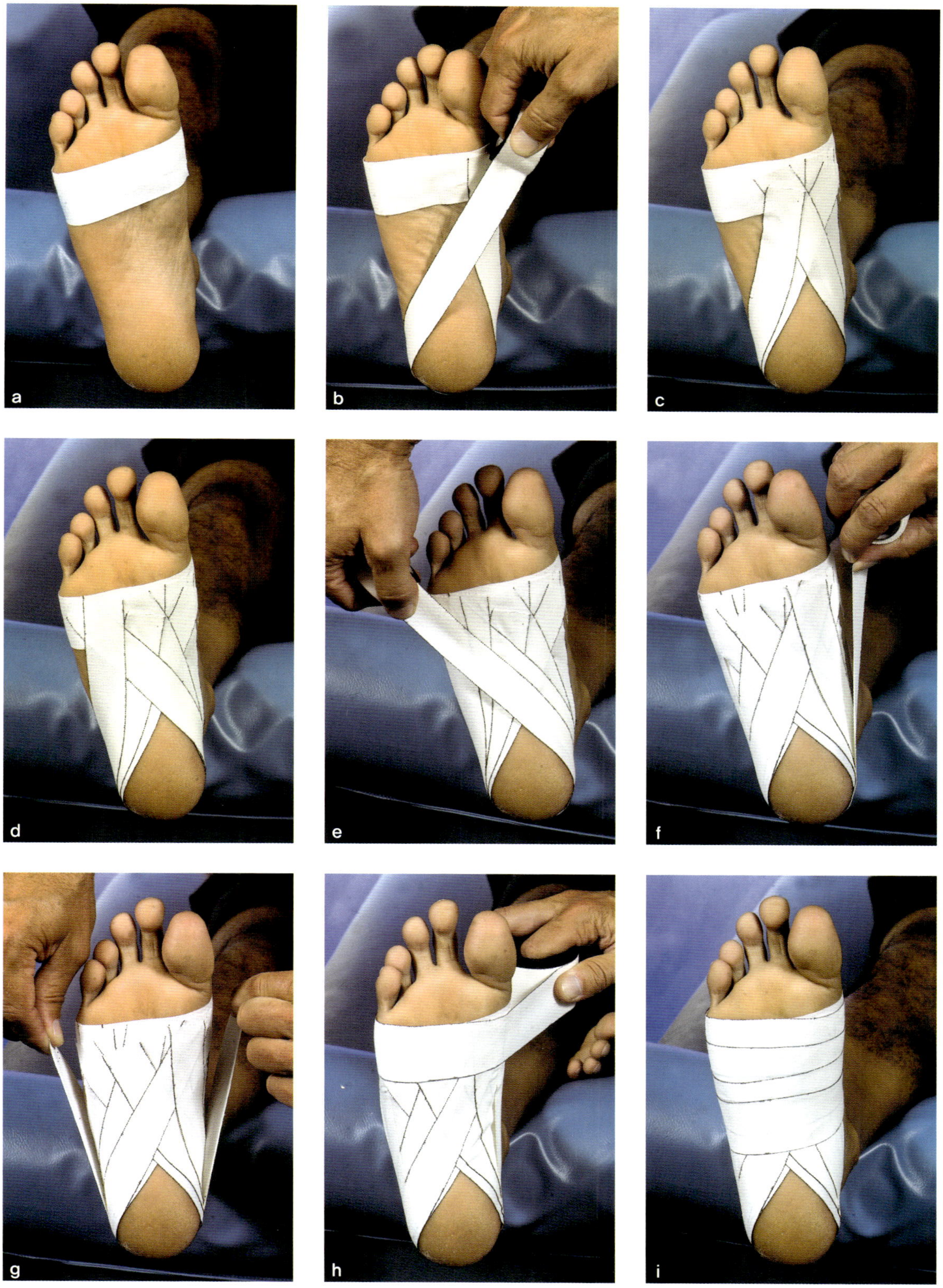


**그림 2-18** 종족궁 지지를 위한 X-자형 족궁 테이핑법. (a) 기준고정 테이프를 감는다. (b-c) 엄지발가락의 기저부로부터 발뒤꿈치를 감싼 후 시작점으로 돌아온다. (d) 발바닥의 외측으로부터 내측으로 후속 테이핑을 한다. (e-f) 발의 외측면에서 내측면으로 테이프가 겹쳐지도록 적용한다. (g) 외측 기준고정 테이프부터 내측 기준고정 테이프까지 말발굽(horseshoe) 모양의 테이프를 적용한다. (h-i) 그림 2-17에서 설명한 단순 족궁 테이핑 절차를 적용하여 마무리한다.

종족궁 패드는 이 테이핑이 좀 더 효과를 발휘하도록 해준다(그림 2-19). 좀 더 지속적인 효과성과 견고한 족궁 지지를 위해 대신 스트랩(strap) 테이핑을 사용한다. 스트랩 테이프는 재사용이 불가능하지만 적용한 후 며칠간 유지할 수 있다는 장점이 있다. 족궁의 스트랩 테이프는 발에 언더랩(underwrap)을 감아줄 필요가 없으며 일반 발보장구(orthitics)를 착용하는 사람들, 맨발로 운동하는 선수들 그리고 발을 꽉 잡아주는 신발을 착용해야 하는 선수들에게 특히 효과적이다.

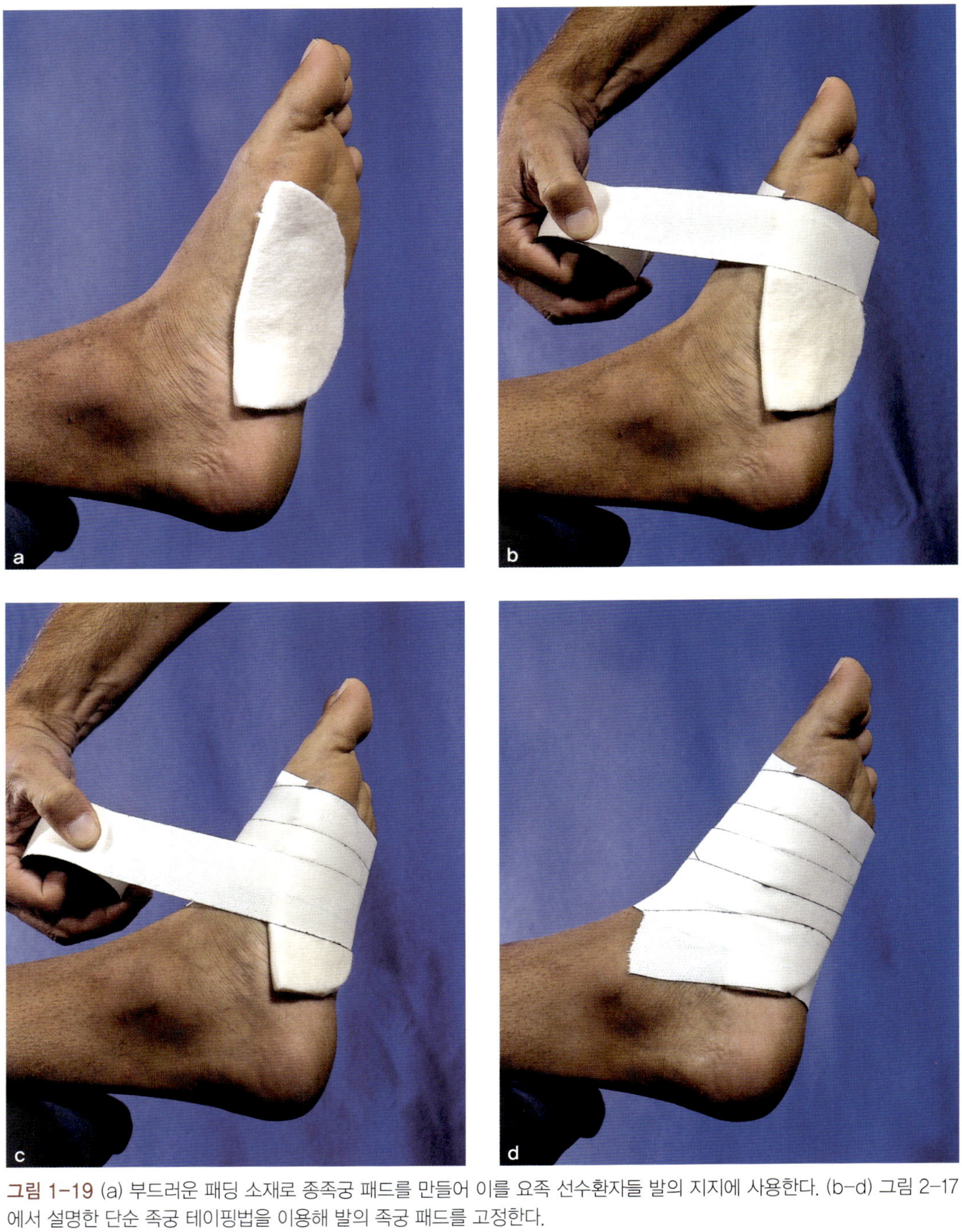


그림 1-19 (a) 부드러운 패딩 소재로 종족궁 패드를 만들어 이를 요족 선수환자들 발의 지지에 사용한다. (b-d) 그림 2-17에서 설명한 단순 족궁 테이핑법을 이용해 발의 족궁 패드를 고정한다.

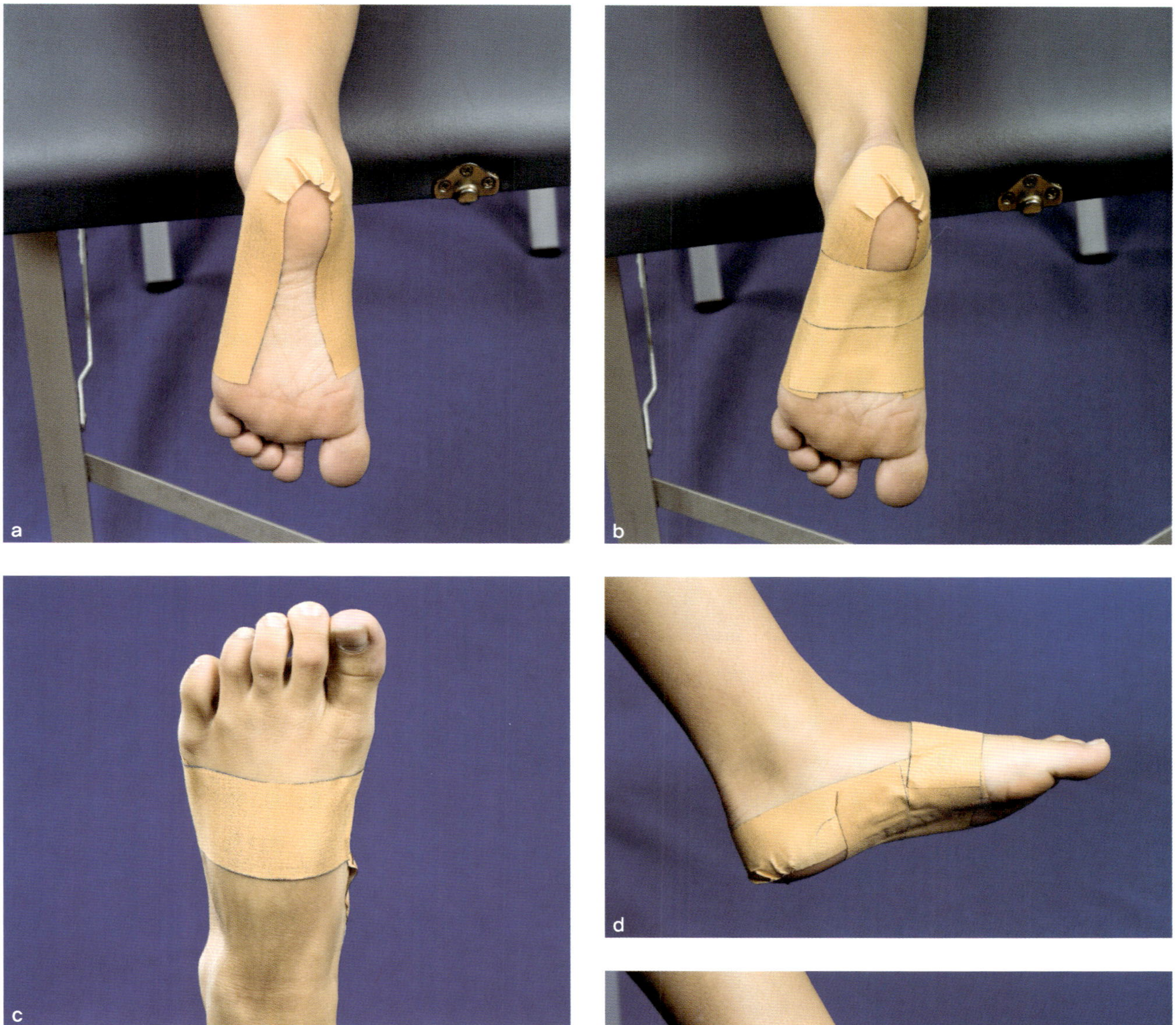

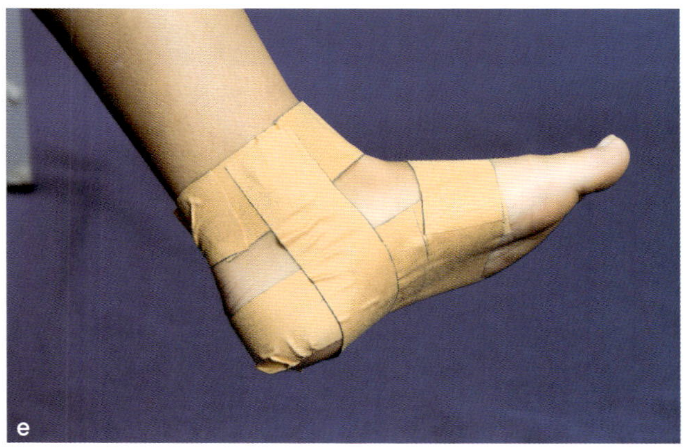


**그림 2-20** 족궁의 로우 다이 스트랩(low dye strap) 테이핑. (a) 엎드리거나 누운 상태에서 발목의 중립 자세를 하게 한 후, 발의 내측으로부터 뒤꿈치를 지나 외측으로 적용하여 중족지관절(발허리발가락관절, metatarsal phalangeal joint)의 근위부에서 테이핑이 되도록 마무리한다. (b) 그런 다음, 발의 외측에서 시작하여 족궁을 지나 발의 내측까지 2~4개의 테이프(작은 테이핑, mini-stirrups)를 적용한다. 첫 번째 테이프는 중족골두의 근위부에 붙인 뒤 이어서 뒤쪽으로 겹치면서 적용한다. 발뒤꿈치의 저측은 테이핑을 하지 않는 채로 둔다. (c) 발가락 움직임을 방해하지 않고 발가락 신전이 가능하도록 중족골두의 근위부에서 발의 위쪽(top)으로 기준고정 테이핑을 마무리한다. 마무리된 테이핑 형태는 d와 같다. U자형 발목 테이핑을 포함한 족궁 테이핑의 변형 방법은 e와 같다.

Video 2.7에서는 종족궁을 지지하기 위한 단순 테이핑과 X-자형 족궁 테이핑의 대안으로써 로우 다이 스트랩 테이핑 절차를 보여준다.

### 종족궁 운동(세로발바닥활 운동, Longitudinal Arch Exercise)

비복근과 가자미근에 대한 유연성 운동이 포함되어야 한다(그림 2-10). 선수환자들은 발가락을 과신전시킴으로써 족궁 스트레칭을 수행할 수도 있다(그림 2-21).

선수환자들은 발의 내재근(intrinsic muscle)에 중점을 둔 족궁 근력강화 운동을 수행할 수 있다. 발가락으로 구슬 옮기기 또는 수건 집어 올리기 혹은 당기기와 같은 활동은 이들 근육의 특이적 강화를 유도한다(그림 2-22).

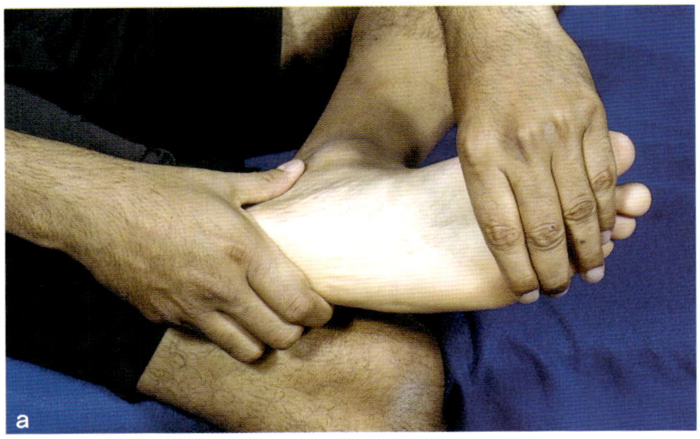

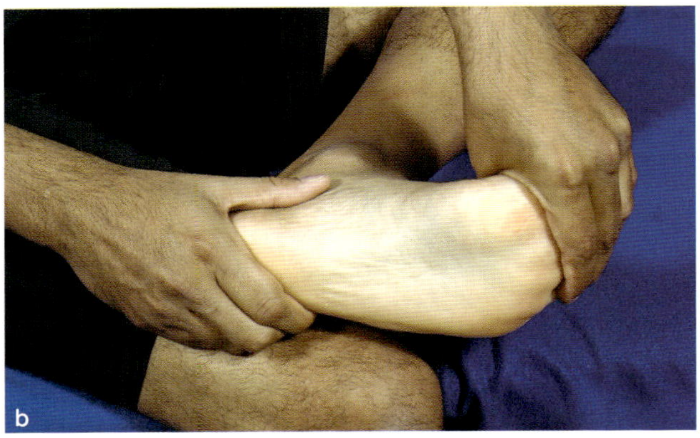

**그림 2-21** (a) 발의 볼(ball) 부분을 잡고 (b) 발가락을 신전시켜 족저근막을 스트레치한다.

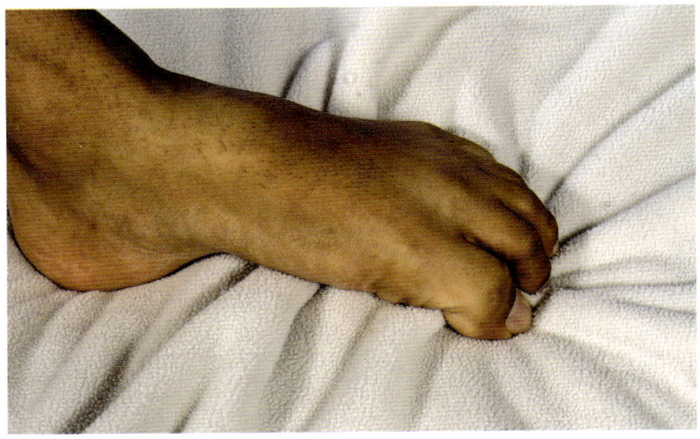

**그림 2-22** 바닥에서 발가락을 이용한 수건 당기기는 발의 족궁을 유지시키는 근육을 강화한다. 근력이 증가하게 되면, 근육에 저항을 증가시킬 수 있도록 수건 위에 중량을 부과할 수 있다.

## 모톤스 신경종

Morton's Neuroma

모톤스 신경종은 **족저 신경종(발바닥 신경종, plantar neuroma)**으로 알려져 있는데, 발가락 사이 두 개의 중족골두 사이를 지나는 지간신경의 염증으로 발생된다. 대부분은 세 번째와 네 번째 중족골 사이에서 발생하지만 다른 발가락 사이에서도 발생할 수 있다. 이 질환의 발생 기전은 횡족궁이 무너지거나 부적절한 신발 착용에 의한 것으로 알려져 있다.

### 횡족궁 테이핑(가로발바닥활 테이핑, Transverse Arch Taping)

모톤스 신경종의 경우, 테이핑만으로도 적절한 보조를 할 수 있지만 패드와 테이핑을 함께 적용함으로써 더욱 큰 효과를 얻을 수 있다. 눈물 모양의 패드(teardrop pad) 제품을 종족궁에 위치시키고 테이프를 이용하여 패드가 떨어지지 않도록 테이핑 한다(그림 2-23). 족저 신경종을 완벽하게 해결하기 위해서는 보다 확실한 의학적인 치료가 요구될 수 있다.

## 횡족궁 운동(가로발바닥활 운동, Transverse Arch Exercise)

이러한 손상에 대한 처치를 위해 횡족궁 운동이 효과적이다(그림 2-21과 2-22를 참조할 것).

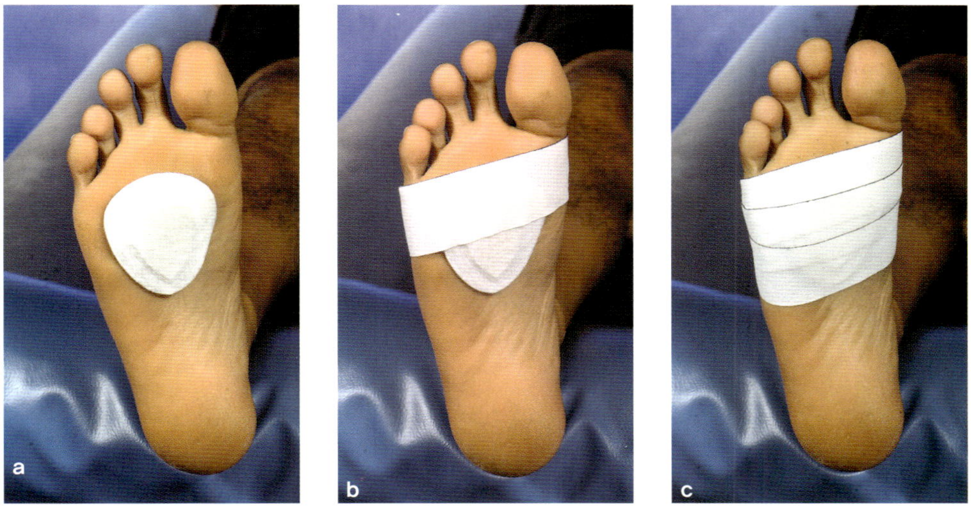


그림 2-23 (a) 제품화된 패드 또는 눈물 모양의 패드(teardrop pad)를 자른 후 (b-c) 테이프로 발바닥에 고정시킨다. 테이핑은 체중부하 활동 시 정상적인 발의 팽창을 제한시킬 만큼 강하게 조여서는 안 된다.

# 엄지발가락 염좌

Great Toe Sprains

잔디발(turf toe)로 알려진 엄지발가락(great goe) 염좌 발생 시 기능상의 문제가 동반될 수 있다. 이러한 손상은 제1중족지관절의 과굴곡(hyperflexion) 또는 과신전(hyperextension)에 의해 발생된다. 인조 잔디에서 시합을 하는 선수환자들은 신발과 지면 사이에 강한 접지 면이 형성되어 손상의 위험이 더 크게 나타날 수 있다.

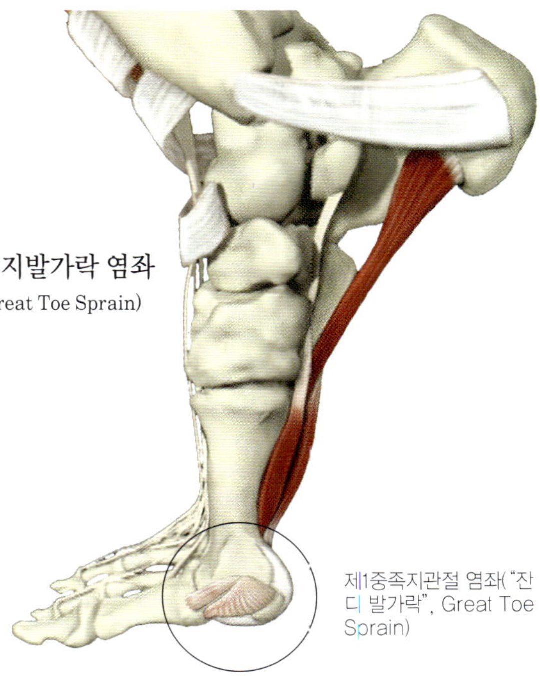


## 종자골염

종자골은 건 사이에 들어 있는 작은 뼈이다. 발에서는 단무지굴근(짧은엄지굽힘근, flexor hallucis brevis)의 건 사이에 두 개가 존재한다. 이러한 뼈들은 제1중족지관절의 족저굴곡을 보조하기 위하여 건의 모멘트 암을 증가시켜 제1중족골의 들어올리기 움직임을 돕는다.

종자골염(sesamoiditis)은 달리기와 같은 반복적인 활동에 의해 건과 골에 염증이 발생하는 것이다. 요족 구조, 첨족(꿈치들린

휜발; equinus), 굽어진 엄지발가락(plantar flexed first ray), 그리고 크기가 큰 종자골을 가진 활동적인 젊은 성인에게서 발생 빈도가 높은 경향을 보인다.

보통 처음에는 통증을 호소하게 되는데 일반적으로 보존적 치료를 우선적으로 시행한다. 치료를 위해 엄지발가락을 지지하는 테이핑을 하며 증상이 심할 경우, 보행 부츠를 착용시켜 움직임을 제한하고 체중부하를 감소시킨다.

## 엄지발가락 테이핑

우선 엄지발가락의 과신전과 과굴곡 시 선수가 불편함을 호소하는지 확인한다(그림 2-24). 기준 고정 테이프를 발의 중앙과 엄지발가락을 감쌀 수 있도록 적용한다. 손상 기전에 따라 과굴곡을 예방하기 위해 발등에서 종축 방향으로 테이프를 적용하거나 과신전을 예방하기 위해 발바닥에서 종축 방향으로 테이프를 적용한다(그림 2-25). 경우에 따라, 발등과 발바닥 모두 테이프를 적용할 수도 있다. 어떤 선수환자들에게는 탄력성 테이프를 적용하는 것이 더 좋을 수도 있다. 테이핑 절차에 따라 2~5번째 중족지관절로 제1중족지관절이 받는 압력을 분산시켜 제1중족지관절의 부하를 감소시킬 수 있도록 변형된 중족지 막대를 덧대줄 수도 있다(그림 2-26). 철판 깔창을 구매하여 테이프와 함께 사용할 수도 있다(그림 2-27).

## 엄지발가락 운동

엄지발가락에 종족궁을 위한 스트레칭과 근력강화 운동(그림 2-21과 2-22를 참조할 것)을 엄지발가락에 적용하면 이 손상으로부터의 선수의 회복에 도움이 된다.

Video 2.8은 엄지발가락 염좌 발생이 과신전에 의한 것인지, 과굴곡에 의한 것인지를 알아내는 방법에 대해, 그리고 염좌가 발생한 엄지발가락의 보호를 위해 어떻게 움직임을 제한할 수 있는지에 대해 나타내준다.

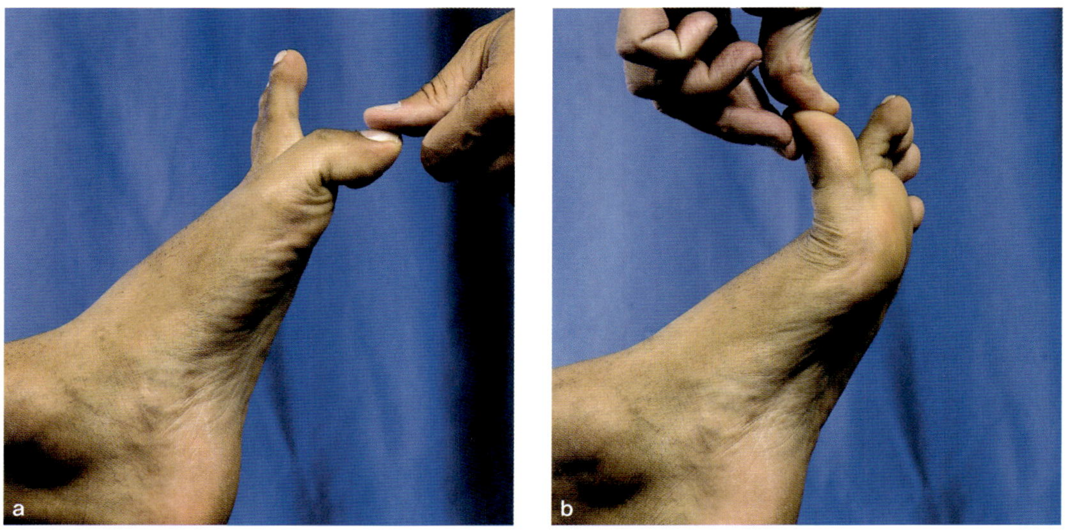

그림 2-24 엄지발가락의 (a) 과굴곡과 (b) 과신전.

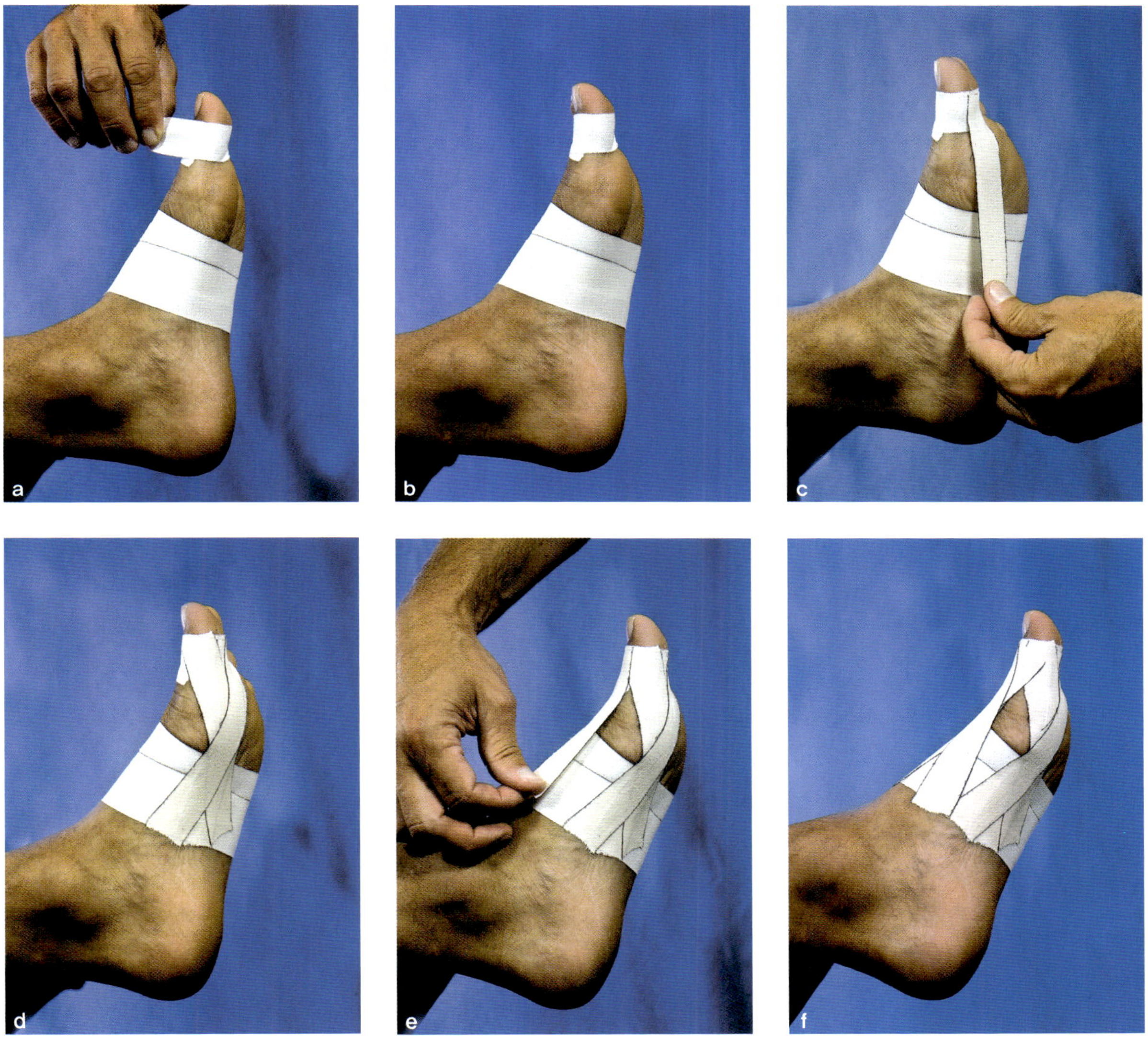

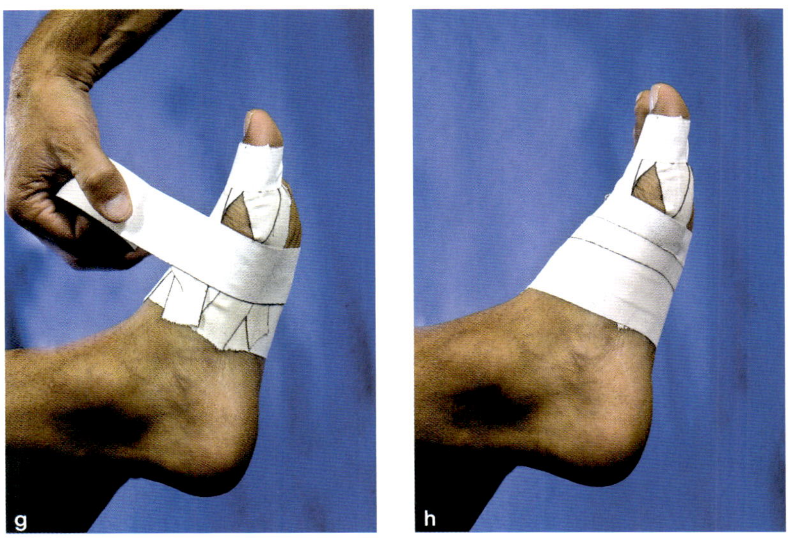

그림 2-25 잔디 발가락(turf toe)으로 알려진 엄지발가락 염좌를 위한 테이핑. (a-b) 먼저, 기준고정 테이프를 발과 엄지발가락을 감싸는 기준테이프를 적용한다. (c-d) 과신전 예방을 위해 종축 방향에서 발바닥 방향으로 테이프를 적용한다. 또는 (e) 과신전 및 과굴곡을 예방하기 위해 종축 방향에서 발등과 발바닥 모든 방향으로 테이프를 적용한다. (f) 부가적 지지를 위해 추가적 테이프를 적용한다. (g-f) 엄지발가락과 발 주변으로 기준고정 테이프를 고정해 줌으로써 이 절차를 마무리한다.

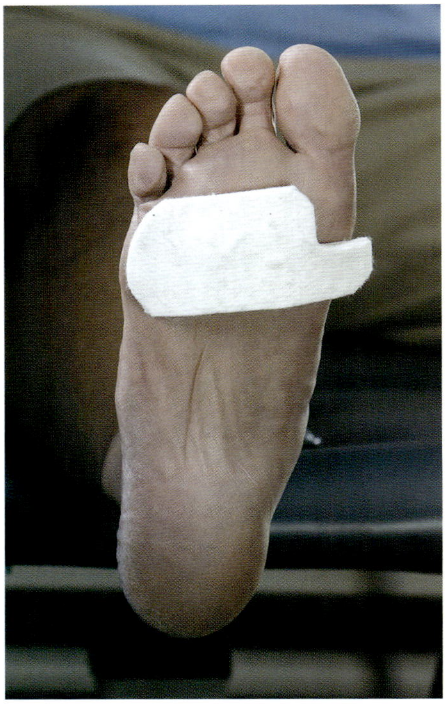

그림 2-26 제1중족지관절에 가해지는 부하를 감소시키기 위한 중족지관절 가로바(막대)의 적용.

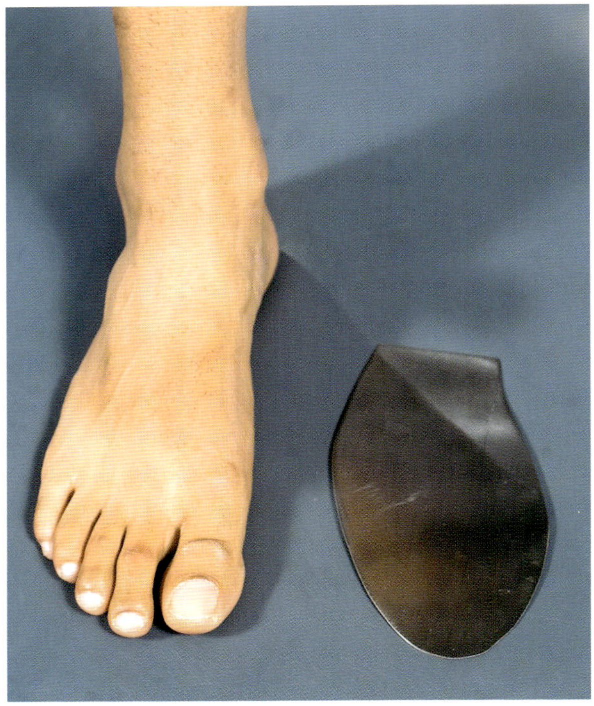

그림 2-27 철판 신발 깔창을 이용하여 엄지발가락의 굴곡 및 신전을 제한시킴으로써 잔디 발가락(turf toe)에 대해 부가적 지지를 제공할 수 있다.

## 발뒤꿈치 타박

Heel Contusions

종골(발뒤꿈치뼈, calcaneus 또는 heel bone)은 발바닥 표면의 두꺼운 지방 패드에 의해 보호된다. 그럼에도 불구하고, 종골의 타박은 통증을 유발시키고 운동수행을 더 이상 할 수 없게 한다. 급성 손상이나 만성 스트레스가 이러한 손상을 유발하며 부적절한 신발 착용에 의해서도 발생될 수 있다.

### 발뒤꿈치 타박 테이핑

그림 2-28은 종골을 지지하는 테이핑법을 보여준다. 또한 격자 모양의 바구니 테이핑법으로 뒤꿈치를 위한 패드를 고정시킬 수 있다.

Video 2.9는 뒤꿈치 타박을 보호하고 지지해주는 테이핑 절차를 보여준다.

## 정강이 동통

Shin Splint

정강이 동통은 족궁 좌상, 건염, 구획증후군, 또는 경골 혹은 비골의 스트레스 골절과 같은 다양한 원인에 의해 발생되는 하퇴의 통증을 통칭하는 용어이다. 경험이 많은 임상의의 도움을 받아 손상의 원인과 기전을 확인한다.

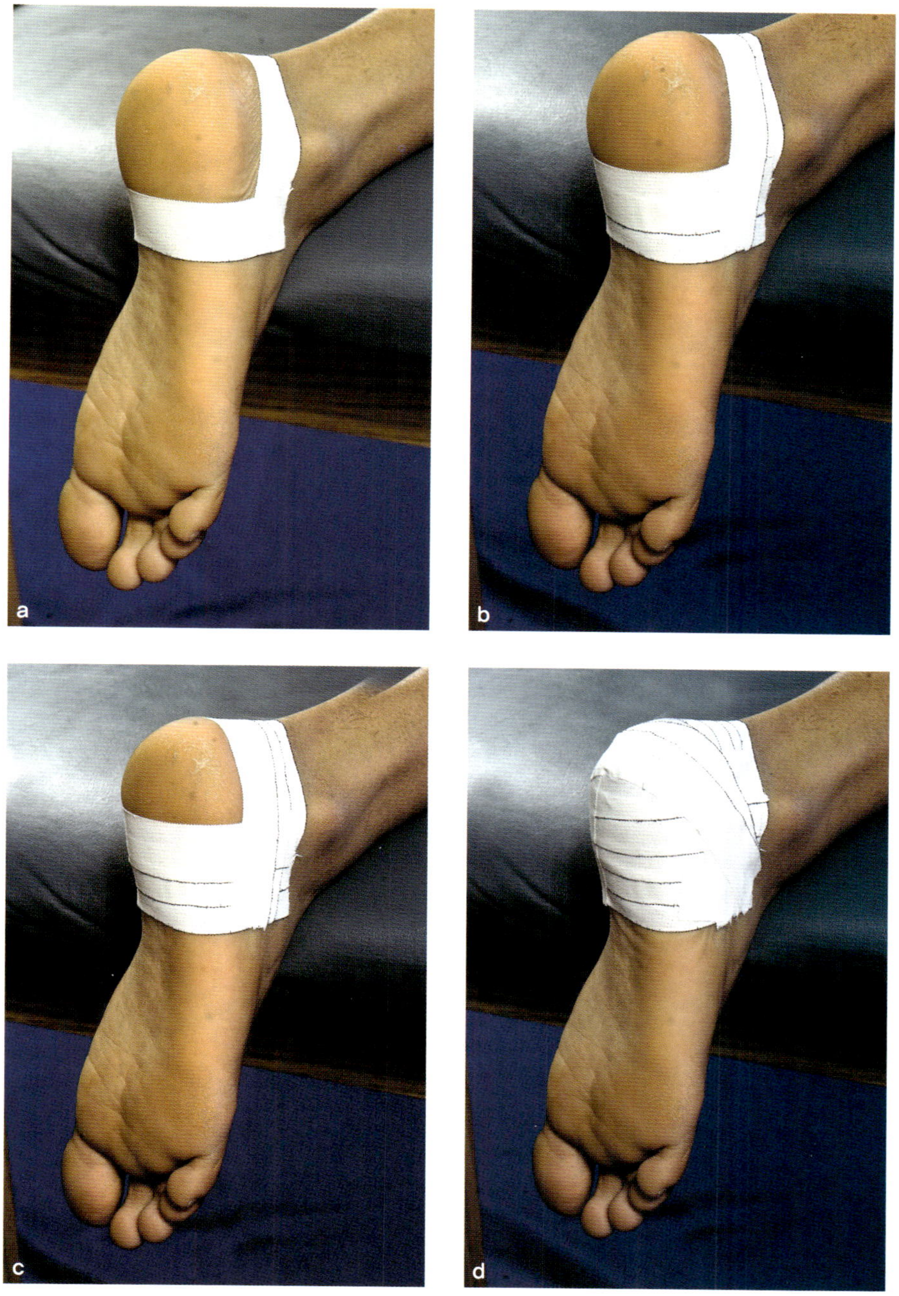


그림 2-28 발뒤꿈치 지방 패드의 움직임을 제한시키기 위해 또는 보호패드가 고정 위치에 있도록 하기 위해 고안된 테이프를 적용해 타박된 뒤꿈치를 지지한다. (a) 우선 뒤꿈치 아래와 위에 기준고정 테이프를 적용한다. (b-c) 격자바구니 모양으로 테이핑을 겹치도록 적용하여 (d) 발뒤꿈치를 완전히 덮는다.

## 족궁 좌상(발바닥활 좌상, Arch Strain)

종족궁 좌상 또는 무너짐(falling)은 발 뼈들(tarsal bones)의 위치를 흩어지게 한다. 평편해진 발은 하퇴부 전방 건을 잡아주는 신근지대(폄근지지띠, extensor retinaculum)에 과도한 스트레스를 부과하고, 원위부 하퇴에 통증을 유발한다.

### 건염(힘줄염, Tendinitis)

건염은 발목을 지나는 모든 건에서 발생될 수 있으나 후경골근건(뒤정강근힘줄, posterior tibial tendon)이 가장 빈번하게 손상을 입는다. 한쪽 발목이 지속적으로 외번 상태를 유도하는 불규칙한 지면 또는 비탈길 같은 곳을 달리면 쉽게 건염이 발생된다. 과회내족(hyperpronated foot) 역시 같은 손상을 쉽게 유발시킨다.

### 구획증후군(Compartment Syndrome)

경골, 비골 그리고 하퇴부의 천부(얕은층, superficial) 근막은 전방근육, 심비골신경(깊은종아리신경, deep peroneal nerve), 정맥, 그리고 횡으로 형성되어 있는 동맥을 통해 구획을 형성한다. 전방 근육들이 붓게 되면, 하퇴부 통증 및 저림(numbness)이 일어나고 발로 방사통이 전이되는 만성적인 전방 구획증후군이 발생된다.

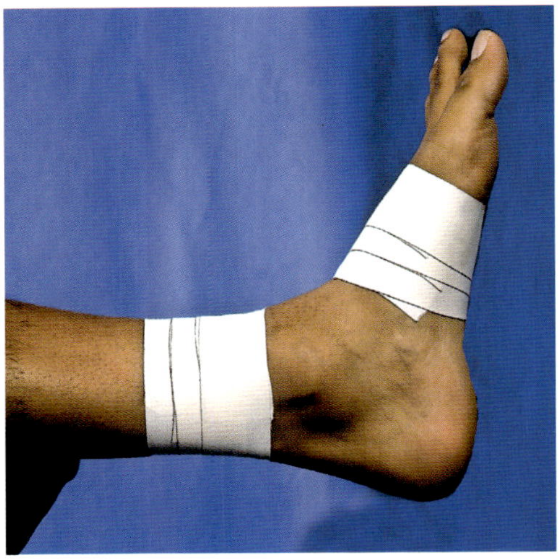

**그림 2-29** 종족궁의 약화 혹은 무너짐으로 유발되는 정강이 동통을 위한 테이핑법. 이 절차는 발목 지대를 보강(reinforcement)하면서 단순 족궁 테이핑을 병행해 적용한다. 지대는 하퇴의 전방 건에 안정성을 제공한다.

### 피로 골절

경골 또는 비골의 피로 골절(stress fracture)은 **골막(뼈막, periosteum)**이 파열되어 나타나는 것으로 오랜 기간 달리기를 지속해 온 선수들에게 흔히 발생한다. 어떠한 테이핑 방법도 스트레스 골절과 관련된 증상의 완화에 도움을 주지 못한다. 스트레스 골절이 일어난 선수는 증상의 완화를 위해 약 6주간의 휴식이 요구된다.

### 정강이 동통 테이핑(Shin Splint Taping)

정해진 규칙없이 편하고 단순하게 적용하는 테이핑(haphazard taping)이 정강이 동통의 치료에 유용하게 사용될 수 있다. 하퇴 통증 조절을 위한 여러 기법들이 존재한다. 만약 종족궁의 무너짐으로 통증이 유발되었다면, 선수환자는 신근지대를 지지하기 위해 하퇴 원위부에 2개 또는 3개의 테이핑을 하고 동시에 단순 족궁 테이핑을 적용하면 통증을 경감시킬 수 있다(그림 2-29). 외번을 제한시키기 위해 고안된 닫힌 격자바구니 모양 테이핑법의 적용이 후경골근건염(뒤정강근힘줄염, posterior tibial tendinitis)에 도움이 될 수 있다. 또한 통증이 있는 근조직(musculature)의 지지를 위한 테이핑보다는 압박 테이핑(compression taping)이 통증 감소에 더 효과적임이 보고되었다(그림 2-30). 스트레스 골절 또는 구획증후군을 완화시키는데 어떠한 테이핑법이 더 효과적인지는 알려져 있지 않다.

▶ Video 2.10은 정강이 동통을 지지하기 위해 발의 전면에 적용하는 테이핑 절차를 보여준다.

### 정강이 동통 운동(Shin Splint Exercise)

발목(그림 2-10과 2-11을 참조할 것)과 종족궁(그림 2-21과 2-22를 참조할 것)을 위한 스트레칭과 근력강화 운동 하퇴의 통증을 경감시키는데 효과적일 수 있다. 정강이 동통이 있는 선수는 특히, 하퇴부의 전방과 후방 근육 간 근력의 적절한 균형을 위해 노력해야 하며, 기능성이 좋은 신발의 착용이 권장된다.

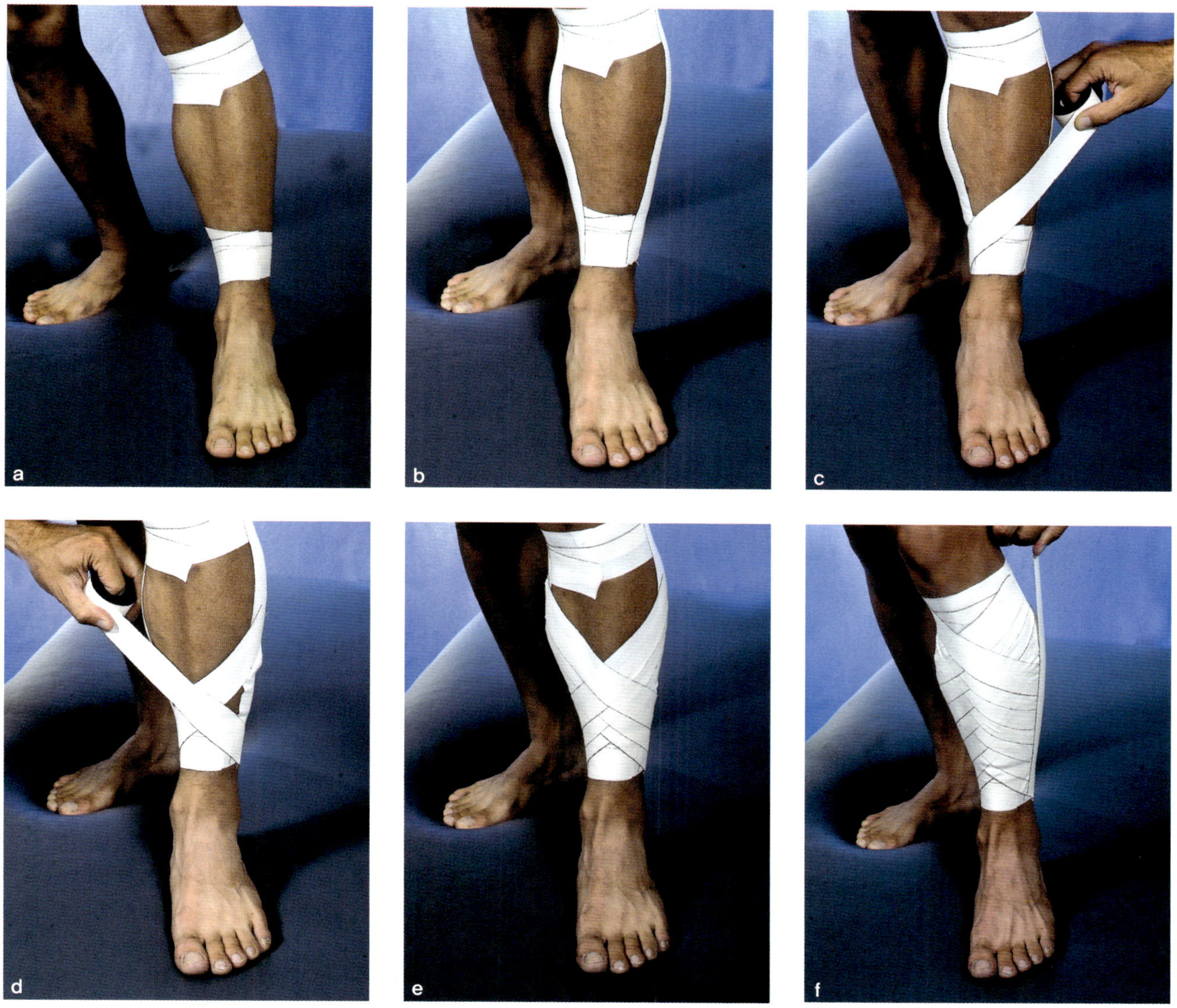


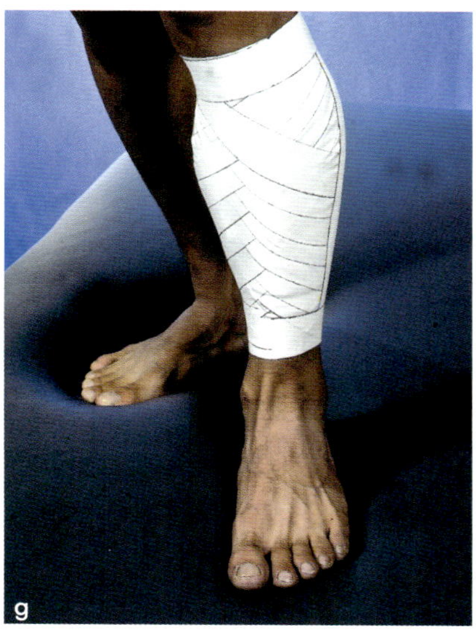


**그림 2-30** 정강이 동통 완화를 위한 전방 하퇴에 대한 테이핑법. 먼저, (a) 근위부와 원위부에 그리고 (b) 내측과 외측에 기준고정 테이프를 적용한다. (c) 경골의 내측에서 외측으로, 그리고 (d) 외측에서 내측으로 사선 방향이 되도록 (e) 테이프를 당기면서 겹겹이 적용한다. 하퇴부의 전방부가 완전히 감싸지도록 반복하여 적용한다. (f) 내측과 외측에 마지막으로 기준고정 테이프를 다시 적용함으로써 (g) 절차를 마무리한다.

# 발 보장구

## Foot Orthotics

보장구는 본 장에서 언급한 많은 손상에 대한 치료법으로 적용될 수 있다. 그림 2-31은 발을 본 뜬 후 손쉽게 제작된 발 보장구를 나타내고 있으며, 어떤 발 보장구들은 석고 캐스트(plaster cast)가 필요한 경우도 있다. 발 보장구의 제작비용은 비싸기 때문에 신중하게 고려되어야 한다. 임상치료사는 발 교정구를 추천하기 전, 주의 깊게 발과 하지의 생역학적 평가를 해야 한다. 보장구의 주조 및 제작을 위한 접근 방식은 다양하다.

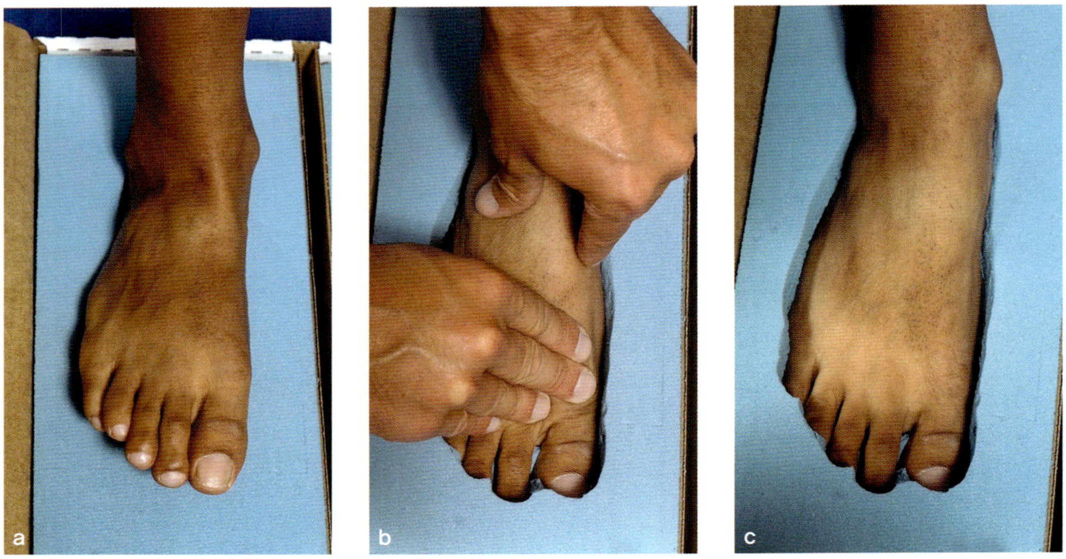

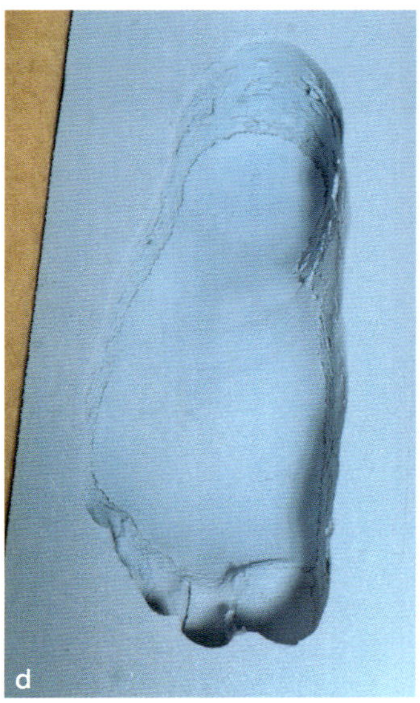

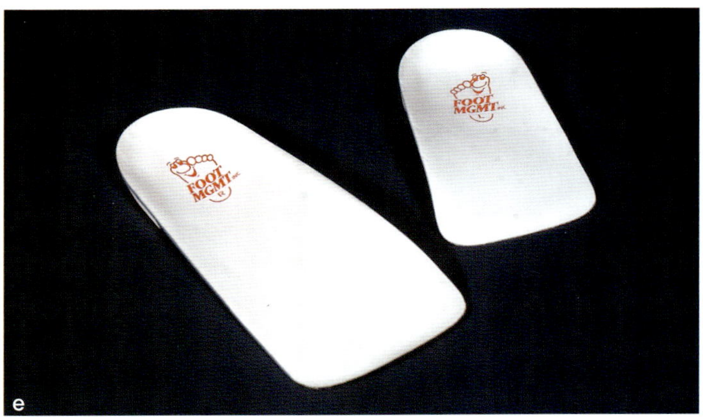

그림 2-31 보장구를 만들기 위해 발의 모형을 뜬다. (a) 먼저 틀 위에 발뒤꿈치를 대고 누른 후 (b) 틀의 바닥으로 전족과 발가락을 눌러주고, (c) 발 전체에 흔적을 만들어낸다. (d) 만들어진 모양을 제작 업체에 보내 (e) 발 보장구를 만든다.

# 발과 발목의 골절

Fractures of the Foot and Ankle

여기에서는 골절 유형별 고정 방법에 대해 소개하고 발과 발목의 골절과 관련된 세부사항들을 설명한다.

## 제5중족골 골절

제5중족골 골절(fifth metatarsal fractures)은 모든 중족골 골절 중 45~70%를 차지하는 가장 흔한 발의 골절 유형이다. 이러한 손상은 주로 젊은 남성에게서 호발하고 스포츠 종목에 참가하거나 신체활동의 결과로 나타난다. 제5중족골 골절은 근위에서 원위로 이동하면서 뼈의 위치에 따라 골간중앙(mid-shaft, 혹은 stress) 골절, 존스(Jones) 골절, 견열(avulsion) 골절로 분류한다.

견열 골절은 단비골근건의 기시점 근처의 제5중족골의 기저에서 발생한다. 제5중족골 견열 골절의 급성 기전은 단비골근건을 따라 장력이 발생하도록 발이 고정되어 있을 때 발목을 비틀거나 높은 곳에서 떨어지면서 발생한다. 존스 골절은 제5중족골의 골간단(metaphysis; 뼈몸통끝)과 골간 사이의 기저 근위부에서 발생한다. 급성 존스 골절의 일반적인 손상 기전은 체중이 측면으로 가해지고 족저 굴곡된 발에 힘이 수직이나 내외측 방면으로 가해질 때 발생한다. 골간중앙(mid-shaft) 또는 스트레스 골절은 신체활동 동안 뼈에 장기간 과부하가 걸리거나 반복적인 동작, 갑작스런 활동의 증가로 발생한다.

급성 손상 시, 선수는 체중부하 중 제5중족골 주변의 통증을 호소하거나 체중부하를 하지 못하게 된다. 발은 부어오르고 기능성을 상실하며 중족골을 촉진할 때 종종 통증을 호소한다. 임상의사는 방사선 사진 판독이 필요한지를 결정하기 위하여 오타와 풋 법칙(Ottawa foot rules)을 사용한다. 보존적 치료법은 첫 번째로 캐스트나 스플린트를 사용하여 발을 고정하는 것이다. 수술적 치료법은 뼈의 변위가 3~4mm 이상인 소견이 있을 때에만 고려된다.

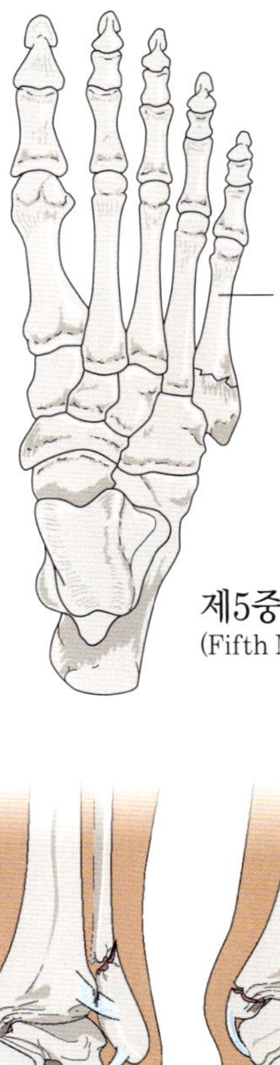


제5중족골 골절
(Fifth Metatarsal Fracture)

골간중앙 또는 스트레스 골절은 초기에 운동 중 단순한 통증을 호소하지만 점차 무디고 지속적인(achy) 통증으로 진행한다. 선수환자가 피로 골절을 치료하지 않은 상태로 계속 체중부하 운동을 지속한다면 탈구나 부종을 동반할 수도 있다. 피로 부위를 고정하고 활동량을 줄이는 것이 피로 골절에 대한 최선의 치료법이다.

## 발목 내·외측과 골절

골절은 발목의 내·외측과 모두에서 발생할 수 있지만 외과의 골절 발생률이 좀 더 높게 나타난다. 후방 과(malleolar) 골절 또한 우려가 되며 경골 원위부 후방의 가장자리(rim) 골절로 정의된다. 내 · 외과 골절의 손상 기전은 발목의 내회전과 내번(lateral; 측면)이 강력하게 결합한 움직임이나 외번과 외회전(medial; 내측)이 결합된 움직임으로 알려져 있다. 이러한 골절은 인대 손상을 동반하므로 관절 불안정성의 정도에 따라 치료법이 결정된다.

외측과
(Lateral Malleolar Fracture)

내측과
(Medial Malleolar Fracture)

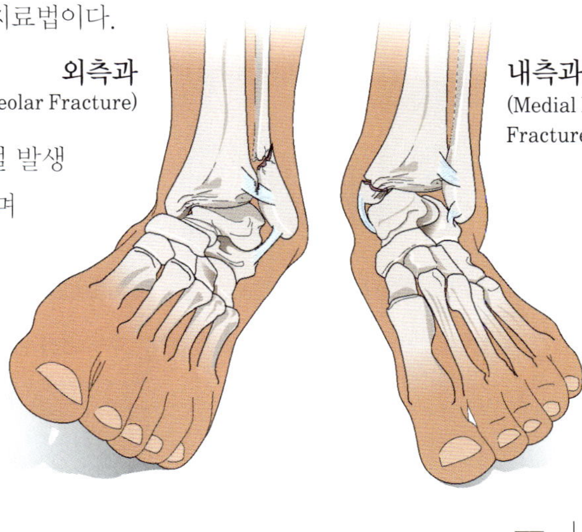

안정된(stable) 외측과의 골절은 6~8주의 캐스트(석고붕대, cast)를 통한 보존적 치료와 함께 재활을 위해 약 3주의 비체중부하 운동을 적용한 후 체중부하 운동으로 진행해간다. 반대로, 내과 골절은 종종 삼각인대 손상과도 관련되므로 내측이나 후방과의 골절을 포함할 수도 있다. 비전위(non-displaced) 내과 골절은 무릎을 신전한 상태로 짧은 하퇴부 캐스트(short leg cast)를 적용하는 보존적 치료를 시행한다. 캐스트의 시행은 치유 과정 중 발목의 적절한 배열을 증진시켜 회전에 대한 바른 조절력을 제공하게 된다.

## 골절된 발과 발목에 대한 고정 방법

골절된 발과 발목의 고정 방법은 기본적으로 캐스트나 스플린트를 적용한다(그림 2-32). 후방 스플린트, 비체중부하 짧은 하퇴부 캐스트(그림 2-33), 체중부하 짧은 하퇴부 캐스트(그림 2-34)와 같은 방법을 적용할 수 있다.

Video 2.11은 후방 하지 스플린트의 적용법을 보여준다.

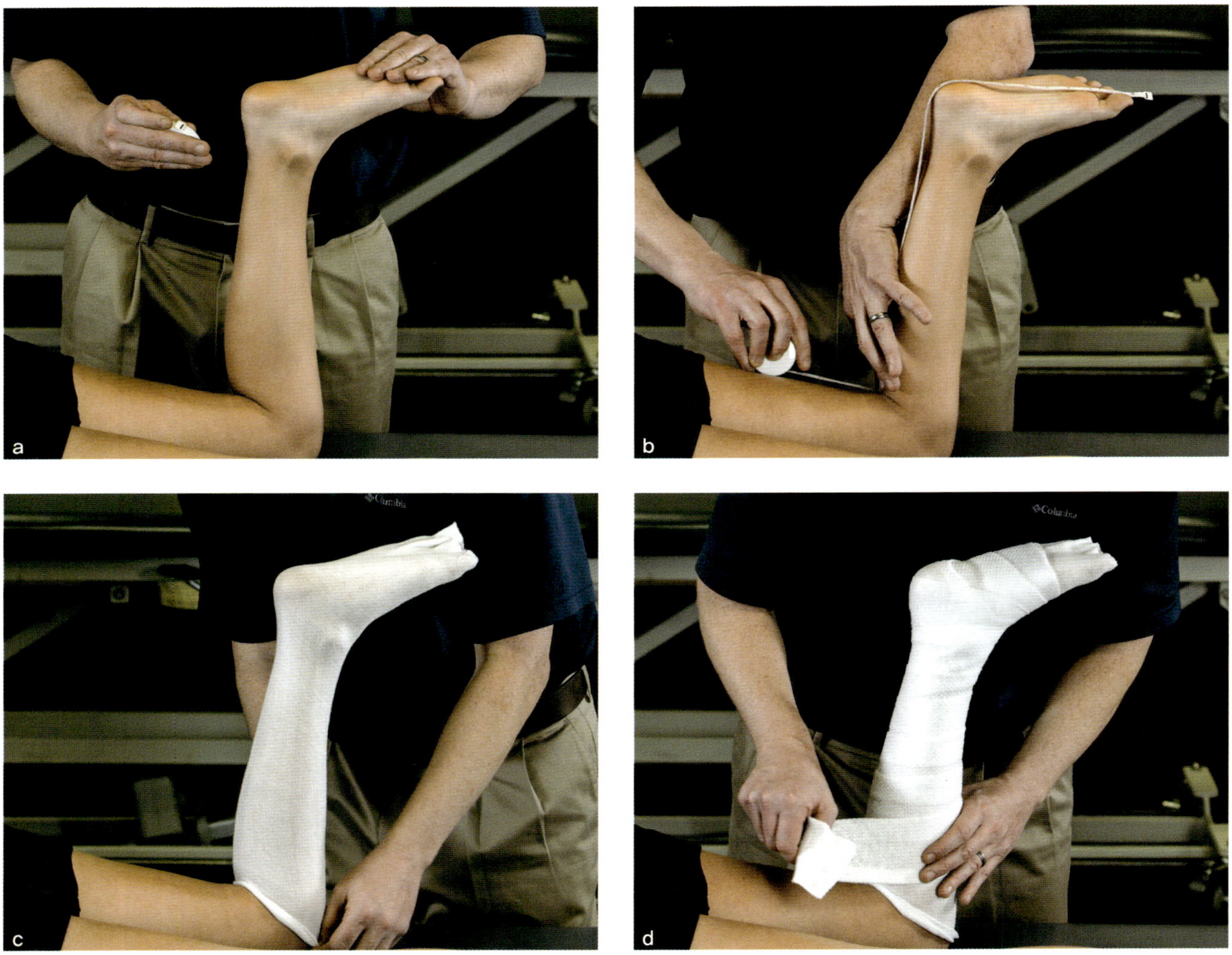


그림 2-32 발과 발목을 고정하기 위해 적용하는 후방 스플린트의 절차. (a) 배측굴곡의 각도가 0도인 기능적 자세로 발과 발목을 위치시킨다. (b) 필요한 스토키네트(속천, stockinette)의 양을 결정하기 위하여 슬와의 기저와 중족골의 골두 위 4인치(10cm) 지점까지의 길이를 측정한다. (c) 스토키네트를 적용한다. (d) 중족골의 골두를 시작으로 슬와의 기저까지 원위에서 근위로 캐스트 패딩(cast padding)을 둘러 감는다. (계속)

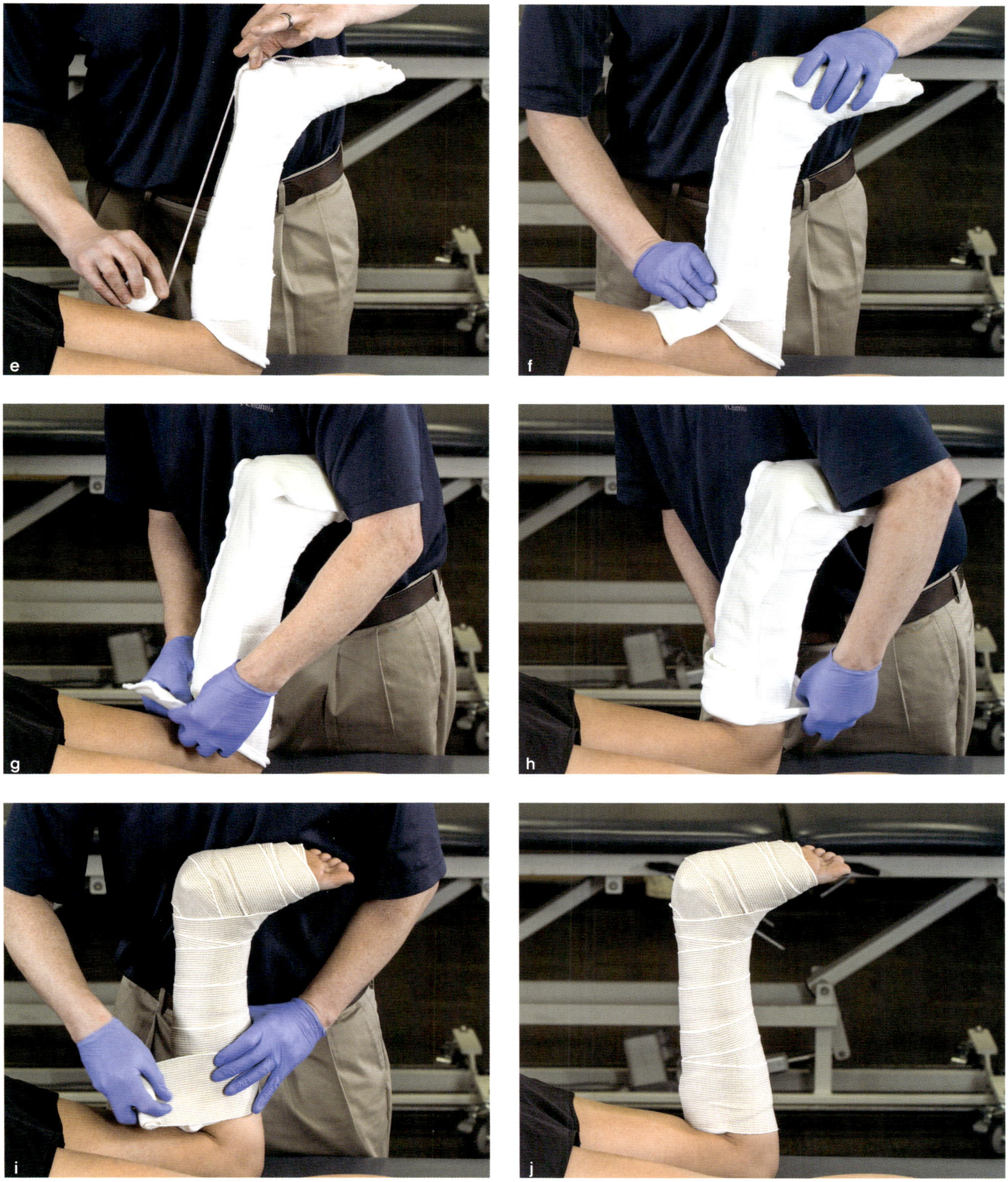

**그림 2-32(계속)** (e) 스플린트의 길이를 결정하기 위해 슬와의 기저에서 중족골의 골두까지 길이를 측정한다. (f) 중족골의 골두를 시작으로 다리의 후면과 발의 발바닥 위로 후방 스플린트를 위치시킨다. (g) 무릎에서 여분의 스플린트를 위쪽으로 겹치도록 접는다. (h) 스토키네트를 접고 섬유유리 스플린트(fiberglass splint)의 끝 위로 캐스트 패딩을 감는다. (i) 원위부로부터 시작해서 탄력성 랩을 스플린트에 견고히 감는다. (j) 후방 스플린트를 마무리한다.

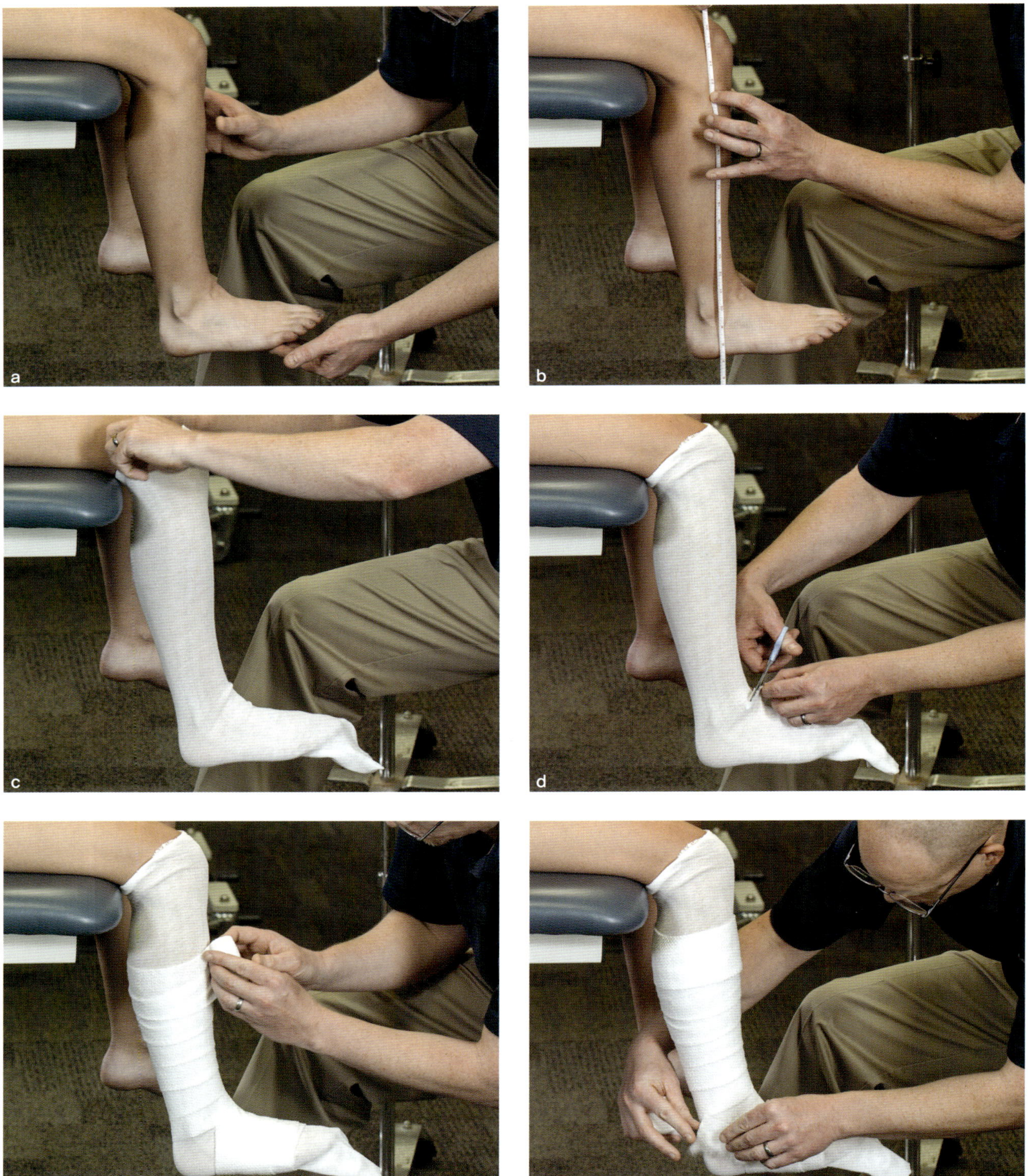


**그림 2-33** 발과 발목 고정을 위한 비체중부하 짧은 하퇴부 캐스팅. (a) 배측굴곡 각이 0도가 되는 기능적 자세로 발과 발목을 위치시킨다. (b) 필요한 스토키네트의 양을 결정하기 위하여 경골 결절(tubercle) 위 4인치(10cm) 부위와 중족골 골두 위 4인치(10cm)까지의 길이를 측정한다. (c) 스토키네트를 적용한다. (d) 접히는 부분을 제거하기 위하여 발목의 정면을 따라서 스토키네트를 자른다. (e) 중족골의 골두를 시작으로 경골 결절의 끝까지 원위에서 근위부로 캐스트 패딩이 약 50% 정도씩 덮이도록 감는다. 이때 뒤꿈치는 덮지 않는다. (f) 복사뼈를 보호하기 위하여 여분의 패딩을 적용한다. (계속)

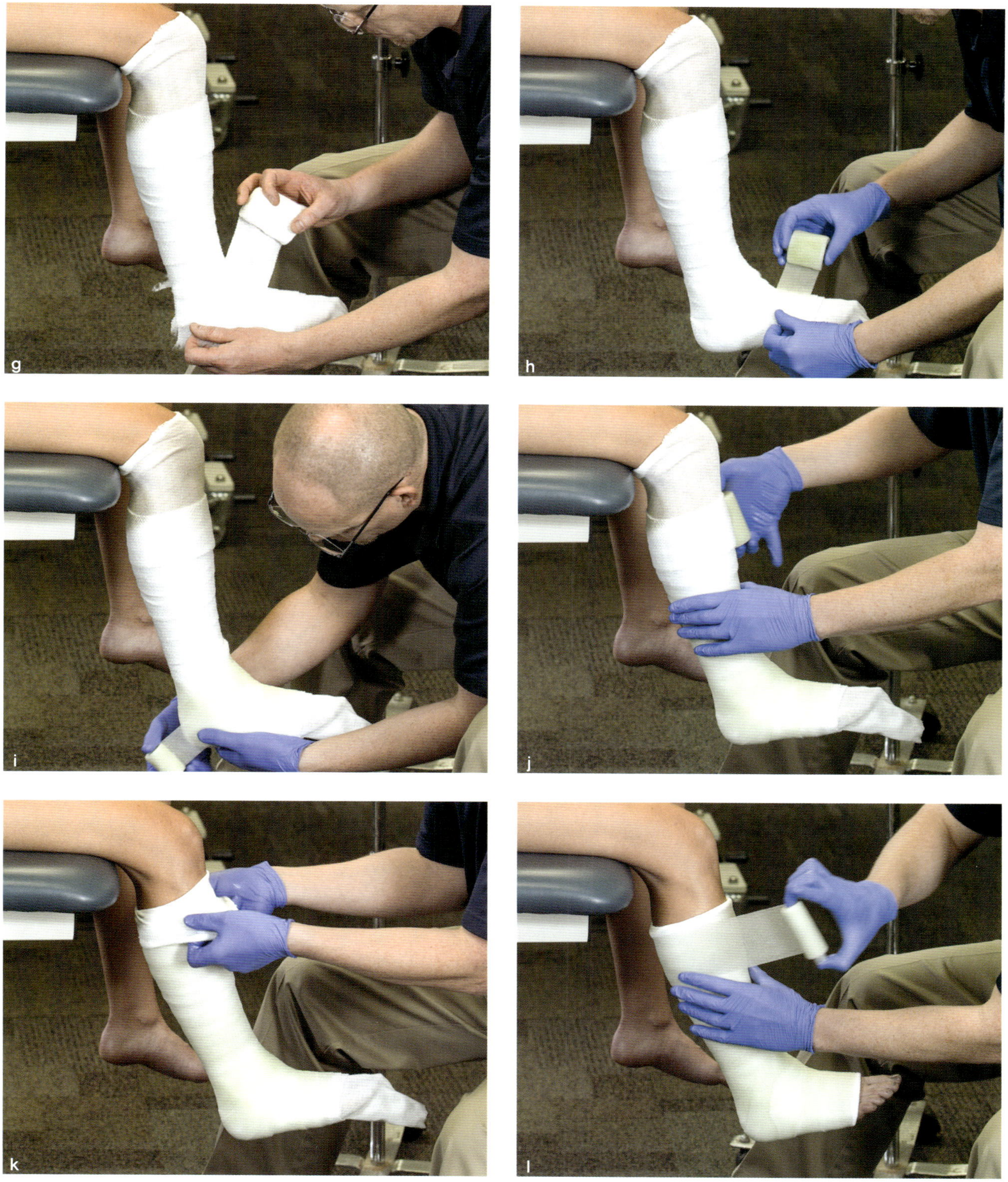

**그림 2-33(계속)** (g) 이번에는 캐스트 패딩을 뒤꿈치까지 적용한다. (h) 중족골의 골두에서 시작하여, 원위에서 근위부로 섬유성 유리 스플린트를 이전에 적용한 것과 50%씩 겹쳐가며 감는다. (i) 처음에는 섬유성 유리 스플린트로 발과 발목을 감고 (j) 이어서 하지까지 적용한다. (k) 스토키네트를 접고 (l) 섬유성 유리 스플린트로 스토키네트의 끝을 고정한다. (계속)

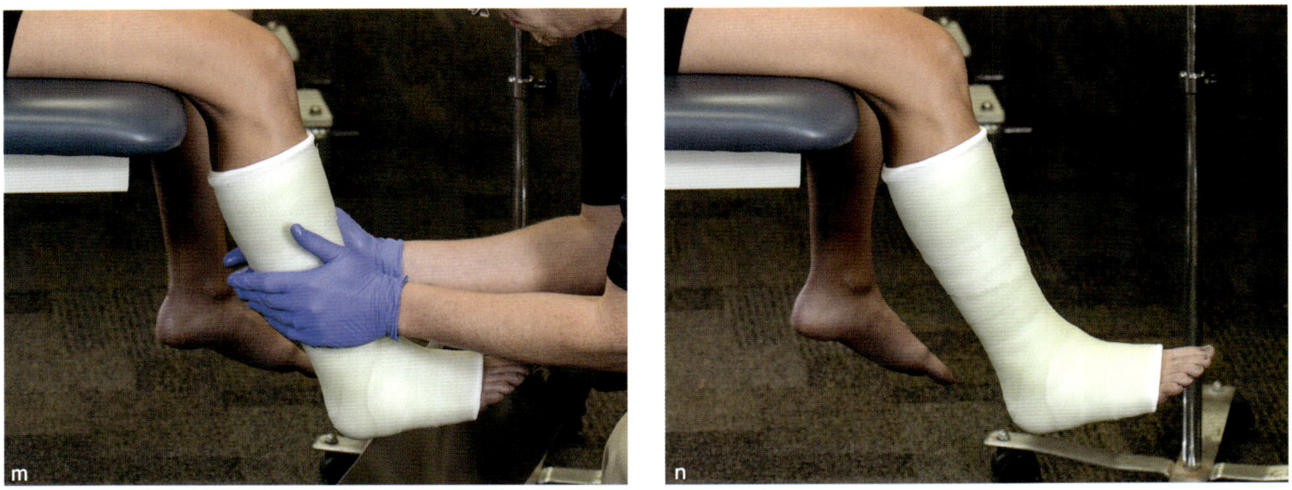

**그림 2-33(계속)** (m) 필요시 손바닥과 손꿈치를 이용하여 캐스팅을 성형한다. (n) 비체중부하 짧은 하퇴부 캐스트를 마무리한다.

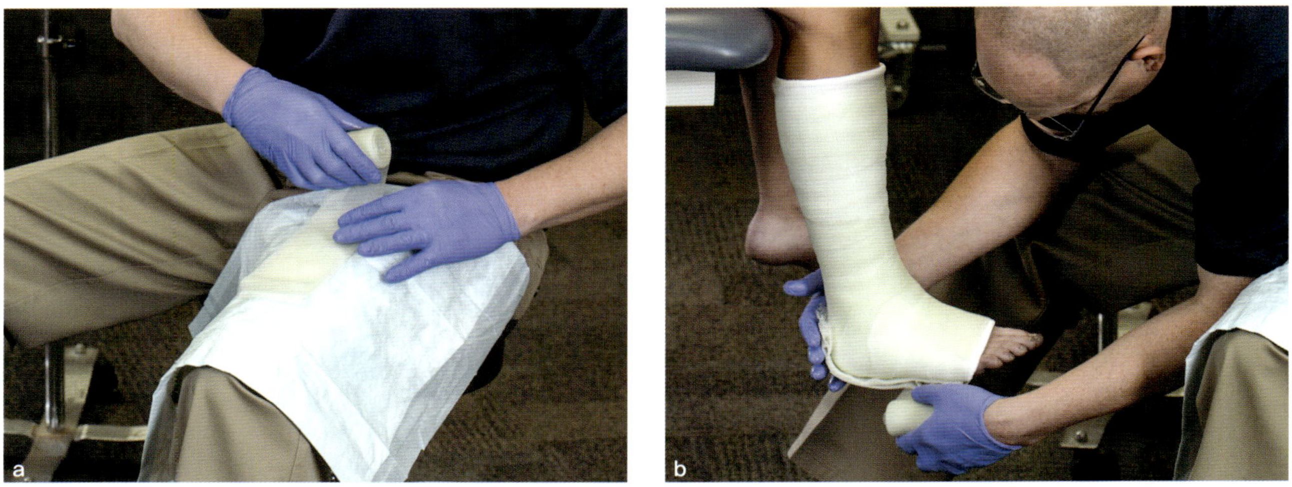

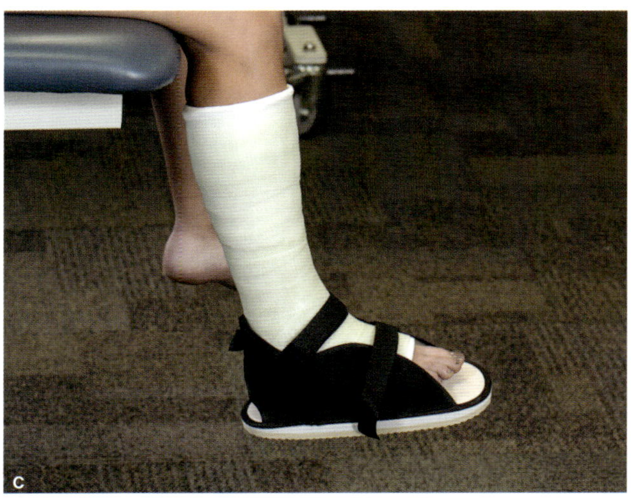

**그림 2-34** 체중지지 짧은 하퇴부 캐스트를 만들기 위해서는 뒤꿈치와 발바닥 모양에 따라 적용하기 위해 여분의 섬유성 유리 테이프를 이용한 강화가 필요하다. (a) 섬유성 유리 캐스팅 재료를 접어 4~6겹 두께로 만든다. (b) 추가적인 섬유성 유리 테이프로 여분의 섬유성 유리 캐스팅을 고정한다. (c) 캐스트를 보호하기 위하여 선수에게 캐스트 신발을 착용하도록 교육한다.

Video 2.12는 비체중부하 짧은 하퇴부 캐스트의 적용법을 보여준다.

Video 2.13은 체중부하 짧은 하퇴부 캐스트 적용법을 보여준다.

스플린팅(sprinting)은 손상 후 부종이 빠지고 개방성 손상이 치료될 때까지의 급성 손상을 치료하는데 유용하다. 의사는 골절의 위치, 골절의 정렬, 골절 치유 정도에 기초하여 비체중부하 짧은 하퇴부 캐스트를 적용할 것인지 체중부하 짧은 하퇴부 캐스트를 적용할 것인지에 대해 결정해야 한다.

CHAPTER 3

# 무릎

## The Knee

무릎은 대퇴골(넙다리뼈, femur)의 원위(먼쪽, distal) 부위와 경골(정강뼈, tibia)의 근위(몸쪽, proximal) 부위에 의해 이루어진 관절이다. 근위부의 경골과 비골(종아리뼈, fibula) 또한 관절을 형성하지만 무릎을 움직이기보다는 정상적인 발목의 내번(안쪽번짐, inversion)과 외번(가쪽번짐, eversion)에 관여한다. 슬개대퇴(무릎넙다리, patellofemoral) 관절은 대퇴골의 과간와(융기사이오목, intercondylar fossa)에서 슬개골(무릎뼈, patella)의 미끄러짐(gliding)이 일어나는 관절로써 정상적인 무릎의 기능에 필수적인 부위이다.

**무릎 전면**(Anterior Knee)

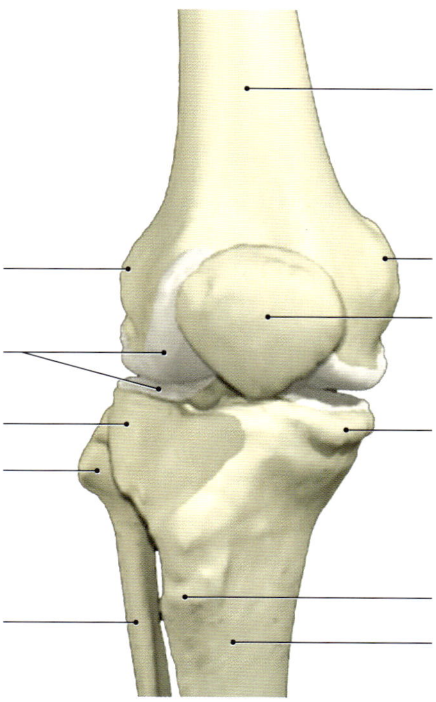


Image courtesy of Primal Pictures

무릎 움직임은 굴곡(flexion)과 신전(extension)을 포함한다(그림 3-1). 무릎은 굽히는 동안 경골이 내회전(안쪽돌림, internally rotation)하고, 펴는 동안 외회전(가쪽돌림, externally rotation)하기 때문에 변형된 경첩관절이 된다.

몇 개의 인대들은 경골과 비골 사이의 상대적으로 얕은(shallow) 관절을 안정화시킨다. 경골의 측부인대(곁인대, collateral ligament)로 알려진 내측측부인대(안쪽곁인대, medial collateral ligament)는 과도한 **외반** 변위(**valgus** displacement)를 못하도록 무릎의 내측을 보강한다.

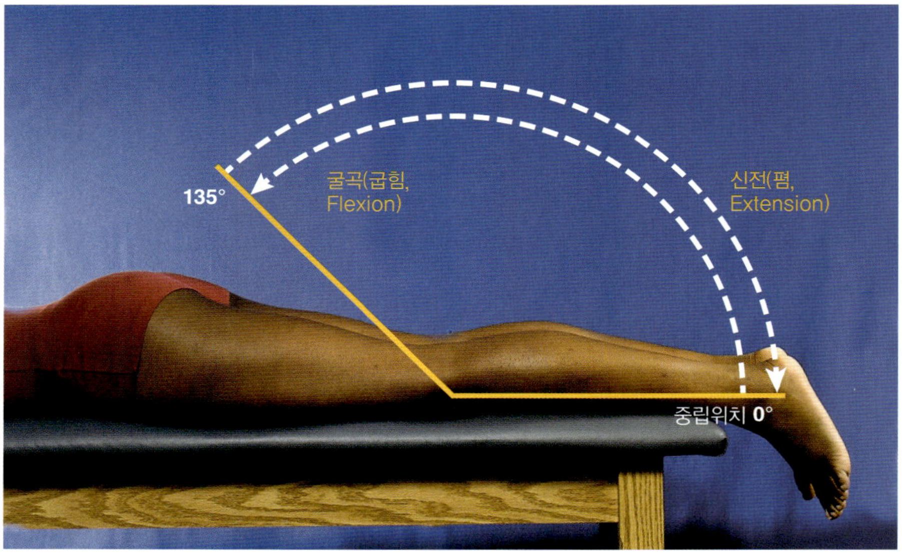


**그림 3-1** 무릎 신전과 굴곡의 관절가동범위

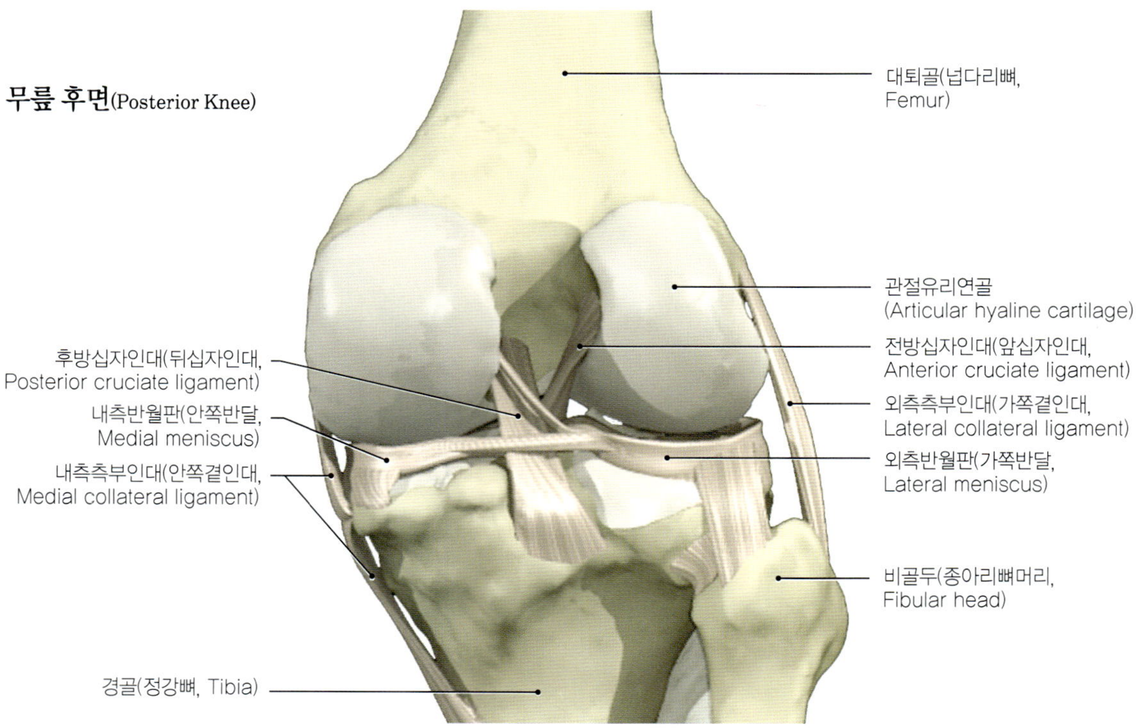


Image courtesy of Primal Pictures

비골측부인대로 불리는 외측측부인대(가쪽곁인대, lateral collateral ligament)는 과도한 **내반 변위(varus** displacement)를 예방하면서 무릎 외측을 안정화시킨다.

전 · 후방십자인대(앞 · 뒤십자인대, anterior · posterior cruciate ligament)는 무릎관절 안에서 교차한다. **전방십자인대(anterior cruciate ligament)**는 대퇴골로부터 경골이 전방 변위되지 않도록 하고, **후방십자인대(posterior cruciate ligament)**는 대퇴골로부터 경골이 후방 변위되지 않게 한다. 또한 전· 후방십자인대는 회전 불안정을 억제하기 때문에 이들의 손상은 흔히 전방-외측(anterior-lateral) 또는 전방-내측(anterior-medial) 회전 불안정성을 빈번하게 발생시킨다.

전방-외측 불안정은 외측 경골 과(융기, condyle)가 전방으로 미끄러질 때 일어난다. 전방-내측 불안정성은 내측 경골과가 전방으로 미끄러질 때 발생한다. 이러한 모든 회전 불안정성은 신체적으로 활동적인 사람들을 무력하게 한다.

관절 내 연골(intra-articular cartilage)인 **반월판(반달, menisci; 복수형)**은 관절 안정화에 도움이 되며, 경골과 대퇴골의 관절 표면을 보호한다. 내측 반월판(meniscus; 단수형)은 타원형이고, 경골과 내측측부인대에 견고하게 부착되어 있다. 이와 대조적으로 외측 반월판은 내측 반월판보다 좀 더 원형이고 외측측부인대에 부착되지 않기에 움직임이 더 자유롭다. 반월판은 **무혈관성(avascular)** 연골이기 때문에 반월판 손상 시에 잘 치유가 되지 않는다는 문제점이 있다.

무릎은 강한 **대퇴사두근(넙다리네갈래근, quadriceps femoris)**의 수축으로 신전된다. 대퇴사두근은 대퇴직근(넙다리곧은근, rectus femoris), 내측광근(안쪽넓은근, vastus medialis), 중간광근(중간넓은근, vastus intermedius), 그리고 외측광근(가쪽넓은근, vastus lateralis)으로 이루어진다. 내측광근 섬유들(fibers)은 슬개골의 내측 경계(medial border)에 부착된다.

**무릎 반월상 연골판**(Knee Menisci)

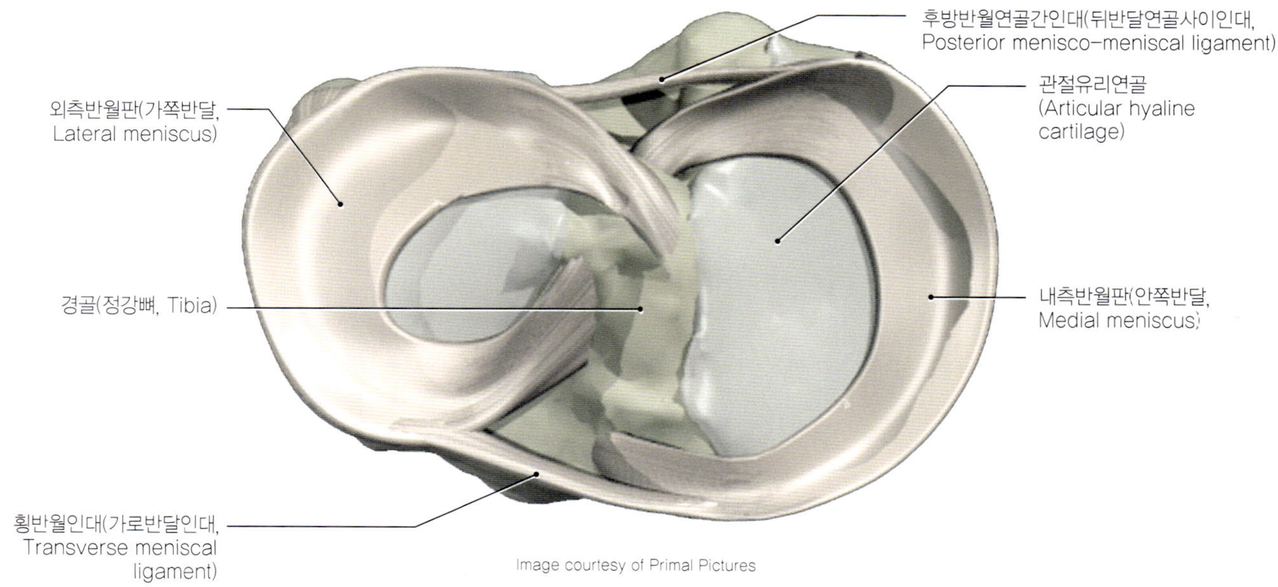


Image courtesy of Primal Pictures

대퇴사두근은 대퇴사두근의 건(힘줄, tendon)에 의해 슬개골에 부착되고, 이 건은 슬개골 건으로 슬개골(무릎뼈, patella) 위를 감싸며 가로질러 경골에 부착된다. 이 근육들은 선수들이 접촉성 스포츠에 참여하는 동안 타박상(contusion)을 입기도 한다.

**햄스트링(hamstring)** 근육군은 무릎을 굴곡시킨다. 이들 근육군은 내측의 반건양근(반힘줄근, semitendinosus)과 반막양근(반막모양근, semimembranosus), 외측에 대퇴이두근(넙다리기두갈래근, biceps femoris)으로 구성되며, 이 근육들은 전력질주를 하는 동안 좌상(strain)을 입을 수 있다.

서로 겹쳐진 근육의 건들이 만들어내는 마찰을 줄이기 위해 무릎 주변에는 여러 개의 **점액낭(윤활주머니, bursae)**이 존재한다. 무릎 주변에 존재하는 점액낭에는 슬개상점액낭(무릎위윤활주머니, suprapatellar bursae), 슬개전점액낭(무릎앞윤활주머니, prepatellar bursae), 심부와 표면의 슬개하점액낭(무릎아래윤활주머니, infrapatellar bursae)이 있다. 슬개상점액낭은 직접적으로 무릎 관절의 관절낭(관절주머니, capsule)과 연접하고(communicate) 있다. 이 점액낭에 과도한 체액이 있다는 것은 무릎에 부종(swelling)이 있음을 나타내는 것이다. 슬개전점액낭은 관절의 앞에 위치하기 때문에 타박상 발생 비율이 높다.

**전면 대퇴근육(앞쪽넙다리근육,**
**Anterior Thigh Muscles)**

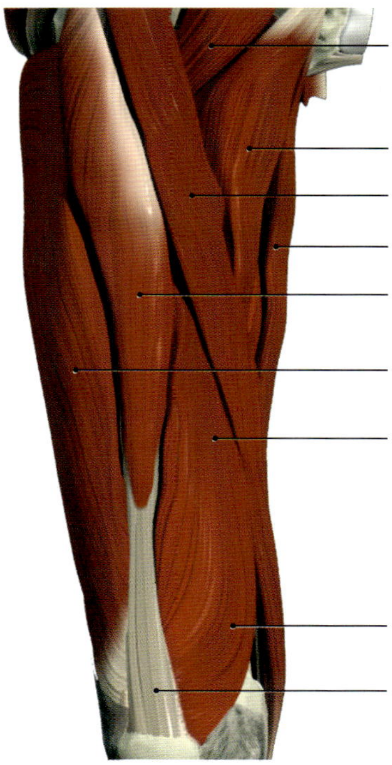


Image courtesy of Primal Pictures

**후면 대퇴근육(뒤쪽넙다리근육,**
**Posterior Thigh Muscles)**

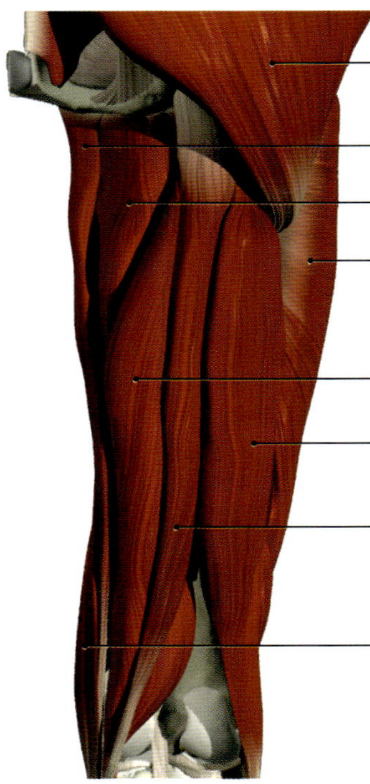


Image courtesy of Primal Pictures

### 주요 촉진 기준점

***내측(medial aspect)***
- 내측측부인대
- 내측관절선
- 내측반월판

***외측(lateral aspect)***
- 외측측부인대
- 외측관절선
- 외측반월판

***전방(anterior aspect)***
- 대퇴사두근
- 슬개골
- 슬개건

***후방(posterior aspect)***
- 슬와(popliteal fossa)
- 대퇴이두근건
- 반건양근건
- 반막양근건

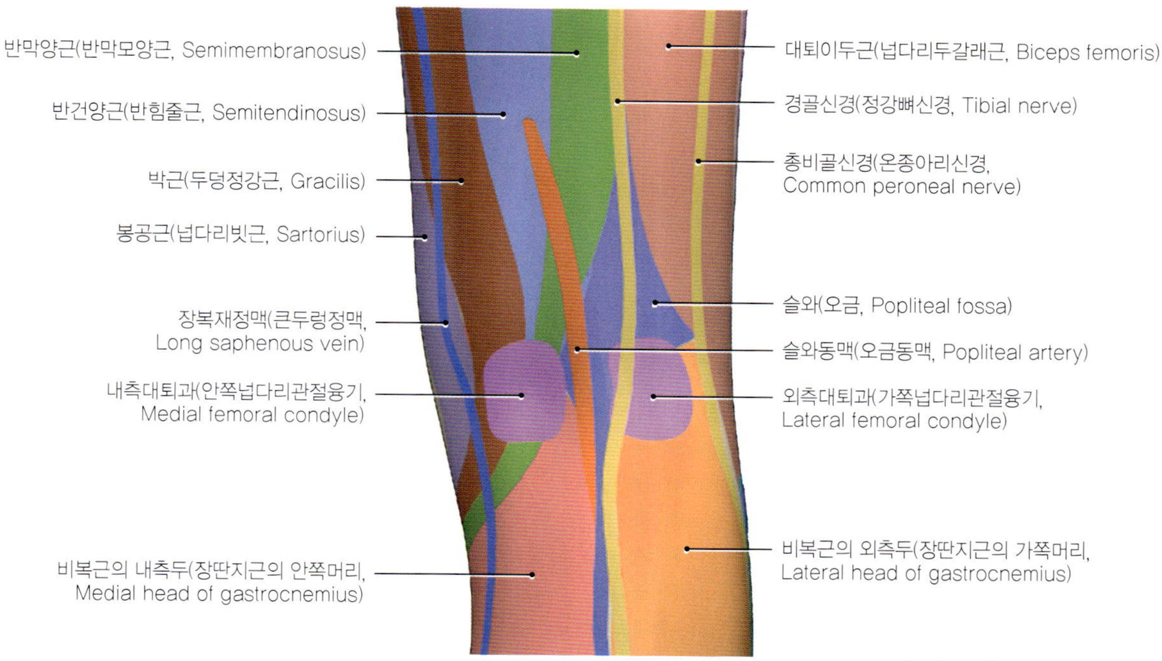


Image courtesy of Primal Pictures

## 표면 해부학
(Surface Anatomy)

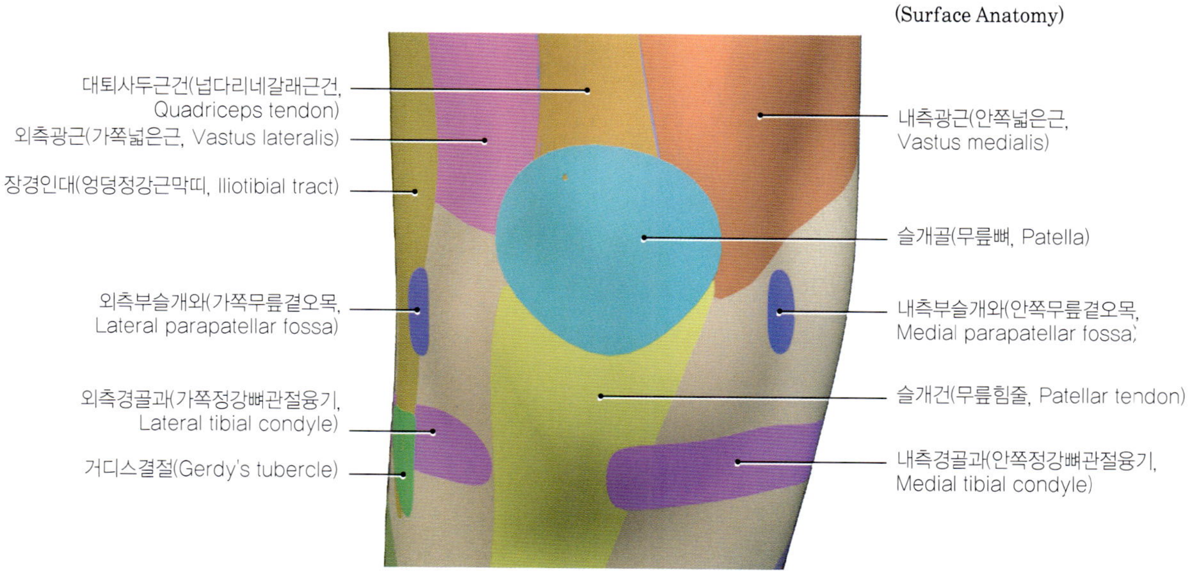


Image courtesy of Primal Pictures

# 측부와 십자인대 염좌

Collateral and Cruciate Ligament Sprains

무릎의 상대적인 불안정성은 측부와 십자인대의 염좌를 매우 쉽게 발생시킨다. 과도한 외반력은 내측측부인대, 내반력은 외측측부인대의 염좌를 발생시킨다. 외측측부인대는 내반력으로부터 무릎을 보호하려는 **반대편(contralateral)** 하지의 보호작용 때문에 상대적으로 손상률이 내측보다 적다. 무릎의 가쪽에서 작용하는 외측 힘은 외반력(valgus stress)을 발생시키고, 이러한 외측힘은 전방십자인대와 내측 반월판, 그리고 내측측부인대 손상을 일으킬 수 있다. 선수트레이너들은 이러한 전형적인 손상을 "끔찍한 세 가지(the terrible triad)"라고 부른다.

비접촉성 기전은 종종 십자인대의 단독 손상, 특히 전방십자인대의 손상을 일으킨다. 선수환자가 방향을 바꾸거나, 기계체조 기구로부터 착지할 때와 같이 갑작스런 감속은 전방십자인대의 단독 파열(rupture)을 일으킨다. 경골 뒤에서 앞쪽 방향으로 작용하는 외부의 힘은 또한 전방십자인대 손상을 일으킬 수 있고, 무릎의 앞에서 뒤쪽으로 작용하는 힘은 후방십자인대의 손상을 일으킬 수 있다.

**내측측부인대 파열**
(Medial Collateral Ligament Rupture)

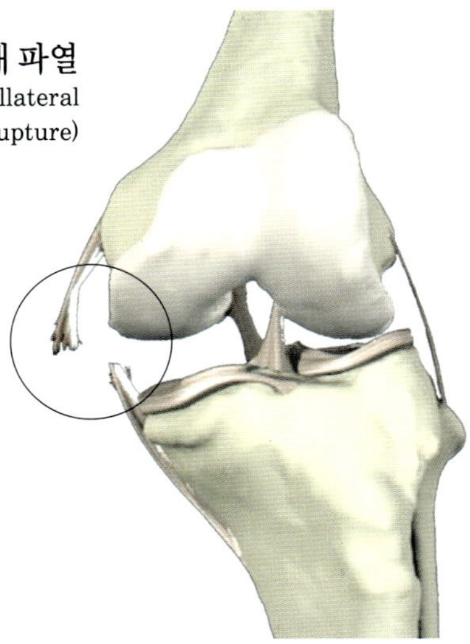

Image courtesy of Primal Pictures

**전방십자인대 파열**
(Anterior Cruciate Ligament Rupture)

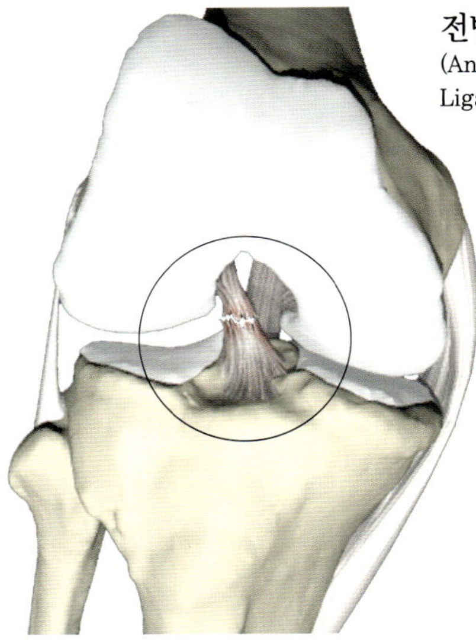

Image courtesy of Primal Pictures

## 무릎 염좌 테이핑(Knee Sprain Taping)

그림 3-2는 측부인대와 십자인대의 테이핑 방법을 보여준다. 발뒤꿈치 아래 지지대(lift)를 두어 무릎이 약간 굽게 한다. 이 지지대의 대용으로 테이프 롤(roll)을 사용하지 않도록 한다(테이프 모양이 일그러짐). 테이프는 면도한 피부(발목 포함)에 직접 테이핑하고 언더랩(underwrap) 적용은 최소화한다. 개인적으로 탄력성 테이프를 추천한다. 무릎의 근위부와 원위부에 기준고정 테이프(anchor strip)를 적용한 다음 내측측부인대와 외측측부인대 위에 X-자형으로 일련의 교차 테이핑(interlocking strips)을 적용한다. 십자인대 손상 선수환자에게 내 · 외측의 연속적인 나선형 테이핑을 적용하면 무릎의 전방, 후방, 회전에 대한 지지력을 높일 수 있다.

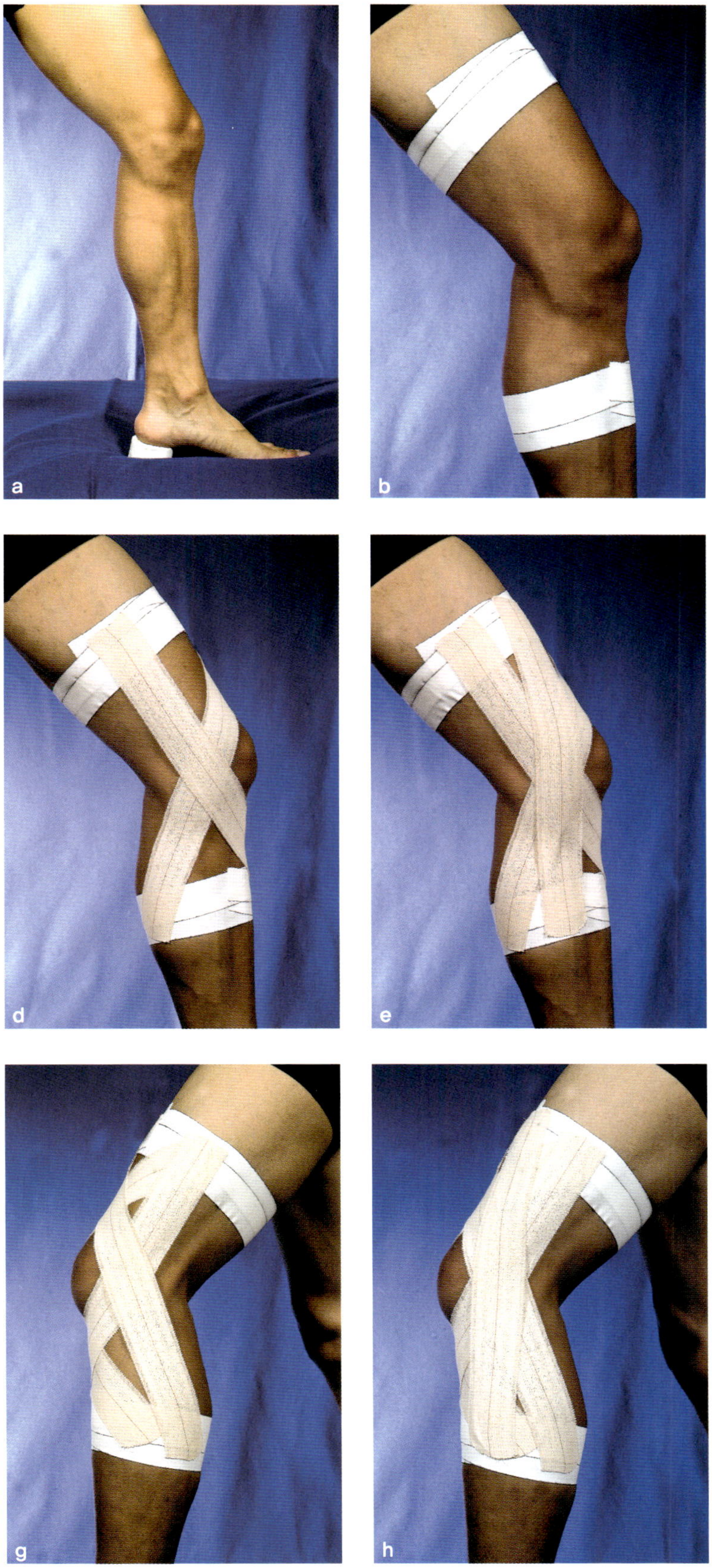

그림 3-2 측부 및 십자인대의 염좌 테이핑. (a) 우선, 발뒤꿈치 밑에 지지대를 두어 무릎이 약간 굽어지게 한다. (b) 무릎 위·아래로 같은 정도 거리에 근·원위 기준고정 테이핑(anchor strip)을 한다. X-자형의 탄력성 테이프를 (c-e) 내측과 (f-h) 외측측부인대에 적용하여 측부인대를 지지한다. (i) 이때 슬개골은 보이게 테이핑한다.(계속)

Video 3.1은 내·외측측부인대와 전방십자인대 염좌를 위한 테이핑 절차를 보여준다.

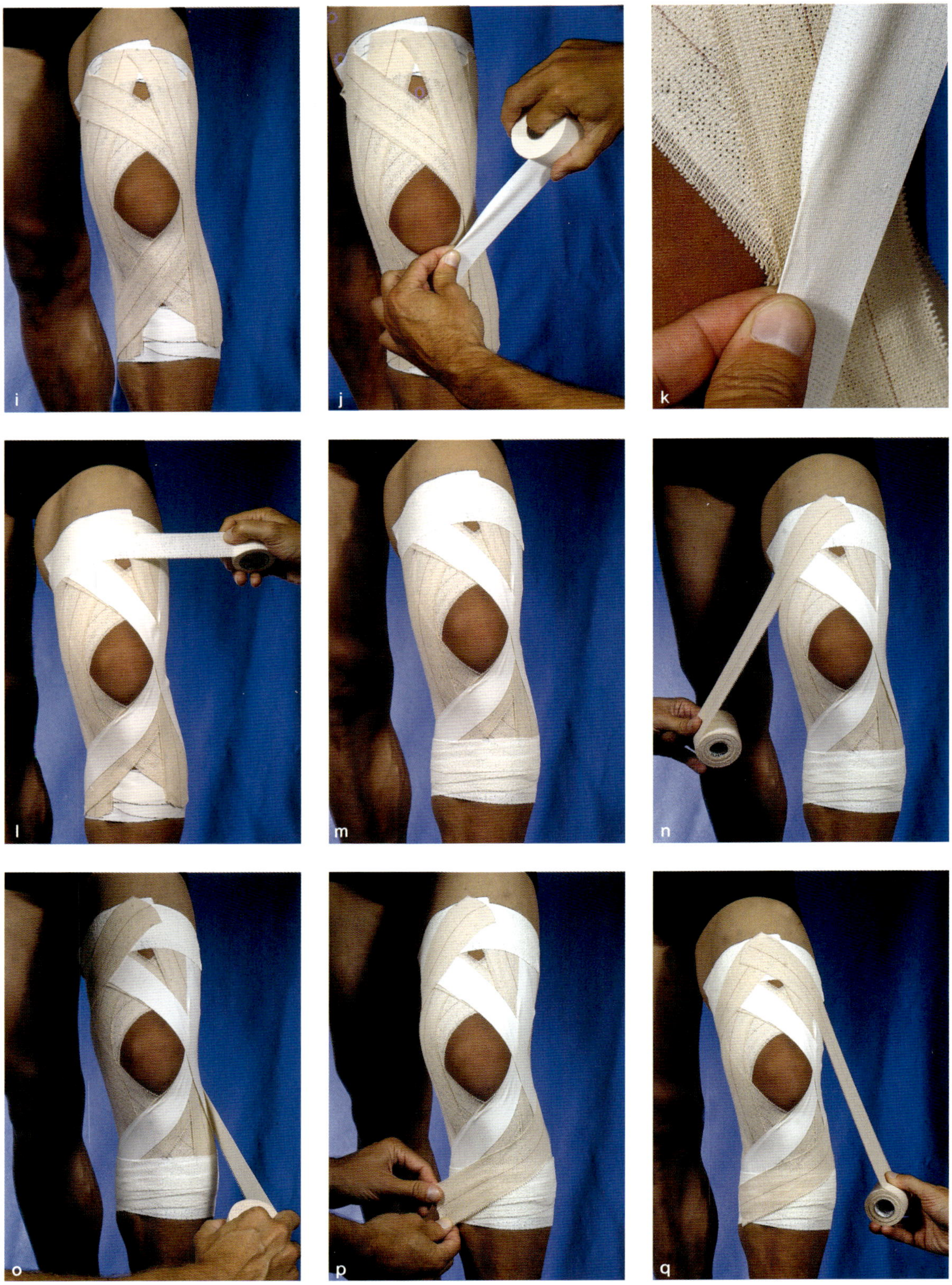


**그림 3-2(계속)** (j-k) 이전에 적용한 탄력성 테이프 위에 추가로 X-자형 테이프를 적용하는데 흰색 테이프(white tape)의 가장자리를 접어 측부인대 테이프를 보강한다. (l-m) 근·원위 기준고정 테이프를 적용하여 무릎 염좌 테이핑을 완성한다. (n-s) 종종 십자인대 손상으로 발생하는 회전 불안정성에 대해 대퇴 전방의 근위부에서 시작하여 무릎 뒤를 지나 하퇴 후방에서 끝나는 테이핑을 한다. (계속)

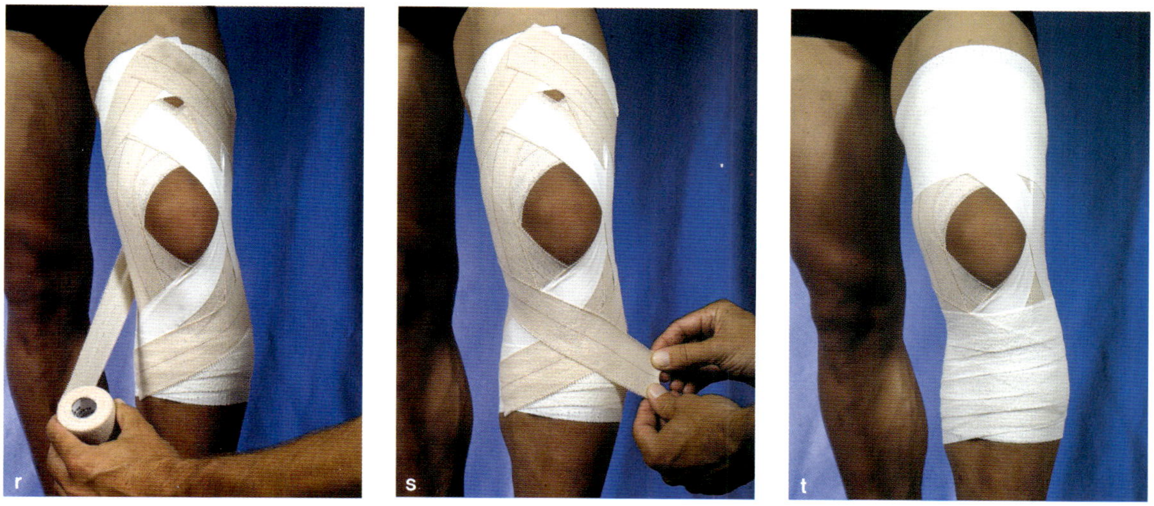

**그림 3-2(계속)** (t) 탄력성 테이프로 대퇴와 하퇴를 감싸며 테이핑을 마무리한다.

## 무릎 운동

선수가 손상 없이 효과적으로 운동에 참여하기 위해서는 대퇴사두근과 햄스트링의 적절한 근력과 유연성을 확보해야 한다. 그림 3-3은 이들 근육군의 정적 스트레칭을 보여준다.

환자의 대퇴사두근과 햄스트링의 근력강화는 탄력성 밴드를 이용한 **개방사슬운동(open-chain exercise)**을 통해 성취될 수 있다(그림 3-4).

그림 3-5는 무릎에 점진적인 저항을 주는 근력강화 장비를 보여준다.

**폐쇄사슬자세(closed-chain positions)**에 의한 체중부하(weight-bearing) 운동은 선수환자의 근력과 기능적 능력을 향상시킬 수 있다. 스텝-업(step-up; 그림 3-6)과 스쿼트(squat) 운동(그림 3-7)은 단순하지만 효과적인 폐쇄사슬운동이다.

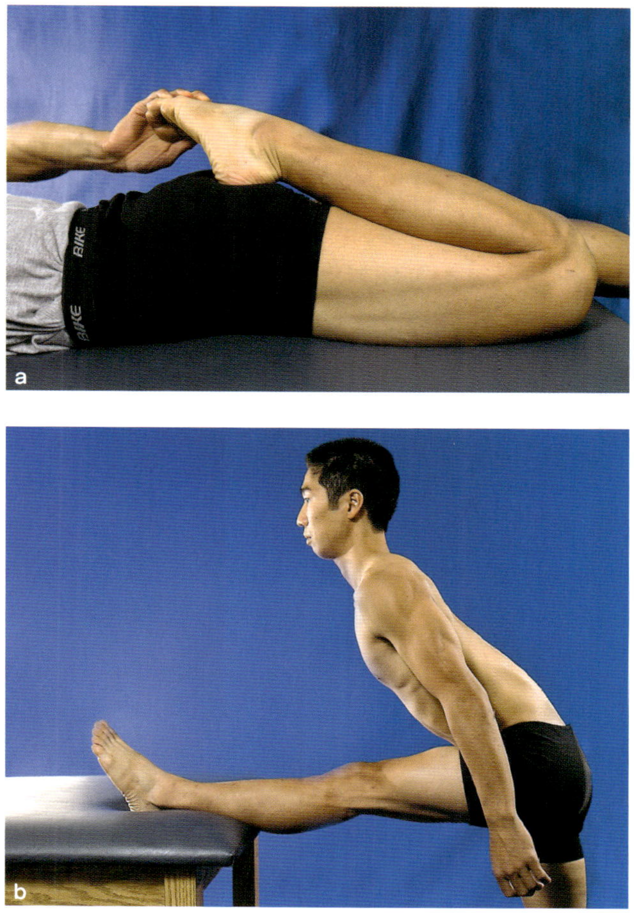

**그림 3-3** (a) 환자가 엎드린 자세(lying prone)에서 굴곡한 무릎을 당겨서 대퇴사두근을 스트레칭한다. (b) 무릎이 신전된 상태로 고관절(hip)을 굴곡시켜 햄스트링을 스트레칭한다. 선수환자가 햄스트링을 최적으로 스트레칭할 수 있도록 등을 곧게 편 자세를 유지하는 방법에 유의한다.

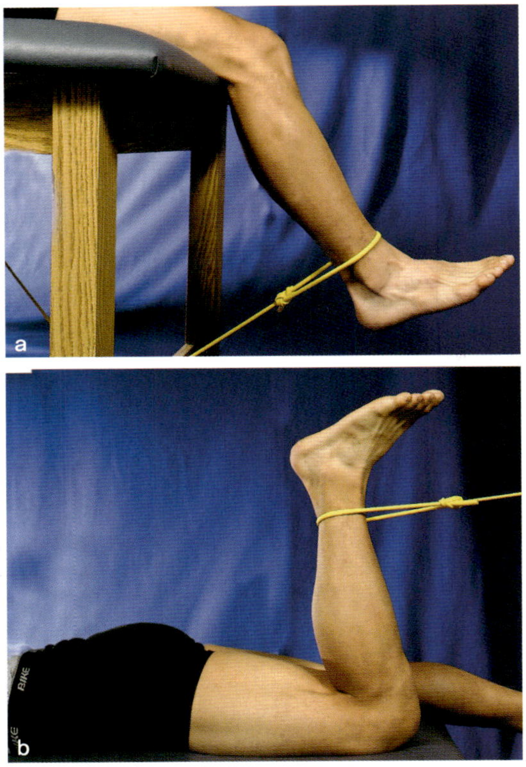


그림 3-4 (a) 선수환자가 앉아서 무릎 신전에 저항을 줌으로써 대퇴사두근을 강화한다. (b) 환자가 엎드린 자세에서 무릎 굴곡 운동에 저항을 줌으로써 햄스트링 근육을 강화한다.

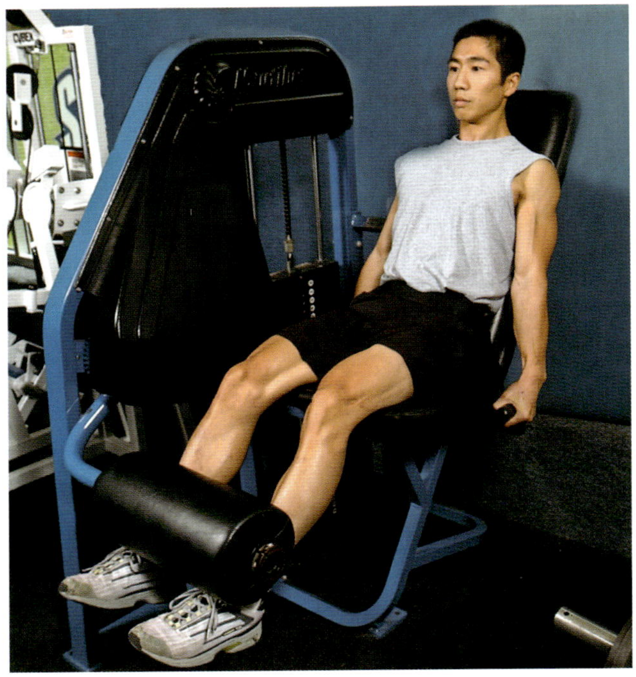

그림 3-5 일반적으로 이용할 수 있는 저항운동 장비로 대퇴사두근과 햄스트링근육군을 강화한다.

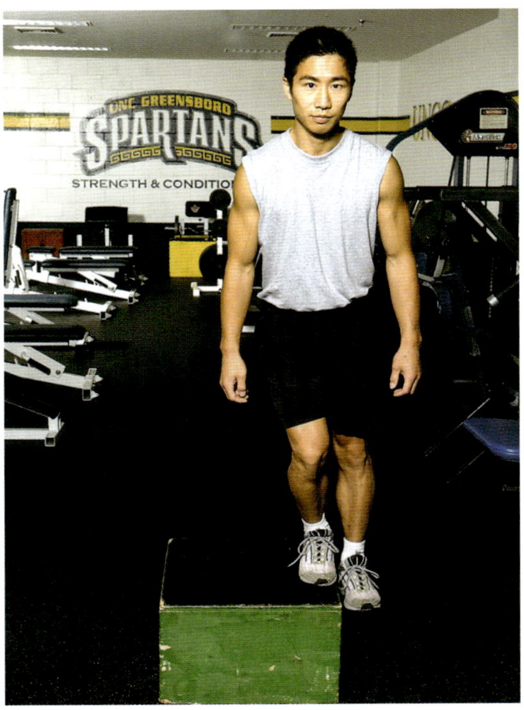


그림 3-6 스텝-업은 무릎 신전근인 대퇴사두근군과 고관절 신전근인 햄스트링근군을 포함하는 닫힌사슬운동의 아주 좋은 예이다.

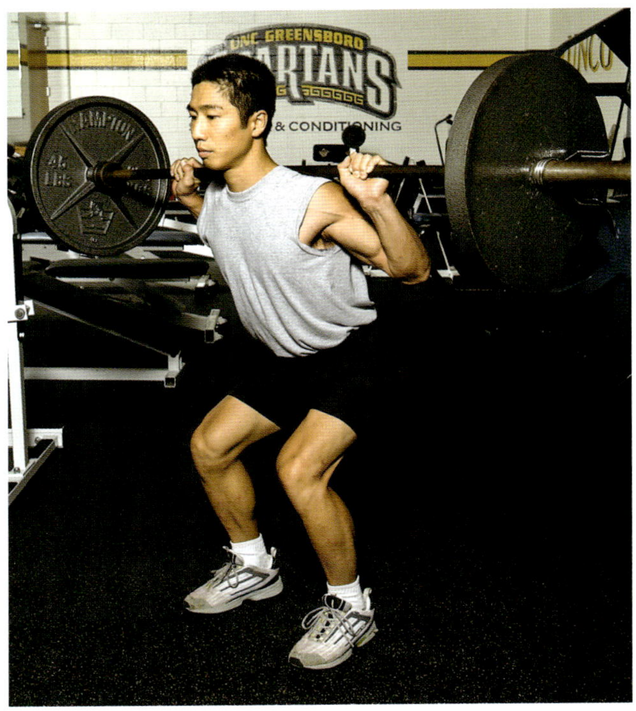


그림 3-7 무릎 신전근과 고관절 신전근에 대한 닫힌사슬 스쿼트 운동.

# 무릎 보조기

Knee Braces

무릎 보조기는 예방적, 재활용, 기능적 보조세 종류로 분류한다.

## 예방적 보조기

예방적 보조기는 운동 시 과도한 외반력으로부터 내측측부인대를 보호함으로써 무릎을 안전하게 보호한다. 내측측부인대 손상을 줄이기 위한 보조기 효용성에 대한 관심은 논란의 여지가 있고, 이러한 보조기가 이미 오래 전부터 사용되어 온 것에 비해 사용 빈도는 훨씬 낮다. 선수환자, 코치, 선수트레이너들은 인대를 보호한다고 하는 보조기에 관한 입증되지 않은 보고들을 접하고 있지만, 예방적인 무릎 보조기의 가치에 관한 과학적인 연구는 부족하다. 따라서 임상적 가치의 의문과 과도한 비용은 예방적 보조기를 적용하기에 고민이 되는 부분이다.

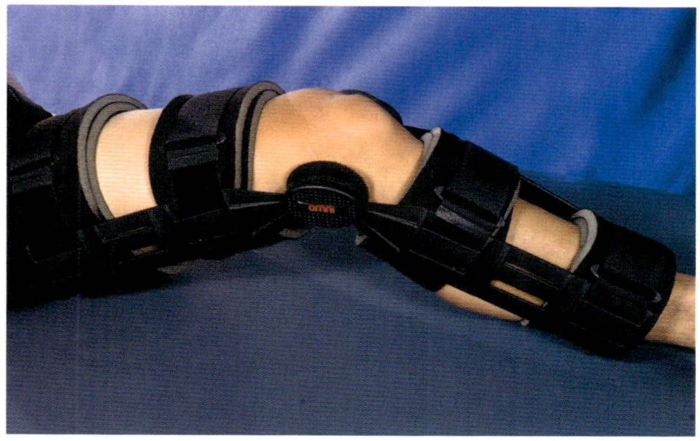

그림 3-8 굴곡 신전 제어가 가능한 재활용 보조기는 무릎 움직임 각도를 조절하여 사용할 수 있게 한다.

## 재활용 보조기

재활용 보조기는 손상 후 또는 수술 후 즉시 무릎을 보호할 수 있다(그림 3-8). 선수트레이너들은 보조기의 내·외측에 있는 눈금 조절판을 이용하여 무릎의 가동범위를 조절할 수 있다.

## 기능적 보조기

기능적 무릎 보조기는 전방십자인대 손상으로 인해 회전 불안전성을 겪는 환자에게 사용될 수 있다(그림 3-9, 3-10). 전방십자인대 손상을 입은 선수환자 중 부상의 형태, 증상, 심각성 등에 따라 기능적 보조기의 사용이 효과적인 경우도 있지만, 경기로 복귀하기 전 수술적 재건술의 시행이 더 효과적인 경우도 있다. 의사들은 전방십자인대 결손으로 재건술을 한 후 기능적 보조기 착용을 권고하거나 요구하기도 한다. 기능적인 무릎 보조기는 최소 수십만 원 이상의 비용이 발생하는 단점을 가지고 있다.

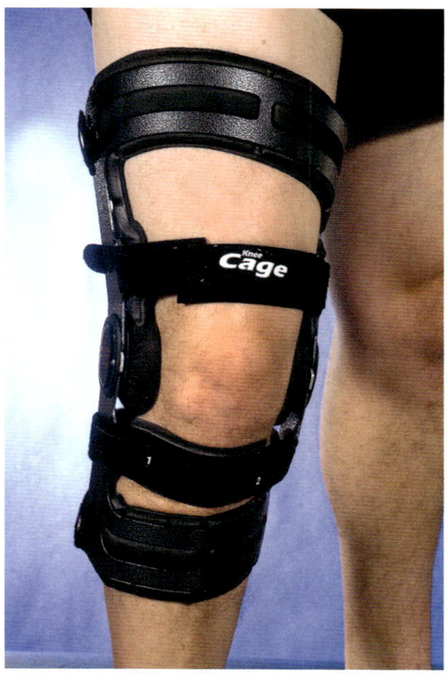

그림 3-9 무릎의 회전불안정성을 조절하기 위한 기능적 무릎 보조기

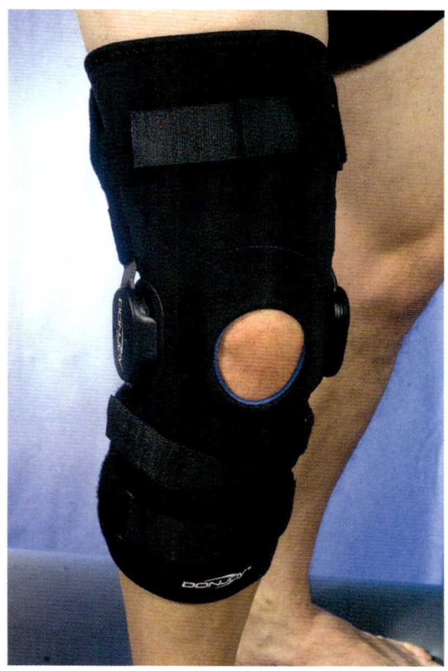

그림 3-10 무릎의 움직임을 조절할 수 있도록 굴곡 및 신전 제어(stop)가 가능한 기능적 무릎 보조기

# 무릎 과신전

Knee Hyperextension

무릎의 과신전은 전방에 가해지는 직접적인 힘 또는 자기 스스로가 가하게 되는 힘에 의해 정상적인 해부학적 한계를 초과하여 신전될 때 일어난다. 십자인대뿐만 아니라 무릎 후면에 위치한 근육, 관절낭(capsule) 또한 손상을 입을 수 있다.

## 무릎 과신전 테이핑

무릎의 신전의 정도는 무릎의 불편함이 나타나는 정도에 따라 결정한다. 환자의 무릎을 약간 굴곡시키기 위해 발뒤꿈치에 지지대(lift)를 둔다. 테이핑을 하는 전 과정 동안 선수환자는 이 자세를 유지해야 한다. 대퇴와 종아리에 기준고정 테이프를 붙이고, 무릎관절의 뒤쪽에 근위부에서 원위부로 X-자형 테이프를 적용한다. 무릎을 감싸는 탄력성 랩을 사용하여 테이핑 절차를 마무리할 수도 있다(그림 3-11).

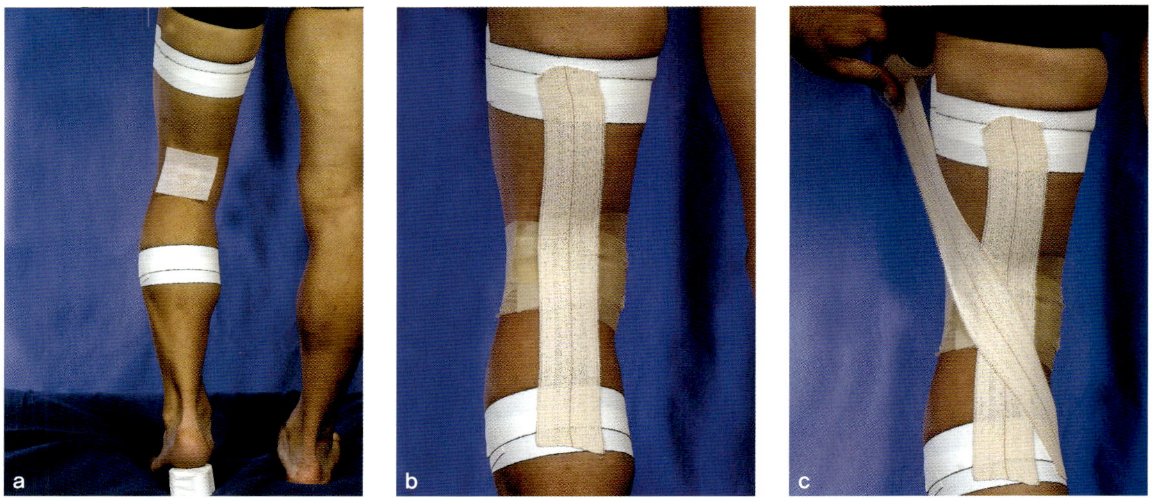

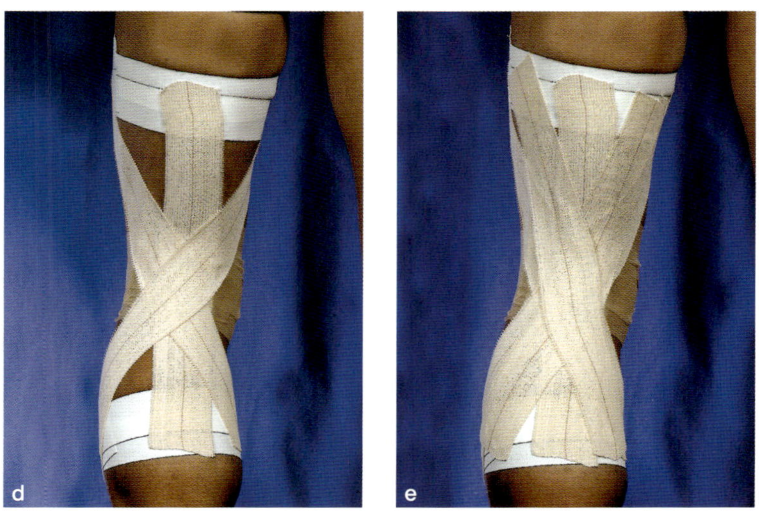

그림 3-11 무릎을 굴곡시키기 위해 발뒤꿈치 아래 지지대를 두고 무릎 과신전 테이핑을 한다. (a) 근위부와 원위부에 기준고정 테이프를 적용하고 패드(pad)를 이용하여 무릎 뒤를 보호한다. (b) 탄력성 테이프를 이용하여 수직으로 테이핑을 하고, (c-e) 무릎 뒤쪽에서 2개의 테이프가 X-자형으로 서로 교차하도록 테이핑을 적용한다. (계속)

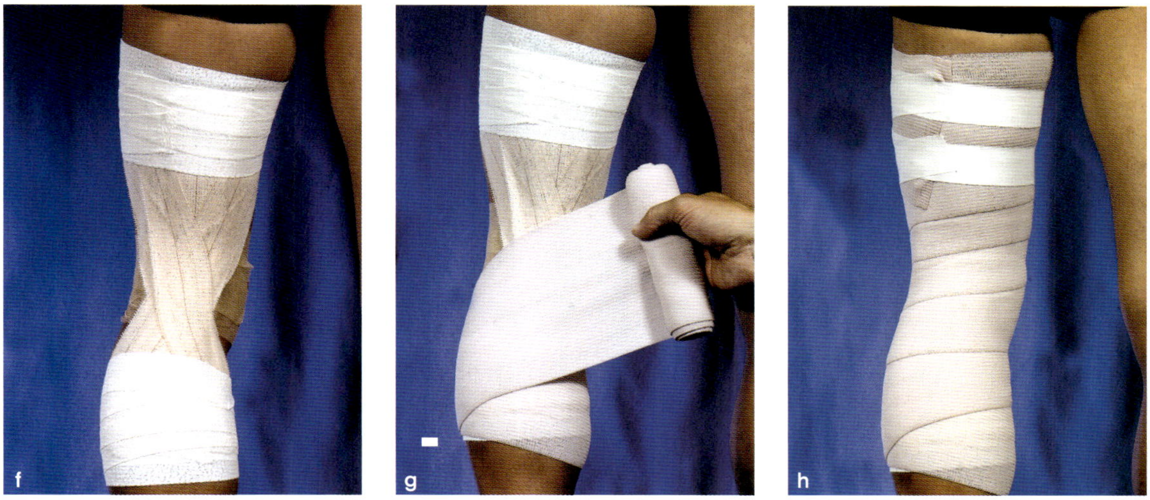

그림 3-11(계속) (f) 이 절차를 고정하기 위해 근위부와 원위부에 기준고정 테이프를 적용한다. (g-h) 탄력성 랩으로 무릎 전체를 감싸는 것으로 마무리한다.

Video 3.2는 과신전된 무릎의 신전을 제한하는 테이핑 절차를 보여준다.

보다 강하게 과신전을 제한하기 위해 2~3일 간격으로 다시 테이핑을 적용할 필요는 없으며 이때는 스트랩(strap) 테이프를 대신 이용한다(그림 3-12). 테이핑은 엎드려서 혹은 서서 원하는 무릎 굴곡 각도를 유지한 자세에서 실시한다. 그림 3-10에 나타낸 기능적 무릎 보조기는 과신전으로 이행되는 무릎을 보호하기 위해 무릎 신전 제한에 사용될 수 있다. 그림 3-13은 무릎의 과신전 억제를 위한 보조기의 관절가동범위 제한(block) 방법을 보여주고 있다.

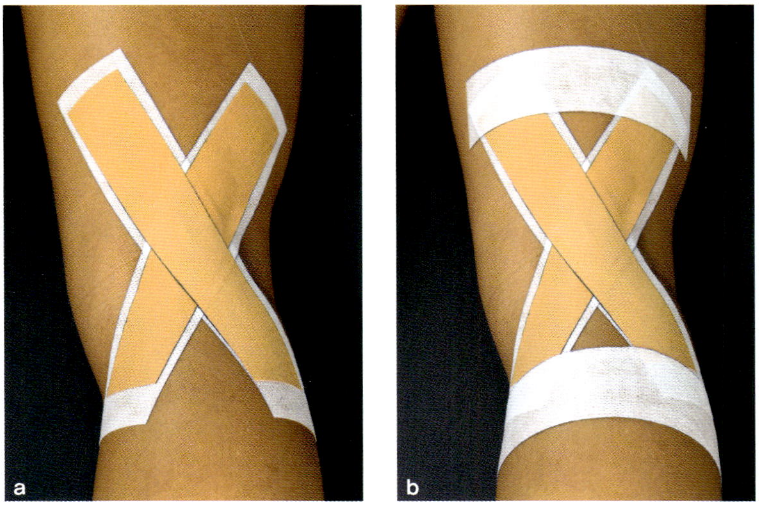

그림 3-12 무릎 신전 제한을 위한 스트랩(strap) 테이핑. (a) 환자를 엎드린 자세에서 무릎을 펴거나 약간 굽혀 놓고 슬와(오금, popliteal fossa)의 중심에 X-자형 언더랩(underwrap)을 한 후 스트랩 테이핑을 한다. 테이프에 주름이 있으면 무릎을 굽힐 때 불편한 느낌이 있을 수 있어 주름이 없도록 테이핑한다. (b) 기준고정 테이프를 햄스트링과 종아리에 붙인다.

Video 3.3은 무릎 과신전을 억제하기 위한 제한 스트랩 테이핑법을 보여준다.

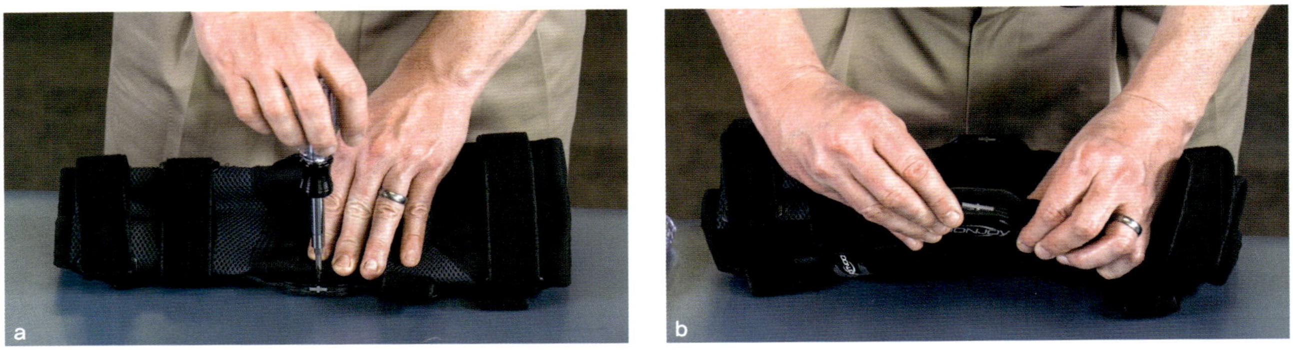


그림 3-13 무릎 관절의 과신전 억제를 위한 경첩(hinged) 무릎 보조기의 관절가동 제한(block) 방법. (a) 경첩 무릎 플라스틱 보호대(guard)의 지지 나사못(screw)을 푼다(removing). (b) 무릎 과신전을 막는 경첩의 앞부분에 관절가동범위 제한기(block)를 삽입한다. 이 제한기는 플라스틱 보호대를 고정하는 나사못에 의해 고정된다.

Video 3.4는 경첩(hinged) 무릎 보조기에 가동범위 제한기(block) 삽입 방법을 보여준다.

키네시오 테이핑(kinesiology taping)은 테이핑에 의해 무릎의 움직임이 제한되어서는 안 되는 슬개건염(무릎힘줄염, patellar tendonitis), 슬개대퇴증후군(무릎넙다리증후군, patellofemoral syndrome), 대퇴사두근건염(넙다리네갈래근힘줄염, quadriceps tendonitis), 대퇴사두근 좌상, 무릎 관절염(arthritis)과 같은 질환과 관련된 무릎 통증과 부종을 위해 대안적(alternative)으로 사용될 수 있다(그림 3-14).

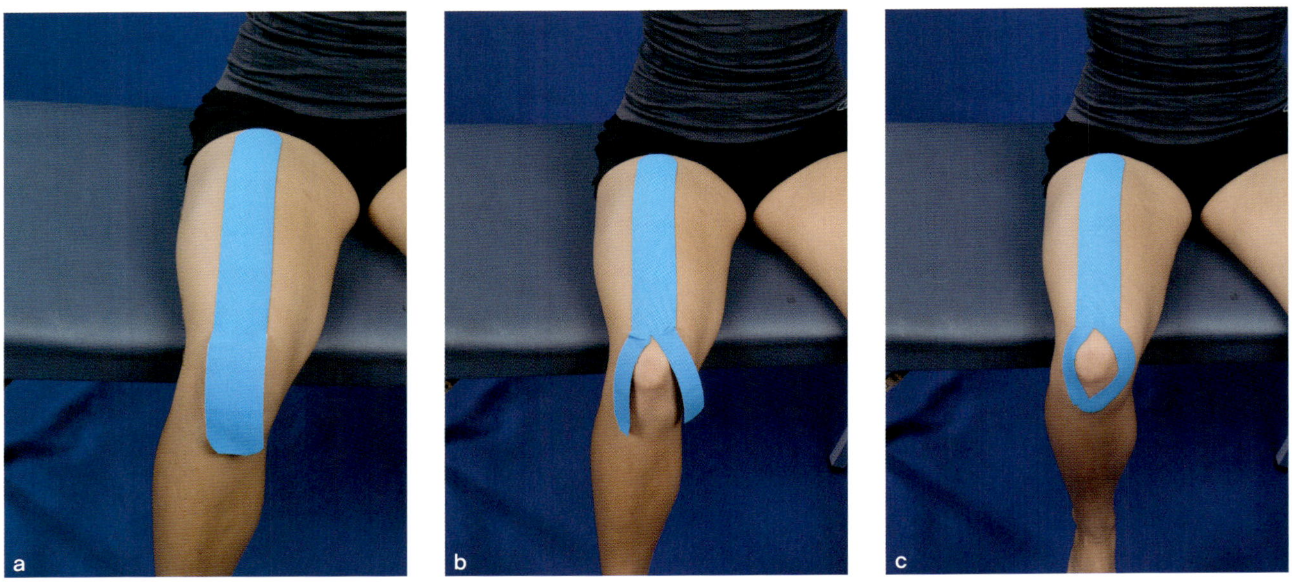


그림 3-14 무릎 전방과 대퇴사두근의 문제를 위한 키네시올로지 테이핑(kinesiology taping). (a) 전하장골극(아래앞엉덩뼈가시, anterior inferior iliac spine) 혹은 대퇴중간(midthigh)부터 슬개건 원위부까지의 길이를 측정한다. 모서리를 둥글게 자른다. 환자를 앉은 자세에서 90도 굴곡시킨 후 대퇴의 근위부에서부터 테이프를 약간 당겨서(moderate pull) 슬개골 위쪽까지 붙인다. (b) 나머지 테이프를 Y자가 되도록 자른다. (c) 무릎을 최대한 굴곡시키고 테이프를 가볍게 당겨(light full) 슬개건 위의 고정 부위와 슬개골을 둘러 테이핑한다.

Video 3.5는 무릎 전방 또는 대퇴사두근에 이상이 있을 때 적용하는 키네시올로지 테이핑법을 보여준다.

## 과신전된 무릎을 위한 운동

무릎 과신전을 억제하기 위해서는 햄스트링의 정상적인 유연성과 근력을 회복시키는 운동을 해야 한다. 무릎 염좌에 적용하는 스트레칭과 근력강화 운동들은(그림 3-3, 3-4) 이러한 목적을 성취할 수 있도록 도울 것이다.

# 슬개대퇴관절 통증

Patellofemoral Joint Pain

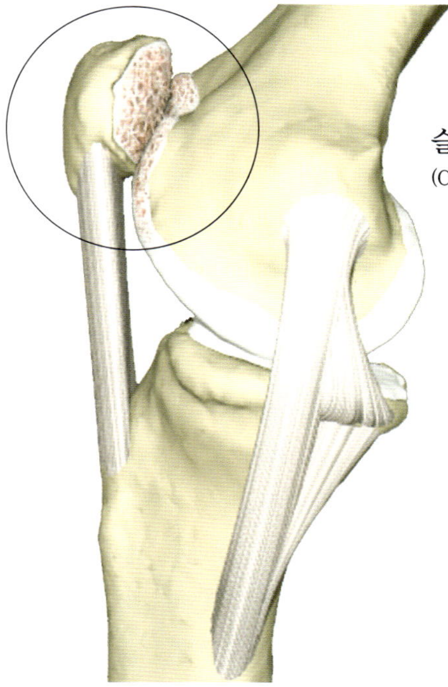


Image courtesy of Primal Pictures

신체적으로 활동적인 사람들은 흔히 슬개대퇴관절(articulation)에서 일어나는 신전근 기전(extensor mechanism) 통증을 경험한다. 이 통증은 다양한 원인에 의해 일어날 수 있기에 경험 있는 선수트레이너에 의해 선수환자의 상태가 주의 깊게 분석되어야 한다. 이러한 통증 기전에는 슬개골의 부정렬(malalignment), 증가된 Q각[quadriceps(Q) angle], 발의 과회내(hyperpronation), 내측광근 사선섬유(vastus medialis oblique muscle)의 약화가 있다.

## 슬개대퇴관절 테이핑

슬개대퇴관절의 테이핑은 슬개골을 내측으로 이동시키거나 재정렬시키기 위해 슬개대퇴를 지지할 수 있게 한다. 측면의 지지대(buttress)가 있는 무릎 슬리브(sleeves)는 슬개골의 내측 변위를 가능하게 하고(그림 3-15), 맥코넬(McConnel) 테이핑은 슬개골을 재정렬시킨다(그림 3-16). 테이핑 과정에서 선수트레이너는 슬개골 위치의 평가와 처치에 대한 선수환자의 반응을 평가하도록 한다. 테이핑을 한 후 선수환자가 기능적인 활동을 하는 동안 통증이 완화되고 있는지를 주의 깊게 분석해야 한다.

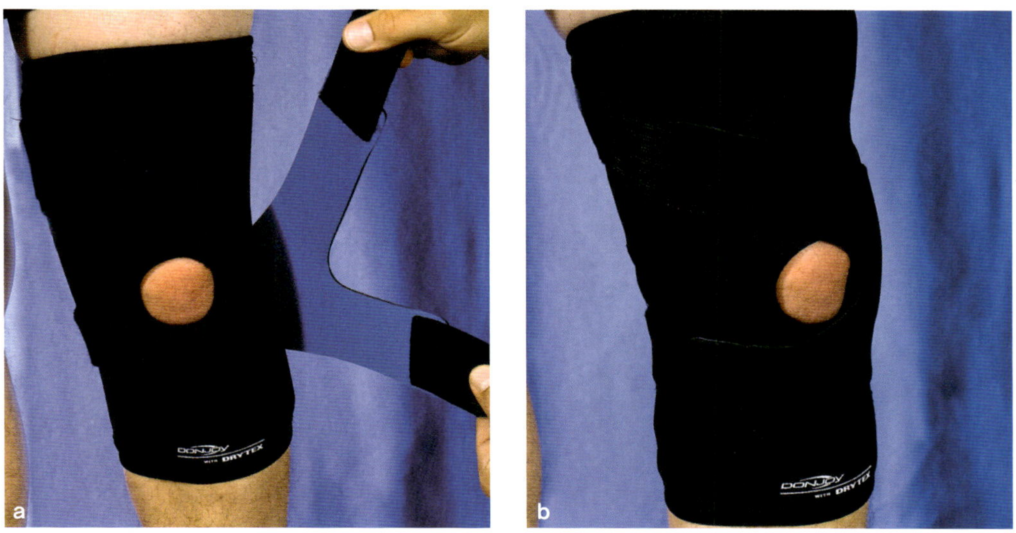


그림 3-15 (a-b) 대퇴골의 과간와(융기사이오목 intercondylar fossa) 안에서 슬개골이 정상적으로 주행할 수 있도록 측면 지지대(buttress)가 있는 무릎 슬리브(sleeve)를 사용한다.

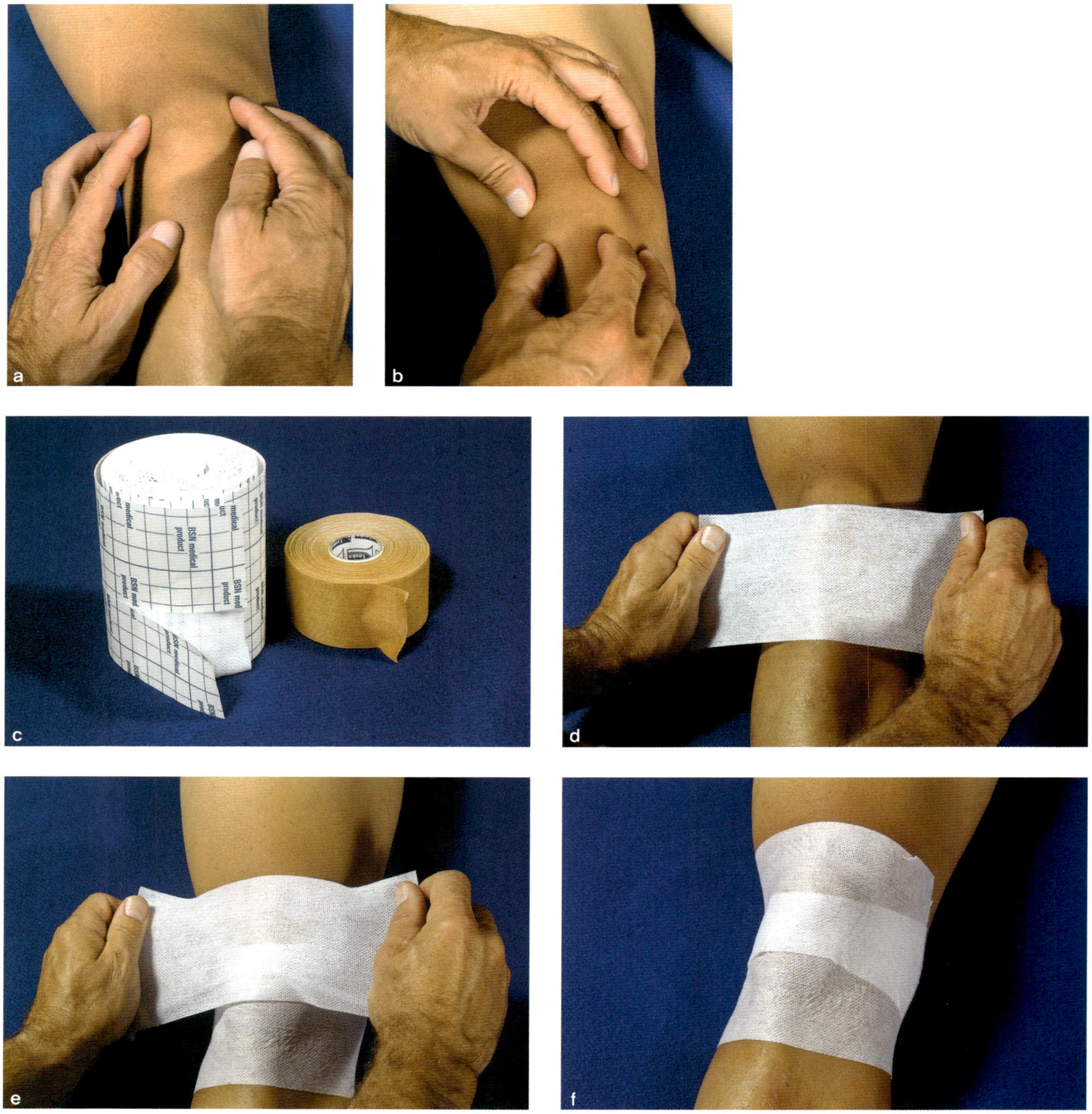

**그림 3-16** 슬개대퇴 통증을 위한 맥코넬 테이핑(McConnel taping). (a–b) 슬개골의 기울기(tilt)와 회전위치를 평가한다. (c) 테이핑 과정에서 언더랩과 스트랩 테이프를 사용한다. (d–f) 제모 후 언더랩을 이용하여 슬개골을 덮는다.

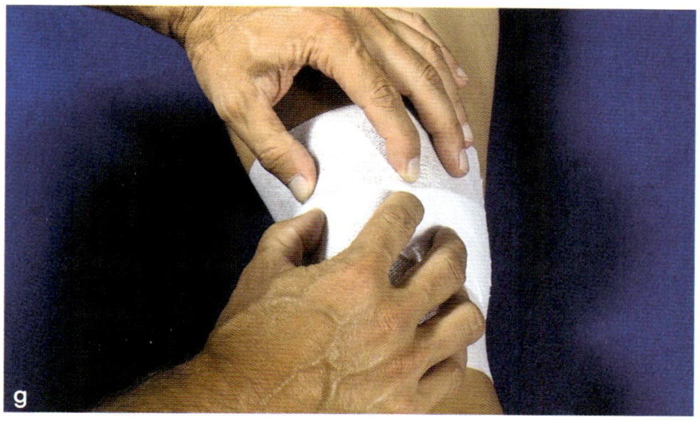
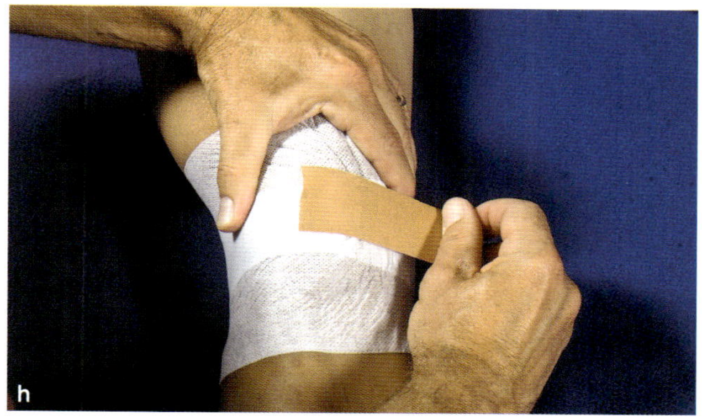
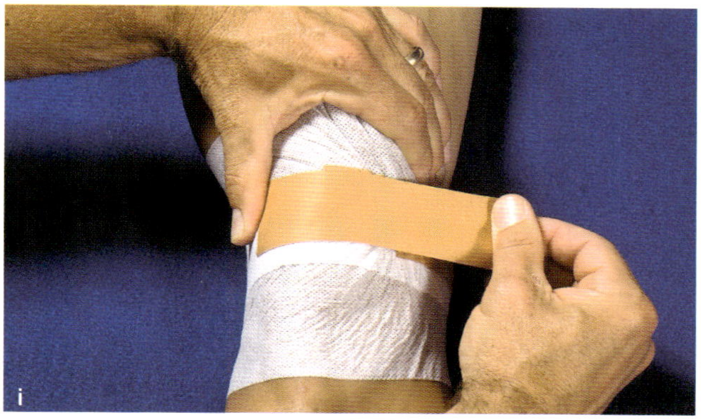
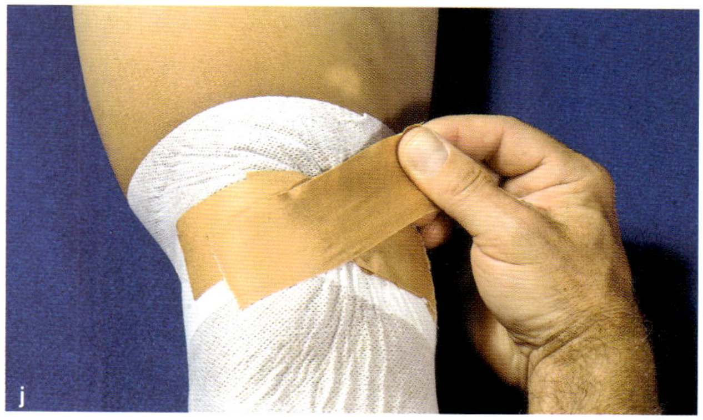
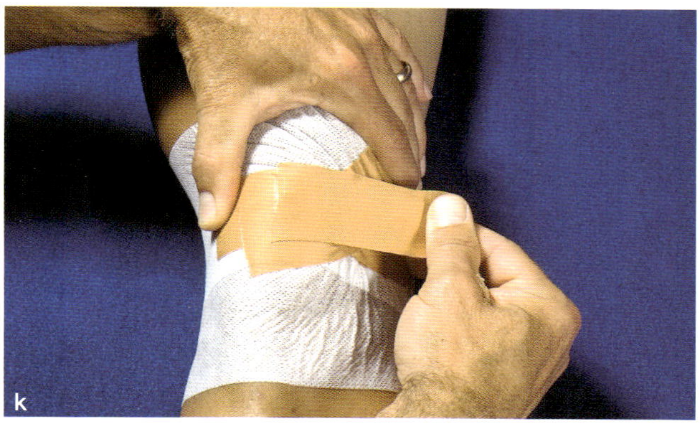
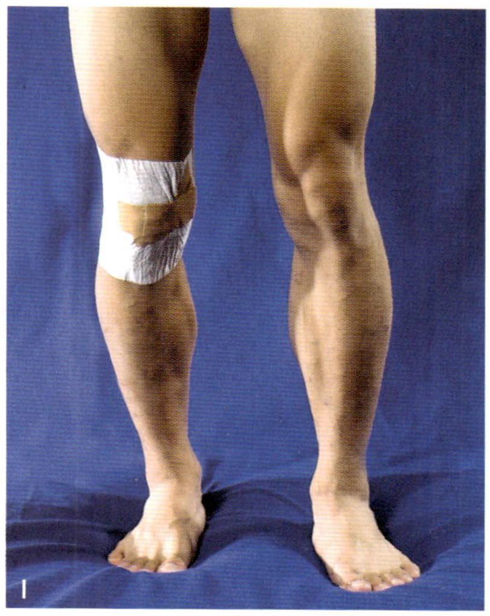
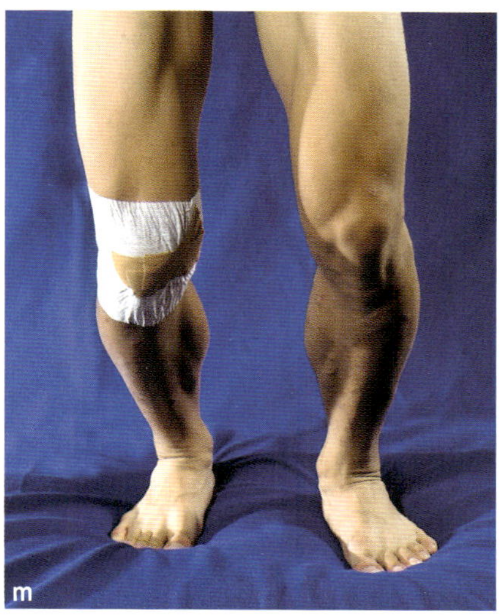

**그림 3-16(계속)** (g) 위치를 재평가한다. (h) 슬개골의 중앙에서 대퇴골내측과(넙다리뼈안쪽관절융기, femoral medial condyle)로 스트랩 테이프를 적용하여 슬개골의 기울기를 교정한다. (i) 슬개골의 외측경계(lateral border)로부터 스트랩 테이프를 적용하여 대퇴골내측과를 향해 내측으로 당겨 슬개골의 미끄러짐(glide)을 교정한다. (j) 슬개골의 아래경계(inferior pole)로부터 스트랩 테이프를 적용하여 반대쪽 어깨 방향으로 당겨서 외회전을 교정한다. (k) 만일 슬개골의 기울기가 교정되지 않는다면 추가적인 기울기 교정을 위한 테이프를 적용한다. (l-m) 테이핑 적용 후 선수환자에게 불편함을 일으킬 수 있는 기능적인 활동을 수행하여 통증을 재평가한다.

Video 3.6은 슬개대퇴 통증을 위한 맥코넬 테이핑법을 보여준다.

## 신전근 기전 운동

무릎 염좌에 대한 스트레칭 운동은 대퇴사두근과 햄스트링근군의 정상적인 유연성을 회복시키며, 슬개대퇴 통증(patellofemoral pain)이 있는 선수환자에게도 도움이 된다. 충분한 관절가동범위의 무릎 신전 운동 시 대퇴슬개관절의 압력이 증가되고 손상이 악화될 수도 있지만, 슬개대퇴 통증이 있는 선수환자는 대퇴사두근을 강화시켜야 한다. 이를 위해 변형된 대퇴사두근 강화 운동으로 무릎을 마지막 30도까지만 신전시키거나 환자가 통증을 느끼지 않는 가동범위를 정하여 운동을 실시한다. 비록 저항이 있는 무릎 신전 운동만큼의 효과를 주지 못하지만, 하지직거상(straight-leg raise; SLR) 운동은 슬개대퇴관절의 압력증가 없이 대퇴사두근을 강화시킬 수 있는 운동이다(그림 3-17). 필요하다면 **전기적인 근육 자극(electrical muscle stimulation)**이나 **바이오피드백(biofeedback)**을 이용하여 내측광근 사선섬유의 근력을 강화시킬 수 있다(이 기법은 치료적 운동 수업에서 배울 수 있다).

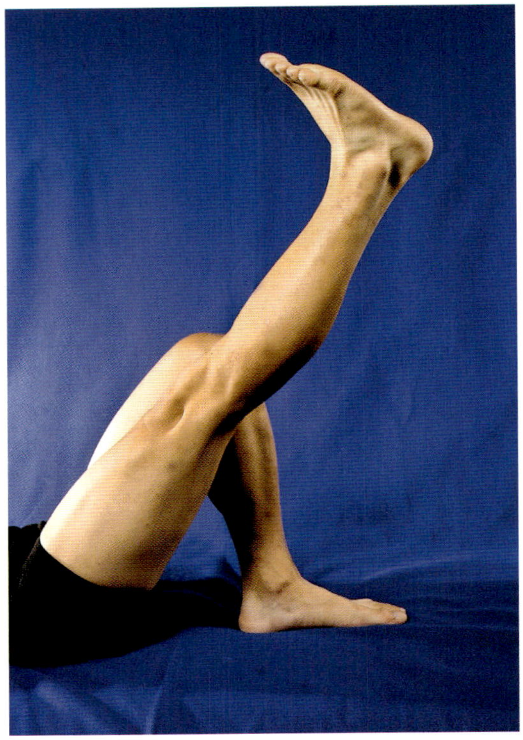

**그림 3-17** 슬개대퇴의 압력 증가 없이 대퇴사두근을 강화시키기 위한 하지직거상(straight-leg raise; SLR) 운동

CHAPTER 4

# 대퇴, 힙, 골반

## The Thigh, Hip, and Pelvis

힙의 볼(ball of the hip), 대퇴골두(넙다리뼈머리, head of femur), 소켓(확, socket), 그리고 골반의 관골구(볼기뼈절구, acetabulum)는 매우 안정된 관절을 형성한다. 골반대(다리이음뼈, pelvic girdle)는 장골(엉덩뼈, ilium), 좌골(궁둥뼈, ischium), 치골(두덩뼈, pubis)을 각각 포함하는 2개의 **관골(볼기뼈, innominate bones)**로 구성되어 있다. 골반은 복부를 보호하고 힙과 몸통에 작용하는 많은 근육의 부착 지점 역할을 한다.

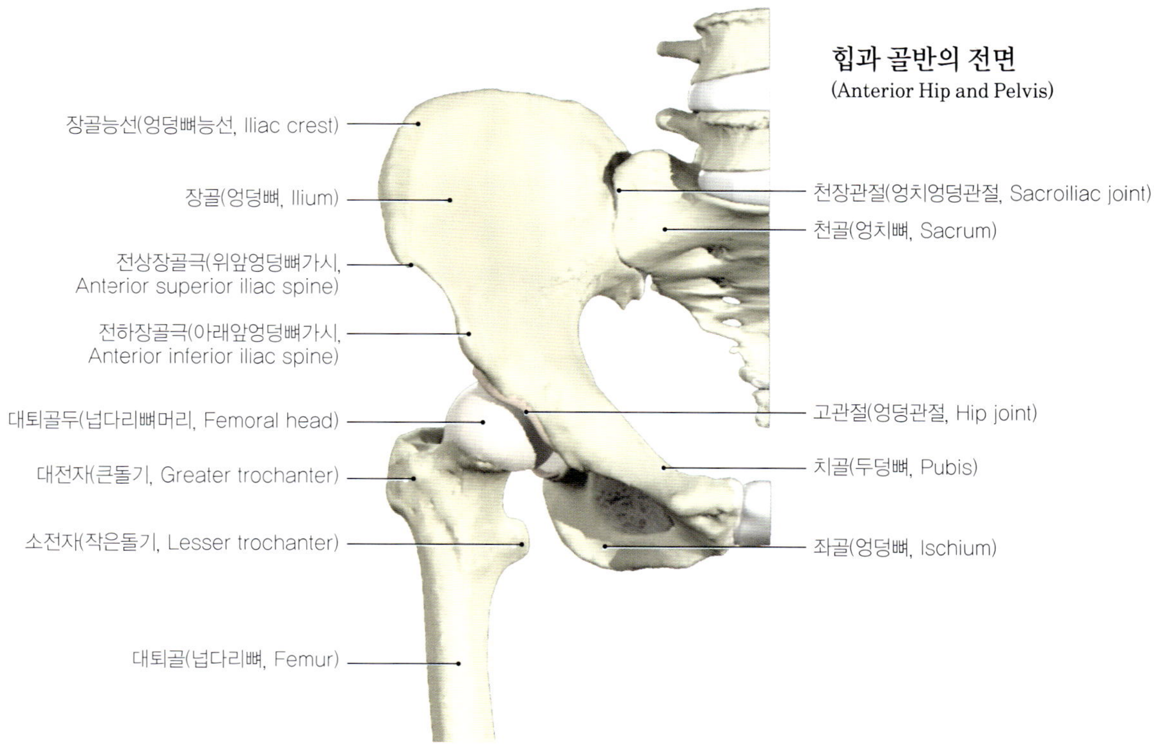

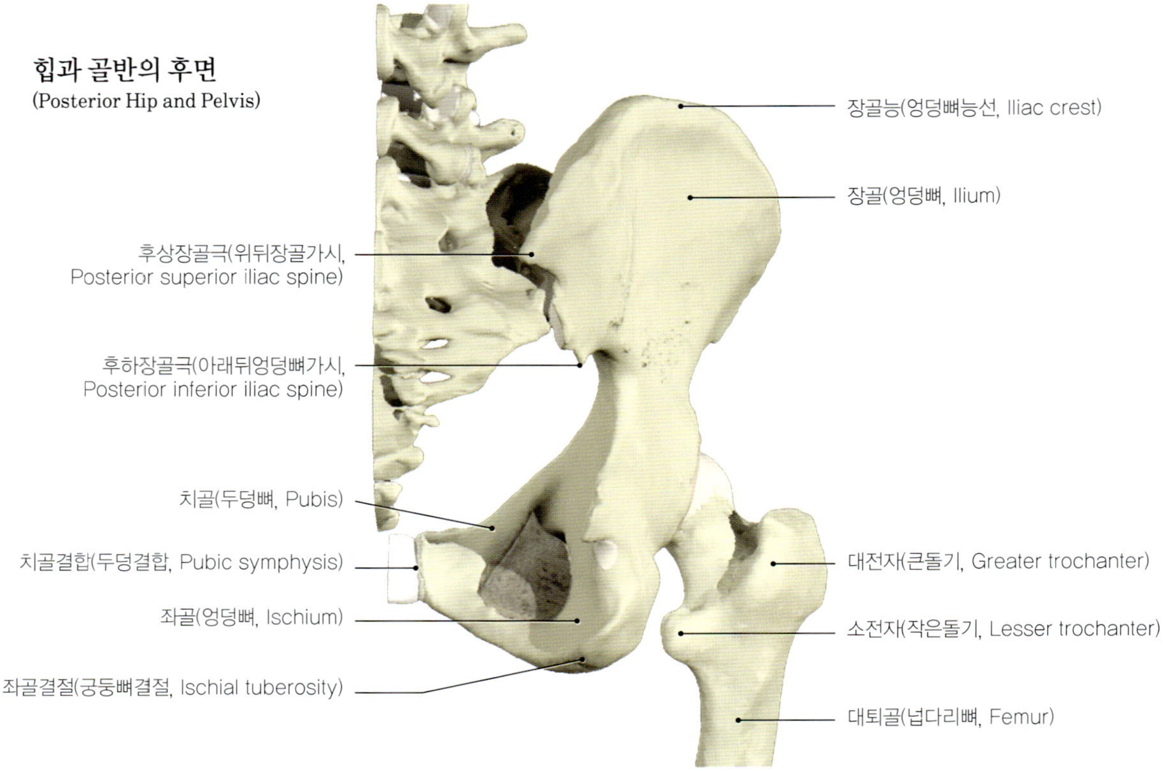


Image courtesy of Primal Pictures

고관절(엉덩관절, hip joint)의 움직임은 굴곡(굽힘, flexion), 신전(폄, extension), 외전(벌림, abduction), 내전(모음, adduction), 내측·외측회전(안쪽·가쪽돌림, medial and lateral rotation)(그림 4-1)과 **회선(휘돌림, circumduction)**을 포함한다.

관절의 전방에는 두꺼운 관절낭(관절주머니, capsule)과 3개의 주요 인대가 고관절을 견고하게

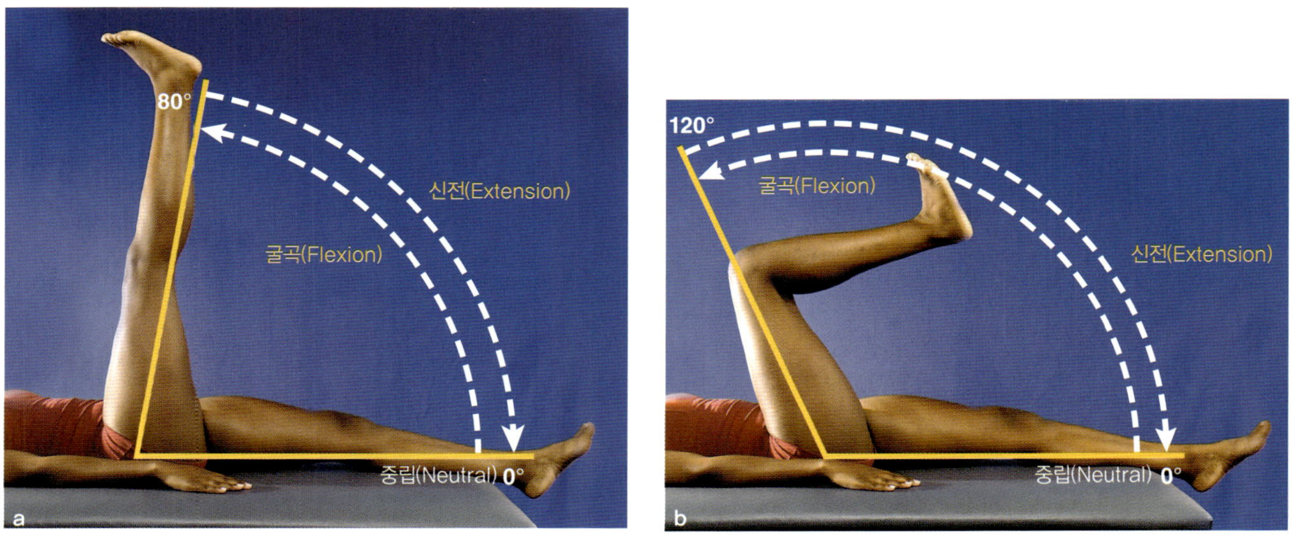


그림 4-1 고관절의 신전과 굴곡: (a) 신전된 무릎과 (b) 굴곡된 무릎 상태에서 고관절 굴곡 및 신전의 가동범위. (계속)

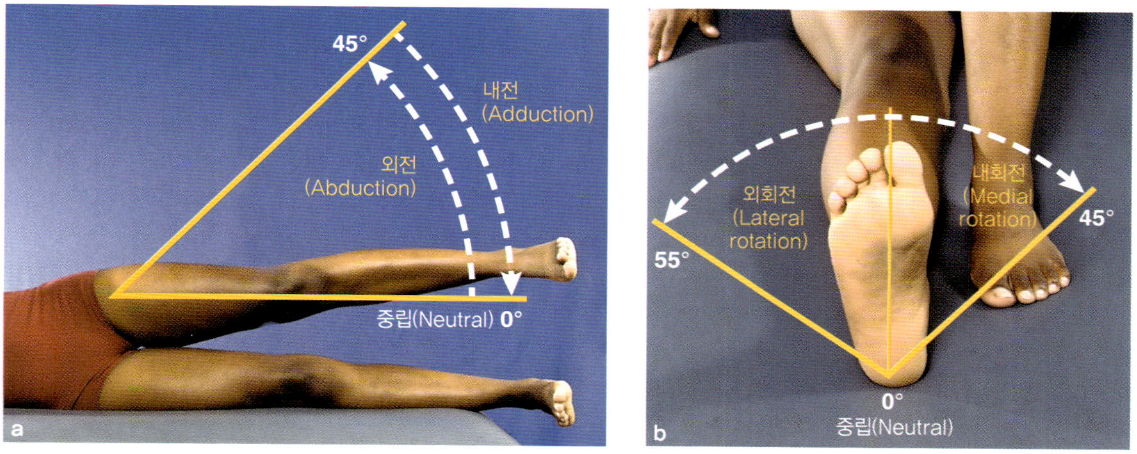


**그림 4-1(계속)** (c) 고관절의 외전과 내전의 가동범위; (d) 고관절 내회전과 외회전의 가동범위.

보강하고 있다. Y-인대(Y-ligament)라 불리는 전방인대(anterior ligament)는 장골대퇴인대(엉덩넙다리인대, iliofemoral ligament)로써 고관절의 과신전(과다폄, hyperextension)을 억제한다.

치골대퇴인대(두덩넙다리인대, pubofemoral ligament)라 불리는 내측인대(안쪽인대, medial ligament)는 고관절의 과도한 외전(벌림, abduction)을 억제한다. 고관절 뒤쪽의 좌골대퇴인대(궁둥넙다리인대, ischiofemoral ligament)는 고관절 굴곡(굽힘, flexion) 시에 긴장(taut)이 증가된다. 고관절의 깊이는 견고한 관절낭(관절주머니, capsular)과 인대 구조물들의 결합으로 관절의 안정성에 상당한 도움을 준다.

다양한 근육군은 여러 방향에서 관절들의 움직임을 통제한다. 장요근(엉덩허리근, iliopsoas)과 대퇴사두근군(넙다리네갈래근군, quadriceps femoris group) 중의 대퇴직근(넙다리곧은근, rectus femoris)은 고관절의 굴곡을 일으킨다. 대둔근(큰볼기근, gluteus maximus)과 세 개의 햄스트링 근은 고관절의 신전을 일으킨다.

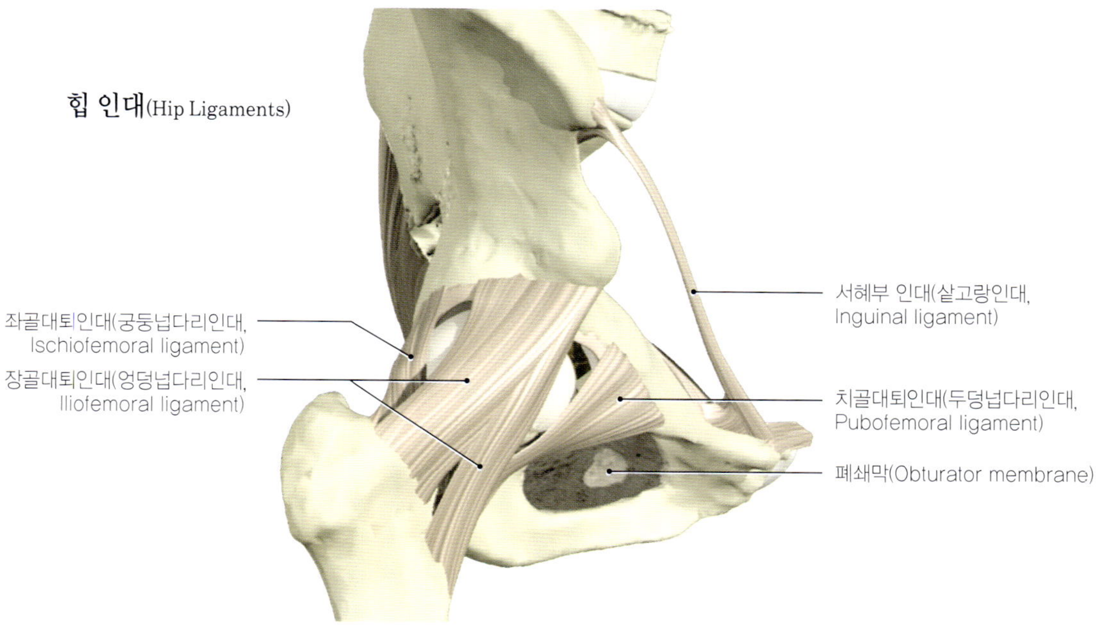


Image courtesy of Primal Pictures

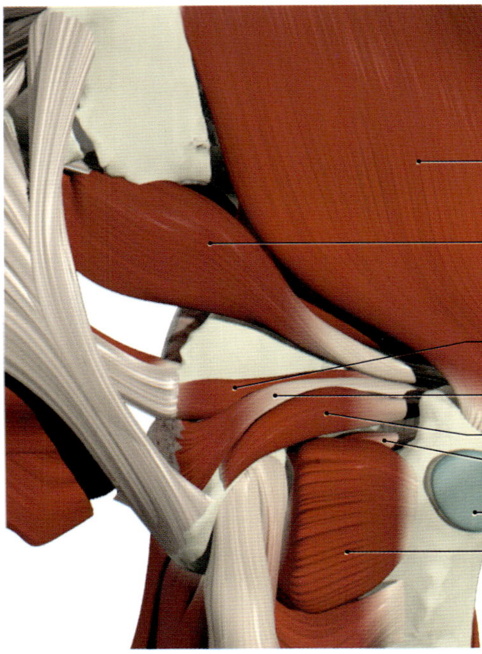


Image courtesy of Primal Pictures

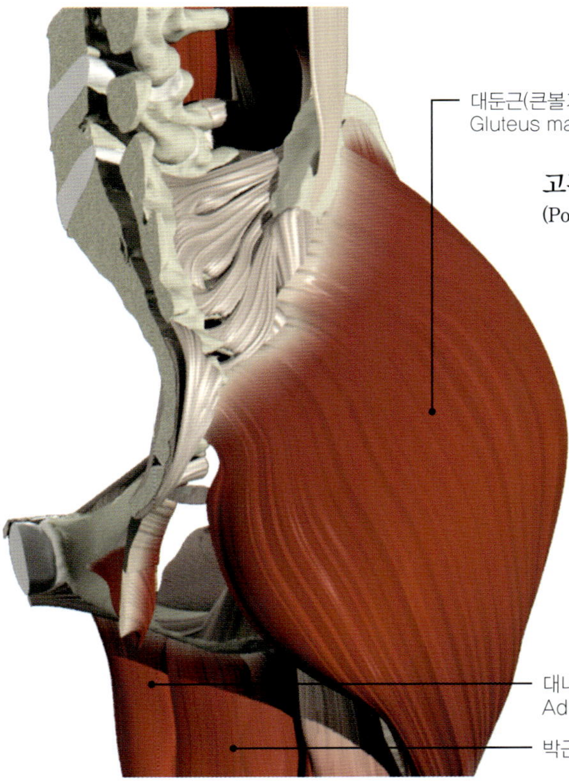


Image courtesy of Primal Pictures

중둔근(중간볼기근, gluteus medius)과 대퇴근막장근(넙다리근막긴장근, tensor fasciae latae) 근육은 고관절의 주요 외전근(벌림근, abduction muscle)이며, 대내전근(큰모음근, adductor magnus), 장내전근(긴모음근, adductor longus), 단내전근(짧은모음근, adductor brevis)은 고관절을 내전(모음, adduction)시키는 근육이다. 이상근(궁둥구멍근, piriformis), 상쌍자근(위쌍둥이근, gemellus superior), 하쌍자근(아래쌍둥이근, gemellus inferior), 내폐쇄근(속폐쇄근, obturator internus), 외폐쇄근(바깥폐쇄근, obturator externus), 대퇴방형근(대퇴사각근, quadratus femoris)은 고관절을 외회전(outward rotation)시킨다. 대퇴근막장근(넙다리근막긴장근, tensor fasciae latae)은 내회전(inward rotation)을 일으킨다.

# 힙 좌상

Hip Strains

힙(엉덩, hip) 근육의 좌상(strain) 또는 서혜부 당김(groin pulls)은 힙 굴곡근(굽힘근, flexor) 또는 내전근(모음근, adductor)의 좌상을 포함한다. 선수환자들은 흔히 이 근육군을 과신장(over-stretches)하거나 강하게 수축한다. 유연성과 근력의 부족, 그리고 운동 전 부적절한 준비운동이 힙 좌상의 발생률을 높인다.

## 주요 촉지 기준점

*전면(Anterior)*
- 대퇴직근(넙다리곧은근, Rectus femoris muscle)
- 중간광근(중간넓은근, Vastus medialis muscle)
- 외측광근(바깥넓은근, Vastus lateralis muscle)
- 전상장골극(앞위엉덩뼈가시, Anterior superior iliac spine)

*내측(Medial)*
- 장내전근(긴모음근, Adductor longus muscle)
- 박근(두덩정강근, Gracilis muscle)
- 내전근(모음근, Adductor magnus muscle)

*외측(Lateral)*
- 장골능(엉덩뼈능선, Iliac crest)

*후면(Posterior)*
- 후상장골극(뒤위엉덩뼈가시, Posterior superior iliac spine)
- 좌골조면(궁둥뼈결절, Ischial tuberosity)
- 대둔근(큰볼기근, Gluteus maximus muscle)
- 대퇴이두근(넙다리두갈래근, Biceps femoris muscle)
- 반건양근(반힘줄근, Semitendinosus muscle)
- 반막양근(반막모양근, Semimembranosus muscle)

## 표면 해부학(Surface Anatomy)

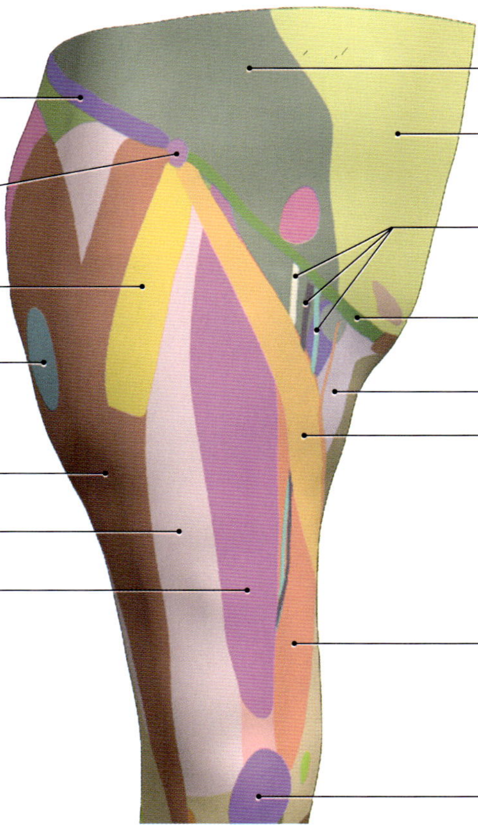


Image courtesy of Primal Pictures

## 힙 좌상 테이핑

힙 좌상을 입은 선수를 위한 테이핑은 탄력 붕대(elastic bandage)와 이를 보강하기 위한 탄력성 테이프(elastic tape)를 사용하여 지지한다. 대퇴부(넙다리부위, femur)와 힙에 **나선형(spica pattern)**으로 탄력성 붕대를 감는다. 테이핑 처치 전에 선수트레이너는 선수환자의 힙 굴곡근이 좌상을 입었는지, 아니면 힙 내전근이 좌상을 입었는지를 검사해야 한다. 이러한 검사를 위해 힙 굴곡근과 내전근에 외력 저항을 주었을 때 통증이나 근력 저하가 나타나는지를 확인하여야 한다(그림 4-2). 검사 후 좌상을 입은 근육이 무엇이냐에 따라 선수트레이너는 힙의 나선형 테이핑 시 감기(wrapping) 방향을 결정해야 한다.

내전근 감기(wrapping) 시에는 선수환자의 고관절을 내측으로 회전시킨 상태로 놓고, 외측에서 내측으로 감는다. 테이핑은 대퇴부의 중앙에서 시작하여 점점 위로 진행하고, 대퇴부 전체를 감싼 후 허리를 감는다(그림 4-3 a-h). 만일 2배 길이의 탄력성 랩(elastic wrap)을 사용할 경우에는 탄력성 테이프를 이용할 경우와 마찬가지로 탄력성 랩을 한 번 더 적용하여 강화한다. 힙 굴곡근의 보호에도 비슷한 과정을 이용하는데(그림 4-3, i-o), 차이가 있다면 힙이 외회전된 자세에서 시작한다는 것과 랩(wrap)을 반대 방향으로 당긴다는 것이다. 또한 테이핑을 적용하기 전에 발뒤꿈치에 지지대(lift)를 놓아 발뒤꿈치가 들리게 하여 힙 굴곡근의 길이가 짧아진 상태에서 테이핑을 적용한다.

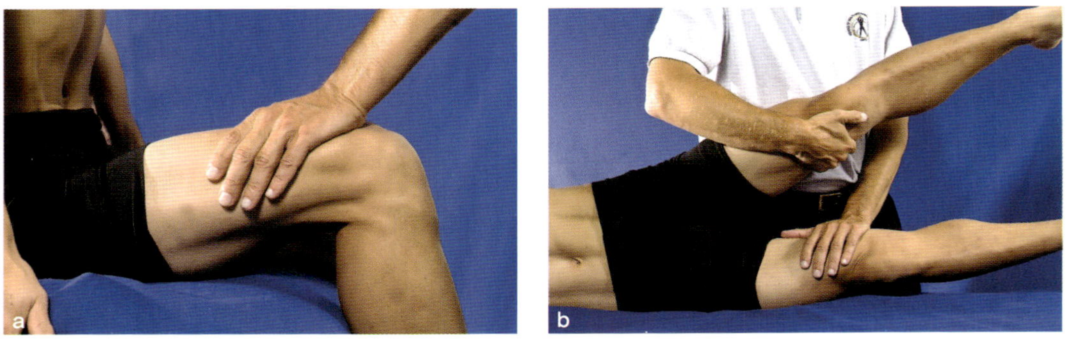

**그림 4-2** (a) 앉은 자세에서 힙 굴곡을 하려는 선수환자의 노력에 저항하는 힙 굴곡력(굽힘 힘, flexion force)을 검사한다. (b) 선수환자를 옆으로 눕힌 자세에서 내전근 검사를 한다. 선수환자는 선수트레이너가 우측 대퇴부를 외전시키려는 힘에 대해 저항한다.

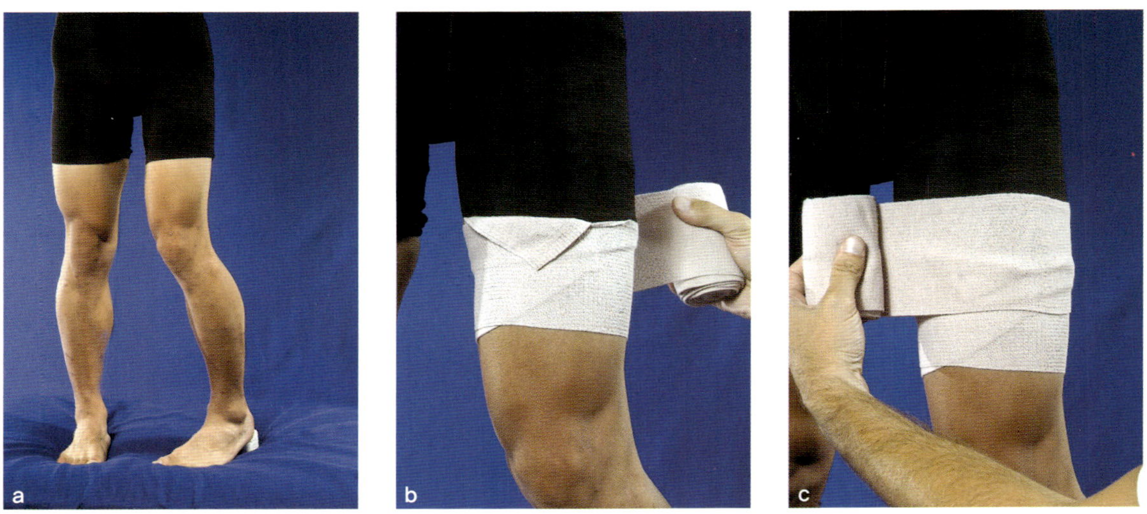

**그림 4-3** 탄력성 랩으로 내전근의 좌상을 보호(지지)하기 위한 힙 나선형 테이핑. (a) 선수환자의 고관절이 내회전된 상태가 되도록 한다 (b-c) 대퇴가 내회전되도록 당기면서 탄력성 랩을 적용한다. 탄력성 랩이 접혀져 해당 부위 대퇴에 고정되어 감쌌는지 확인한다. (계속)

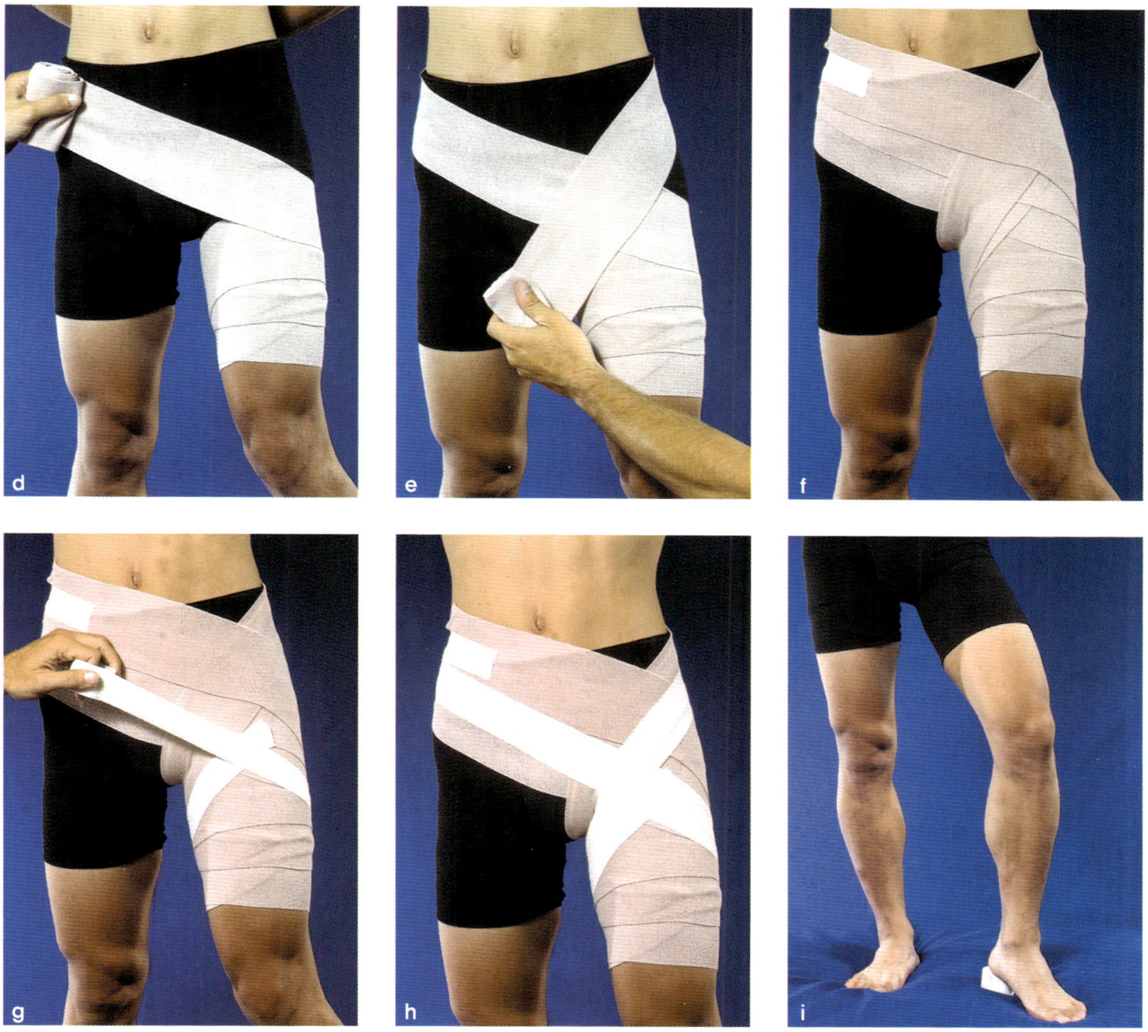

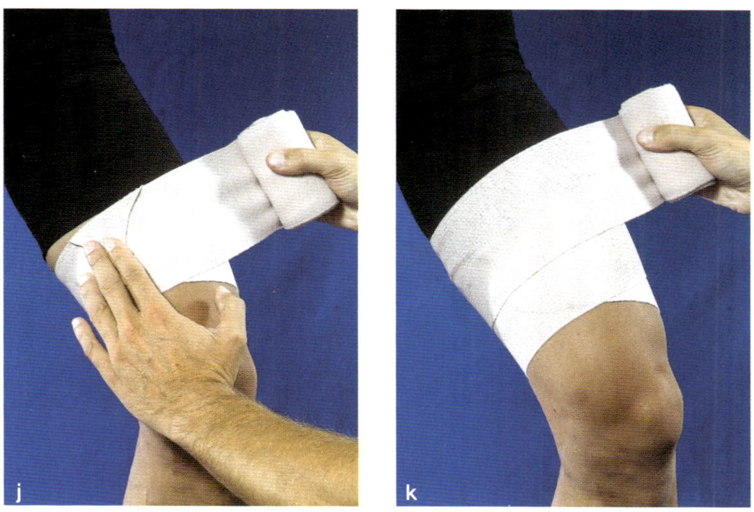

**그림 4-3(계속)** (d–e) 대퇴를 감싼 랩을 계속해서 허리 주변으로 감고 (f) 나선형으로 마무리한다. (g–h) 힙 내전근 좌상인지 아니면 굴곡근 좌상인지에 기초하여 탄력성 테이프를 감겨 있는 탄력성 랩을 따라 적절한 방향으로 테이핑한다. 힙 굴곡근의 좌상을 지지하기 위해 탄력성 랩(wrap)을 나선형으로 감는다. (i) 선수 환자의 힙이 외회전된 자세가 되게 한다. (j–l) 외회전과 굴곡한 자세로 대퇴를 당기면서 탄력성 랩을 적용한다. (계속)

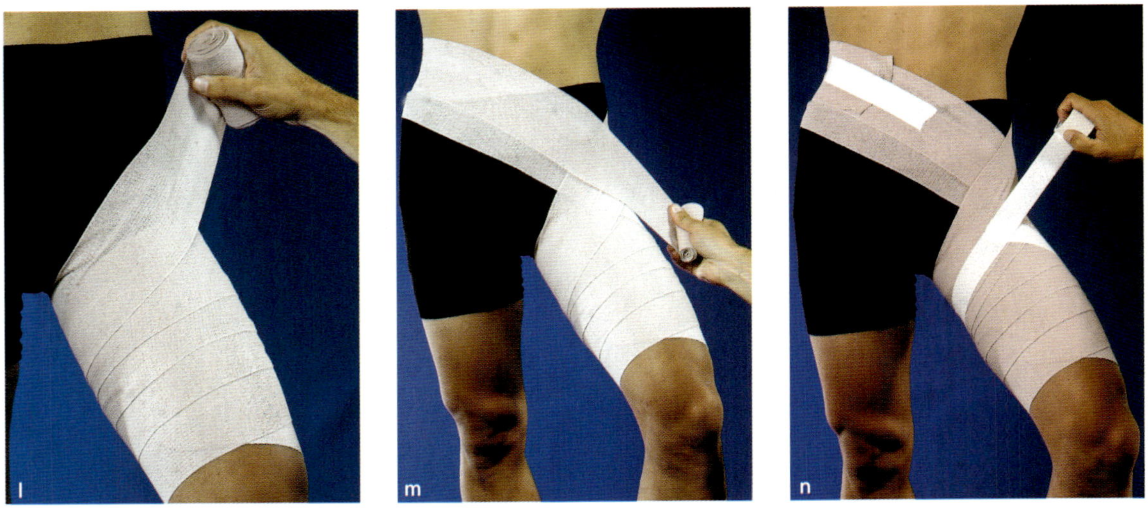


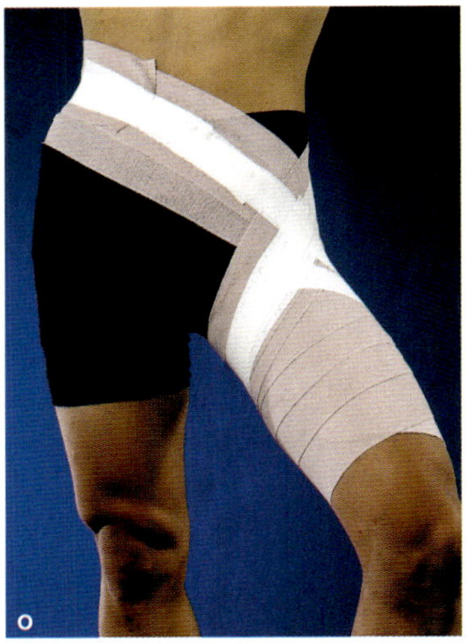


**그림 4-3(계속)** (m) 랩은 계속하여 허리를 감아 나선형으로 마무리한다. (n-o) 탄력성 테이프를 이용하여 감겨 있는 탄력성 랩과 같은 방향으로 탄력성 랩 위에 테이핑을 한다.

힙의 키네시올로지 테이핑(그림 4-4)은 힙의 움직임을 제한할 수 없을 때, 그리고 장경인대 마찰증후근(엉덩정강근막띠 마찰증후군, iliotibial band friction syndrome), 대전자 점액낭염(큰돌기 윤활주머니염, trochanteric bursitis) 및 힙 관절염(hip arthritis)과 관련된 통증에 사용할 수 있다.

▶ Video 4.1은 힙 내전근과 굴곡근을 지지할 수 있는 8자(figure-eight, spica) 랩의 응용 적용법을 보여준다.

▶ Video 4.2는 힙 문제에 대한 키네시올로지 테이핑법을 보여준다.

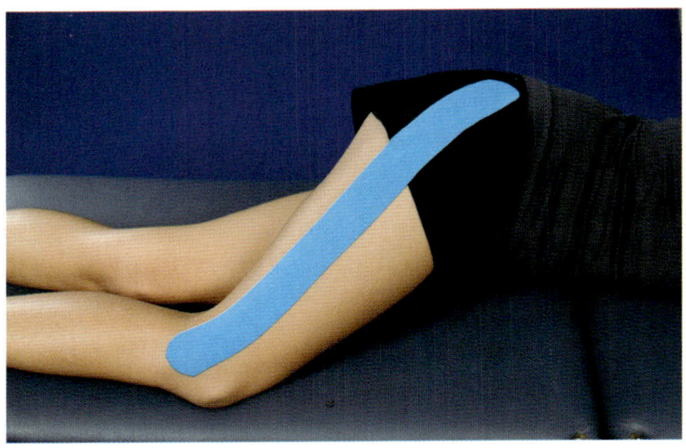

**그림 4-4** 힙 문제에 대한 키네시올로지 테이핑. 선수환자를 옆으로 눕게 하고, 장골능(엉덩뼈능선, iliac crest) 위에서부터 무릎 외측까지 테이프 길이를 측정한다. 장경인대가 신장되도록 고관절을 굴곡하고, 다리를 내전시킨 상태에서 장골능부터 다리의 무릎 외측까지 테이프를 약간 늘려서 테이핑한다.

## 힙 운동

선수환자는 힙 좌상의 예방과 치료를 위해서 힙 주변 근육의 정상적인 근력과 유연성을 유지해야 한다. 그림 4-5는 힙을 위한 정적 스트레칭을 보여 준다. 탄성 밴드(elastic bands)는 고관절의 근력강화를 위한 저항을 제공하는데 사용될 수 있다(그림 4-6). 대퇴사두근의 대퇴직근과 3개의 햄스트링근은 힙의 움직임에 관여하기 때문에 이들 근육에 대한 운동이 이루어질 수 있게 한다(3장을 볼 것).

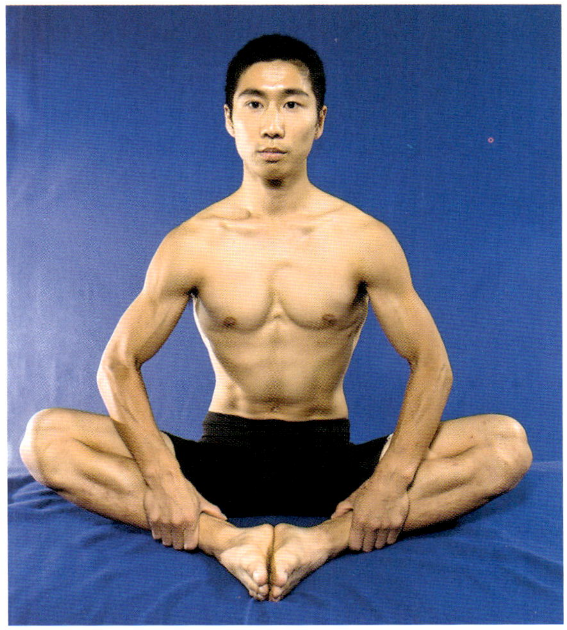

그림 4-5 힙을 위한 스트레칭 운동

# 대퇴부 좌상

Thigh Strains

대퇴사두근의 좌상은 이따금 발생하며, 햄스트링의 좌상은 대퇴부의 좌상보다 흔히 발생한다. 좌상의 원인에는 주로 과신장(overstretching), 강력한 근수축, 근피로 등이 있다. 햄스트링 좌상의 경우, 손상 부위가 햄스트링 내측의 반건양근(반힘줄근, semitendinosus), 반막양근(반막모양근, semimembranosus) 혹은 외측의 대퇴이두근(넙다리두갈래근, biceps femoris)을 포함하는지를 확인해야 한다. 이를 위해 근육 검진 시 무릎 굴곡 상태에서 저항을 하는 동안 다리를 내측 혹은 외측으로 회전시켜 내측과 외측 햄스트링근을 고립화한다(그림 4-7).

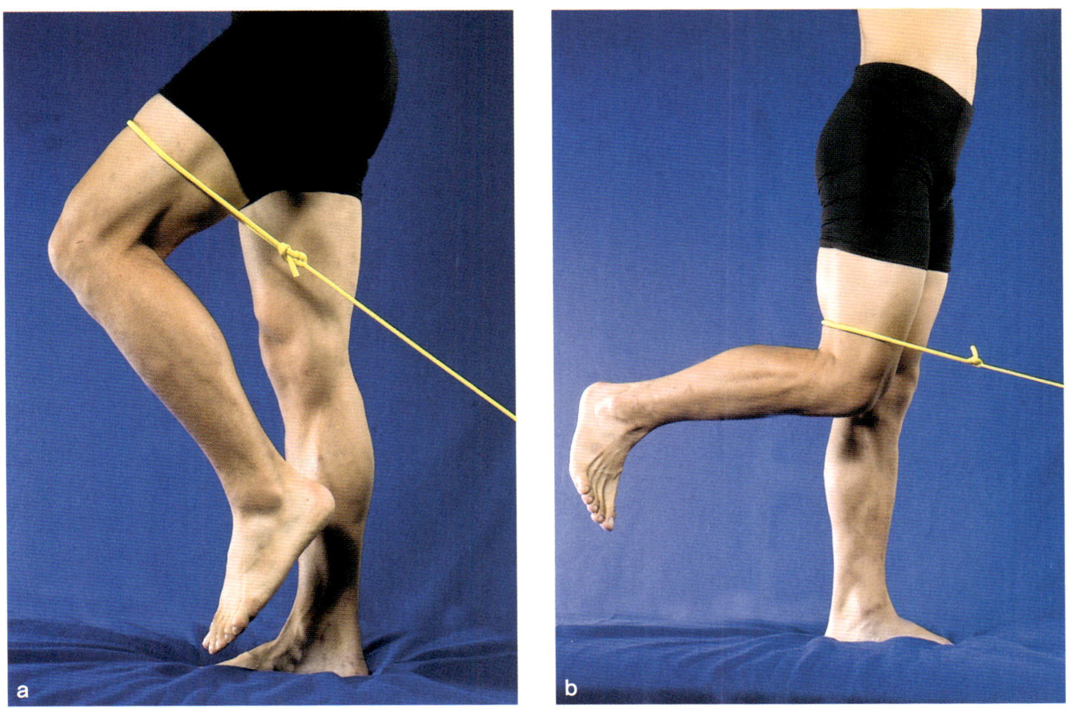

그림 4-6 (a) 힙 굴곡근과 (b) 신전근을 위한 근력강화 운동

## 대퇴부 좌상 테이핑(Thigh Strain Taping)

대퇴사두근(그림 4-8)과 햄스트링근(그림 4-9)을 탄력성 랩으로 지지하고, 만일 필요하다면 탄력성 테이프(elastic tape)로 랩을 보조한다. 대퇴를 감싸기 위해 4 또는 6인치(10.2 또는 15.2cm) 너비의 탄력성 랩을 사용한다. 적절한 지지를 제공하기 위해 좌상 부위의 원위부와 근위부를 모두 감싸는 테이핑을 적용한다. 심한 좌상 시 선수트레이너는 좌상 부위의 근위부 근육 부착점을 지지하기 위해 힙을 나선형으로 테이핑할 필요가 있다. 또한 선수트레이너는 대퇴 좌상을 보호하기 위해 테이핑 절차를 단독으로 혹은 탄력성 랩(elastic wrap)과 함께 병행해 사용할 수도 있다.

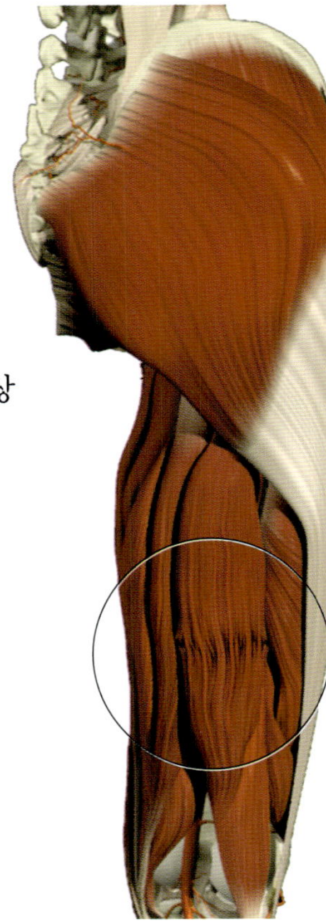


Image courtesy of Primal Pictures

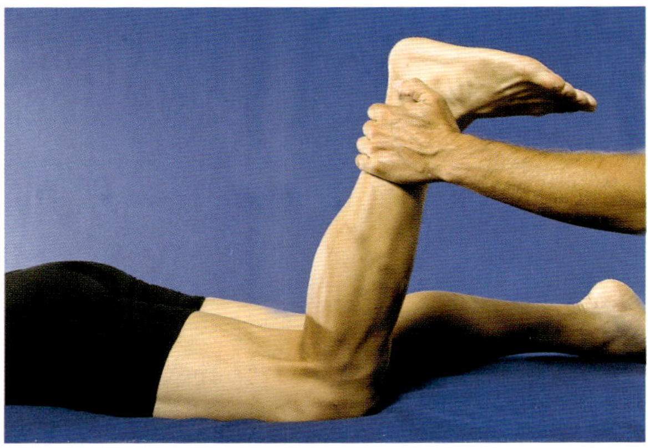

**그림 4-7** 햄스트링근 좌상에 대한 검사. 내측 햄스트링근을 고립하기(isolate) 위해 다리를 내회전한 상태에서 무릎을 굴곡하며 저항한다. 외측 햄스트링근을 고립하기 위해 다리를 외회전한 상태에서 무릎을 굴곡하며 저항한다.

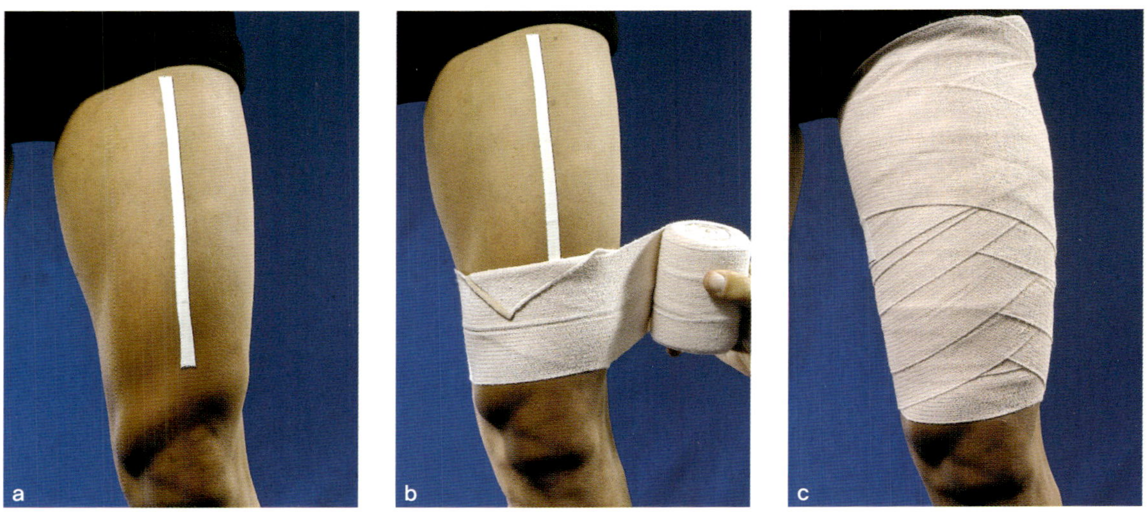


**그림 4-8** 대퇴사두근 좌상을 지지하기 위한 탄력성 랩. (a) 랩의 미끄러짐을 방지하기 위해 감기(wrapping) 전에 대퇴에 작은 줄 테이프(roll tape) 혹은 테이프 부착물(adherent)을 적용한다. (b–c) 대퇴 주변을 회전하는 형태로 감는다. (계속)

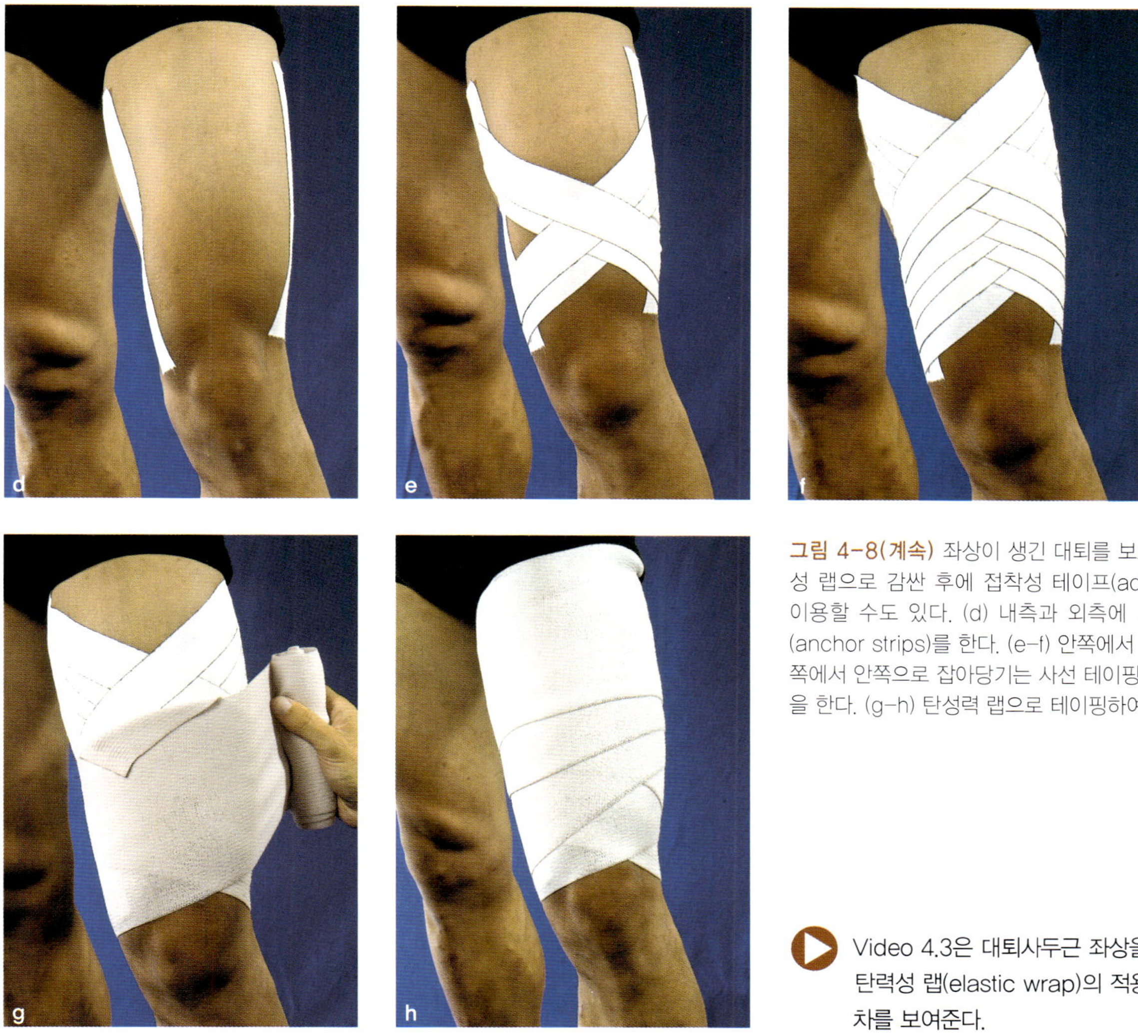


**그림 4-8(계속)** 좌상이 생긴 대퇴를 보호하기 위해 탄력성 랩으로 감싼 후에 접착성 테이프(adhesive tape)를 이용할 수도 있다. (d) 내측과 외측에 기준고정 테이프(anchor strips)를 한다. (e-f) 안쪽에서 바깥쪽으로, 바깥쪽에서 안쪽으로 잡아당기는 사선 테이핑(oblique strips)을 한다. (g-h) 탄성력 랩으로 테이핑하여 고정한다.

▶ Video 4.3은 대퇴사두근 좌상을 지지하기 위한 탄력성 랩(elastic wrap)의 적용과 테이핑 절차를 보여준다.

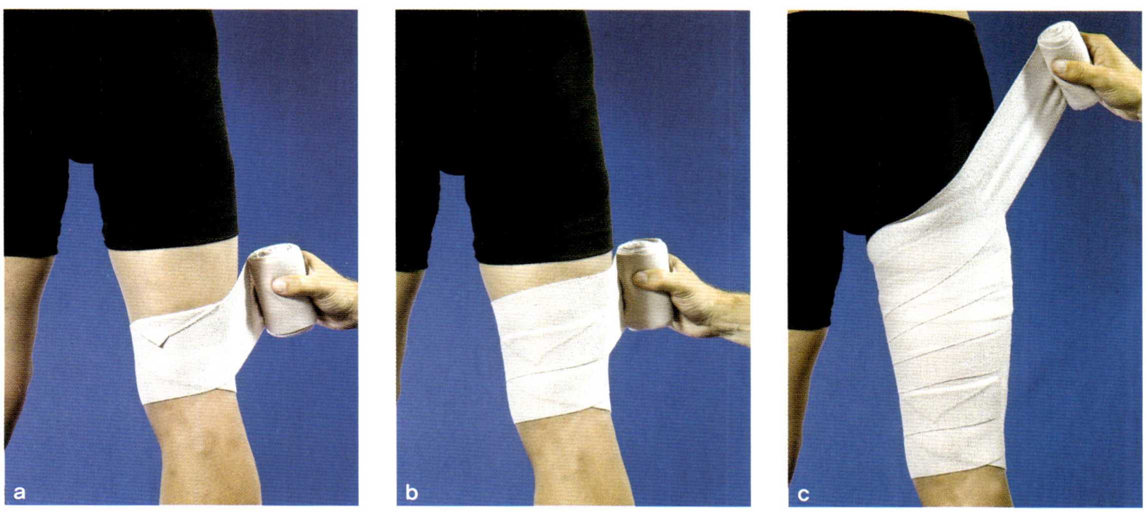


**그림 4-9** 햄스트링근 좌상을 지지하기 위한 탄성력 랩. 먼저, 내측 혹은 외측 햄스트링근 좌상인지를 결정한다. 만일 내측 햄스트링근의 좌상이라면, (a) 대퇴 후면의 안쪽으로 근육이 당겨지도록 하여 (b) 대퇴의 원위부에서 근위부로 회전 형태로 감고, (c-d) 햄스트링근은 둔부 바로 밑에 깊게 부착되어 있기 때문에 힙 나선형 테이핑(spica)을 복합적으로 시도하면 더욱 효과적이다. (계속)

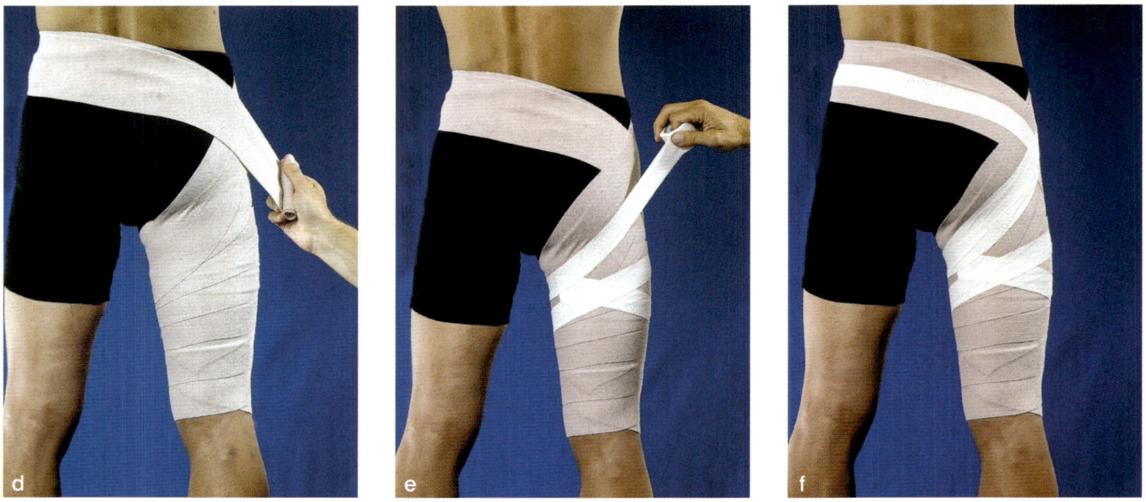


**그림 4-9(계속)** (e-f) 탄력성 테이프로 랩(wrap)을 따라 감는다.

Video 4.4는 좌상이 내측 또는 외측 햄스트링 근육을 포함하는지를 결정하기 위한 검사법과 손상된 근육을 지지하기 위해 8자(figure-eight, spica) 형태로 적용된 탄력성 랩을 적용한 후 적용된 탄력성 랩을 따라 탄력성 테이프를 적용하는 방법을 보여준다.

## 대퇴부 운동

고관절과 슬관절을 지나는 햄스트링 근육들은 두 관절 모두에 작용한다. 따라서 3장에서 슬관절의 굴곡근으로 기술된 근육들과 함께 고관절 신전근에 대한 근력강화와 스트레칭 운동을 해야 한다. 대퇴사두근 중 대퇴직근은 슬관절과 고관절 모두를 가로지르고 있기 때문에 선수환자의 운동요법은 슬관절 신전근과 고관절 굴곡근 운동을 모두 포함해야 한다.

## 힙과 대퇴부 타박상

Hip and Thigh Contusions

힙과 대퇴부 타박상(contusion)은 **장골능(엉덩뼈능선, iliac crest; hip pointer)** 또는 대퇴부 전방의 대

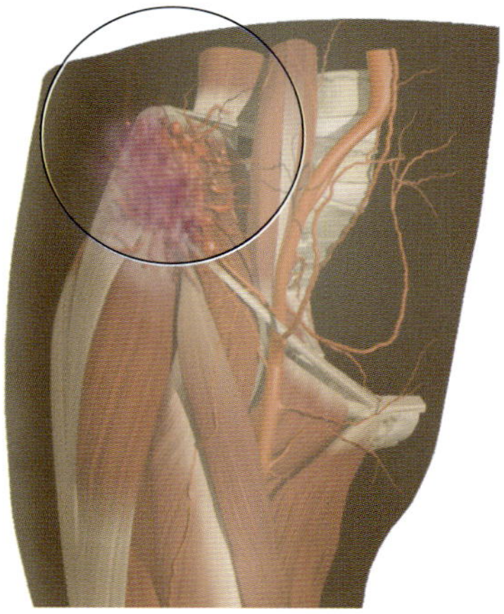


Image courtesy of Primal Pictures

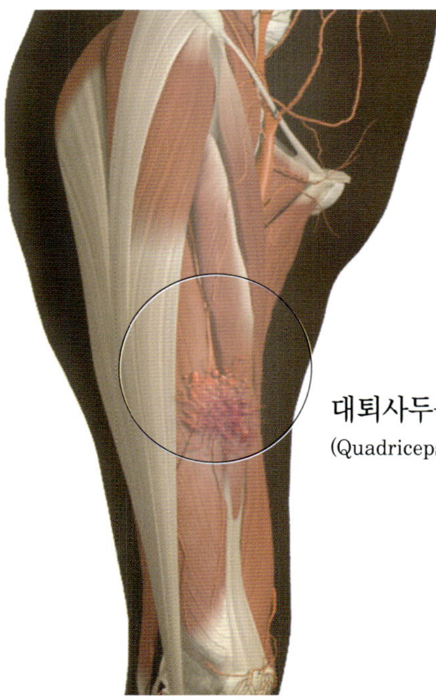


Image courtesy of Primal Pictures

퇴사두근에 주로 발생한다.

장골능의 타박상은 통증이 심하지만 심각하지는 않다. 하지만 대퇴사두근의 타박상은 타박상에 의해 야기된 **혈종(hematoma)**의 석회화(calcification)인 **골화근염(myositis ossificans)**으로 진행될 수 있기 때문에 선수트레이너의 특별한 주의가 요구된다.

## 힙과 대퇴부에 패드 대기

장골능 또는 대퇴부 전방의 보호패드를 고정하기 위해 탄력성 랩과 탄력성 테이프를 사용한다. 그림 4-10은 장골능 위에 보호패드를 대는 두 가지 방법을 설명한다. 첫 번째 방법은 패드를 장골능 위에 위치시킨 후 탄력성 랩을 이용하여 둔부와 허리를 감싸서 패드를 고정하는 것이다. 두 번째 방법은 패드를 장골능 위에 위치시킨 후 탄력성 랩을 이용하여 대퇴부와 힙을 동시에 나선형(spica) 테이핑을 적용하여 고정한 다음 추가적으로 탄력성 테이프를 이용하여 보강하는 것이다. 그림 4-11은 탄력성 랩과 테이프로 대퇴사두근에 보호패드를 고정시키는 방법을 보여주고 있다.

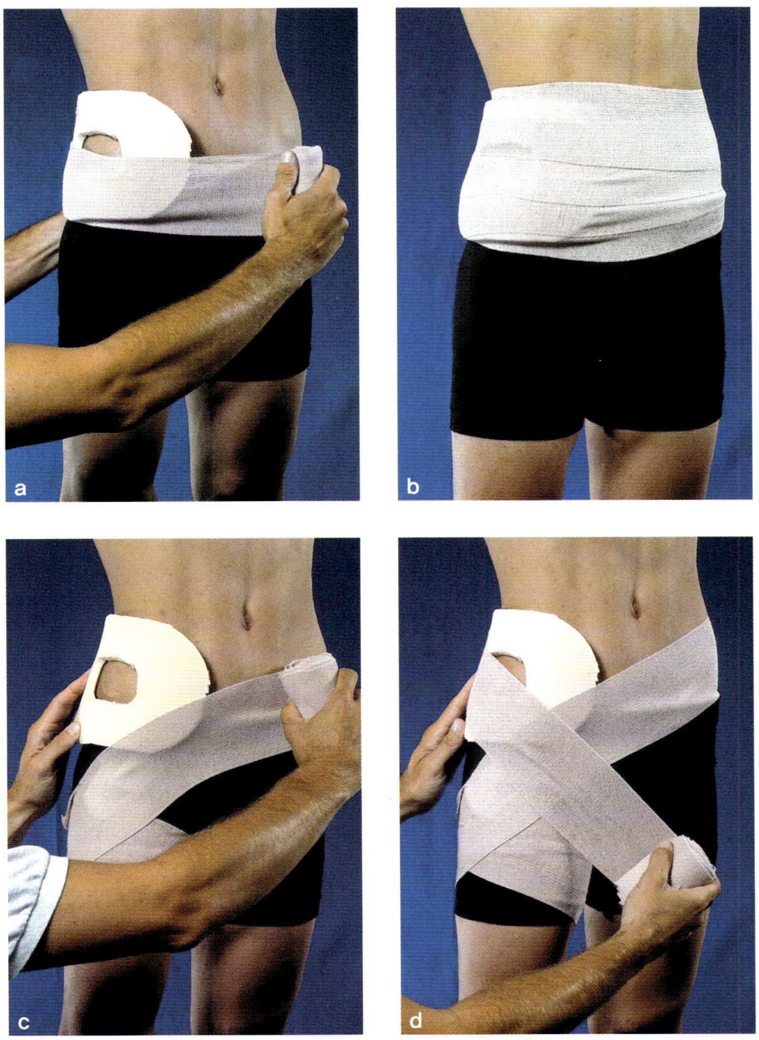

**그림 4-10** 장골능 위에 보호패드를 고정하기 위한 탄력성 랩. (a-b) 패드는 장골극(엉덩뼈가시, iliac crest; hip pointer) 위에 놓고 탄력성 랩을 이용하여 고정한다. (c-e) 추가적인 지지와 제자리에 패드를 고정하기 위해 힙 나선형 테이핑을 적용한다. (계속)

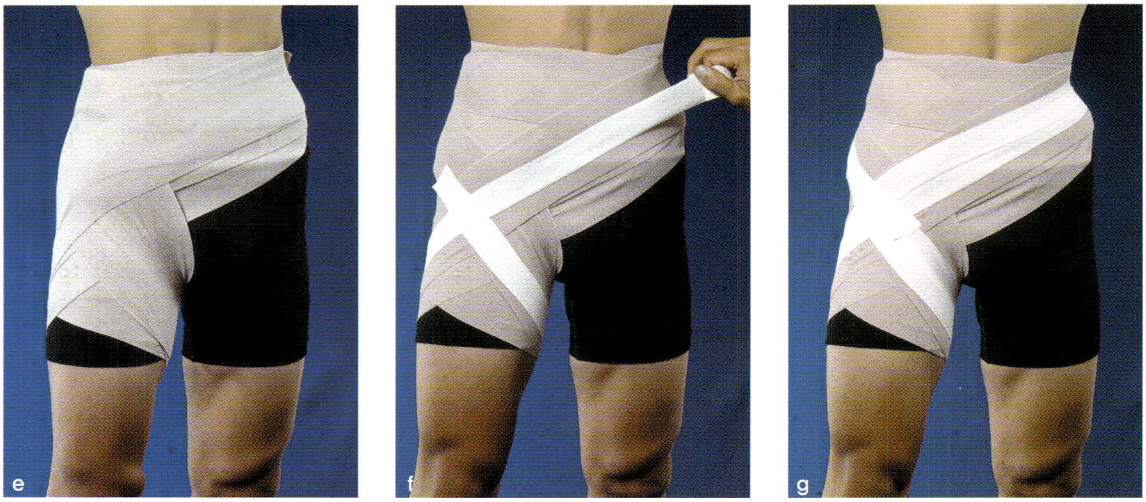


그림 4-10(계속) (f-g) 탄력성 테이프로 랩(wrap)을 따라 감는다.

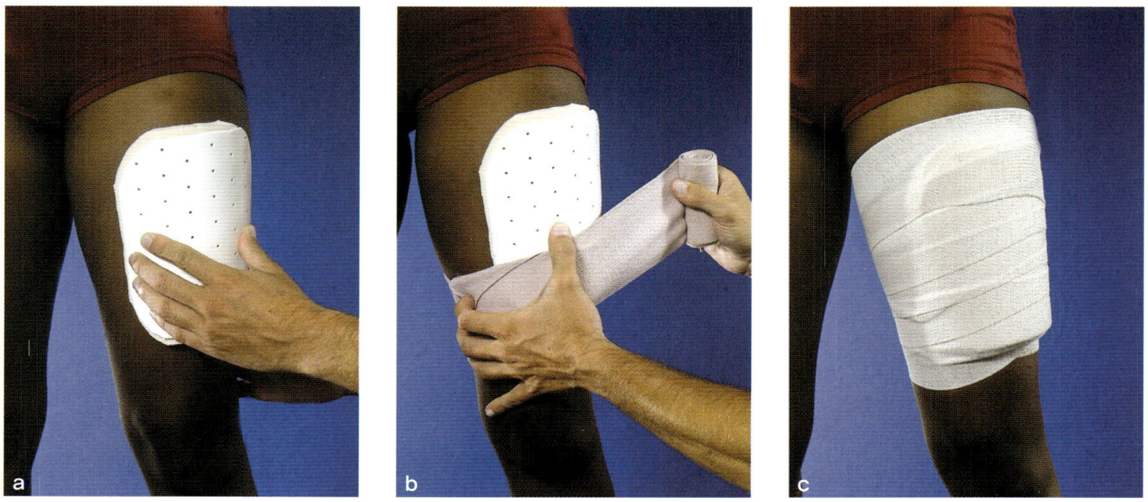


그림 4-11 (a-c) 대퇴사두근 위에 보호패드를 고정시키기 위한 탄력성 랩.

## 힙과 대퇴부 타박상을 위한 운동

선수환자는 회복되는 동안 정상적인 근력과 관절가동범위를 유지해야 한다. 제3장에서 제시한 대퇴사두근과 힙의 스트레칭과 근력강화 운동을 수행해야 한다. 골화근염이 발생되지는 않는지에 관해 경험 있는 선수트레이너가 심각한 대퇴부 타박상에 대해 관찰해야 한다.

CHAPTER 5

# 어깨와 상지

## The Shoulder and Arm

견갑대(어깨띠, shoulder girdle)의 뼈들은 쇄골(빗장뼈, clavicle), 견갑골(어깨뼈, scapula), 상완골(위팔뼈, humerus)을 포함한다. 쇄골 근위부(몸쪽, proximal)와 흉골(복장뼈, sternum)은 흉골쇄골관절(복장빗장관절, sternoclavicular joint; 이하 흉골쇄골관절)을 형성하며, 상지와 몸통(trunk)을 연결하는 유일한 관절이다. 전·후 흉골쇄골관절인대, 늑골쇄골인대(갈비빗장인대, costoclavicular ligament), 그리고 쇄골간인대(빗장사이인대, interclavicular ligament)는 흉골쇄골관절을 안정화시킨다. 쇄골 원위부(먼쪽, distal)와 견갑골견봉돌기(어깨뼈봉우리돌기, acromion process)는 견봉쇄골관절(어깨봉우리빗장관절, acromio-clavicular joint)을 형성하고, 견봉쇄골관절은 오구쇄골인대(부리빗장인대, coracoclavicular ligament)와 견봉쇄골인대(봉우리빗장인대, acromioclavicular ligament; 이하 견봉쇄골인대)에 의해 관절이 강화된다.

견갑골의 관절와(관절오목, gle-noid cavity)와 상완골두(위팔뼈머리, head of humerus)는 상완와관절(오목위팔관절, glenohumeral joint)이라고 하는 어깨를 형성한다. 관절와순(관절테두리, glenoid labrum), 상완관절인대(오목위팔인

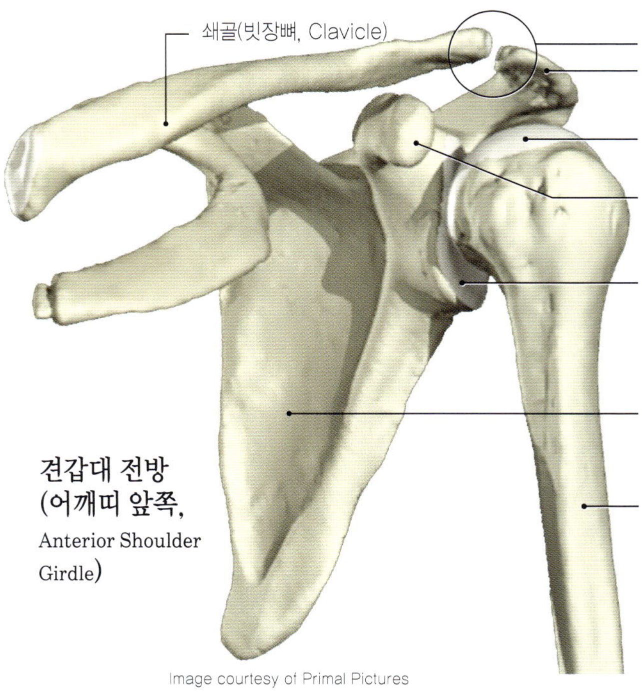


**견갑대 전방 (어깨띠 앞쪽,** Anterior Shoulder Girdle)

Image courtesy of Primal Pictures

대, glenohumeral ligaments), 관절낭(관절주머니, joint capsule)은 어깨의 얕고 불안정한 절구관절(ball-and-socket articulation)을 보강해준다.

### 견갑대 후방(어깨띠 뒤쪽, Posterior Shoulder Girdle)

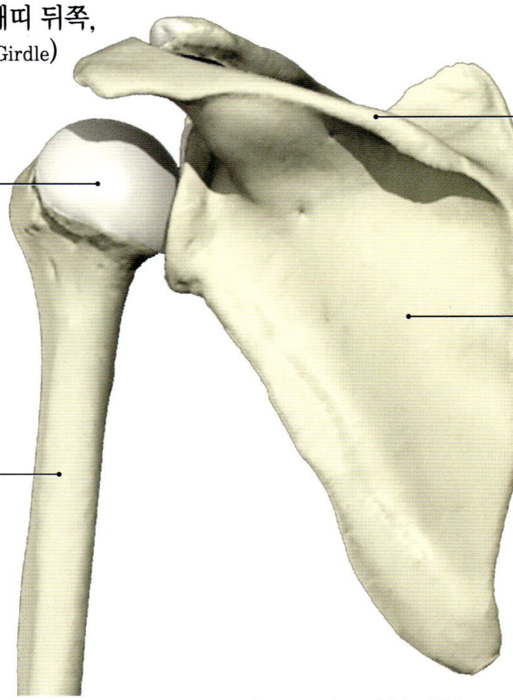


Image courtesy of Primal Pictures

### 견관절 복합체의 인대(Shoulder Complex Ligaments)

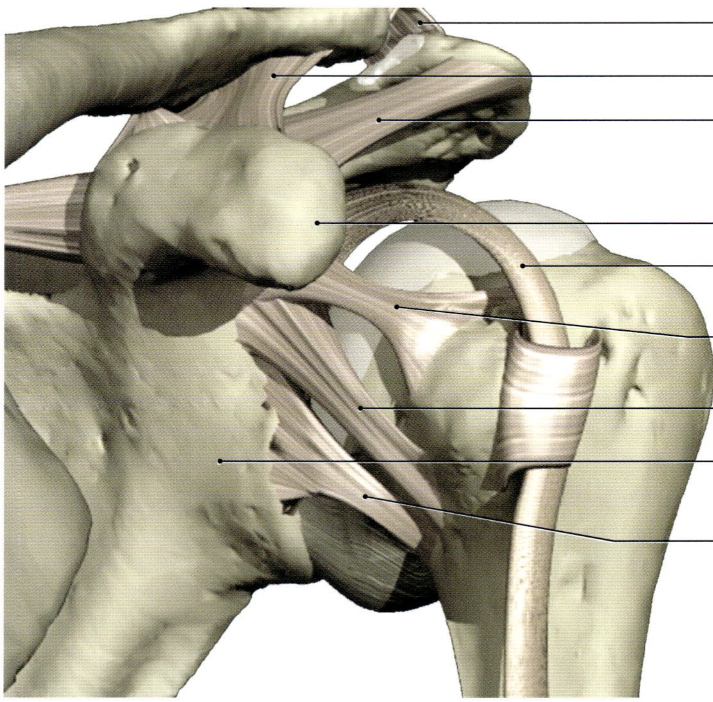


Image courtesy of Primal Pictures

대흉근(큰가슴근, pectoralis major) 쇄골부(빗장뼈 부분, clavicular portion)와 전면 삼각근(앞어깨세모근, anterior deltoid)은 견관절을 굴곡(굽힘, flexion)한다. 광배근(넓은등근, latissimus dorsi), 대원근(큰원근, teres major), 대흉근(큰가슴근, pectoralis major) 흉골부(가슴뼈 부분, sternal part)는 견관절을 신전(폄, extension)한다. 외전(벌림, abduction)은 삼각근(어깨세모근, deltoid)과 **회전근개(근육둘레띠, rotator cuff)**의 작용으로 일어난다. 회전근개는 견갑하근(어깨밑근, subscapularis), 극상근(가시위근, supraspinatus), 극하근(가시아래근, infraspinatus), 소원근(작은원근, teres minor) 등 4개 근육을 일컫는다(그림 5-1).

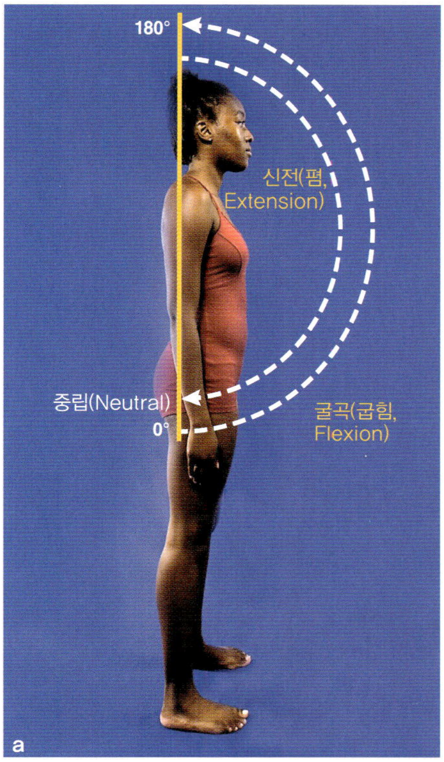


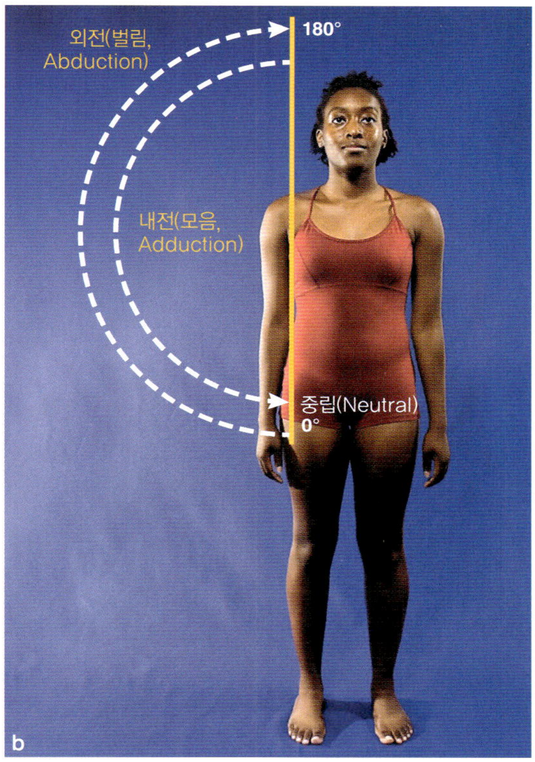


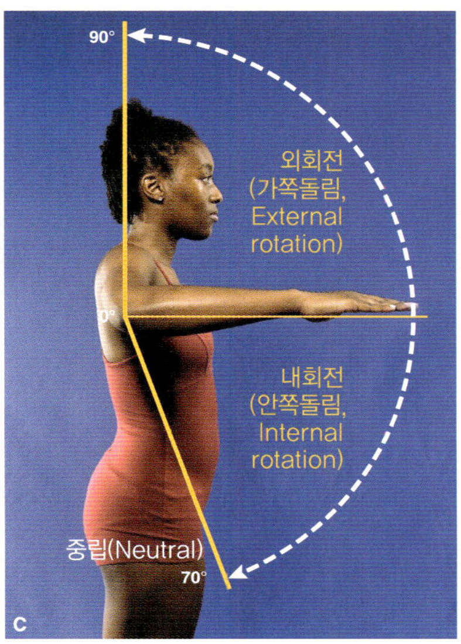


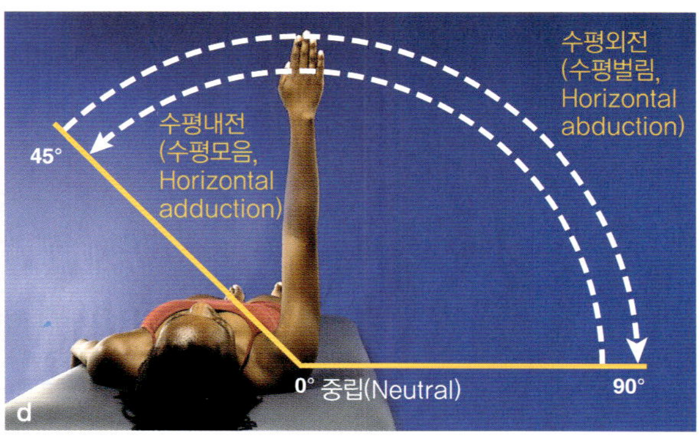


**그림 5-1** (a) 어깨(상완와관절, glenohumeral) 굴곡과 신전의 관절가동범위(ranges of motion); (b) 어깨 외전과 내전의 관절가동범위; (c) 어깨 내/외 회전의 관절가동범위; (d) 어깨 수평 내/외전의 관절가동범위. (계속)

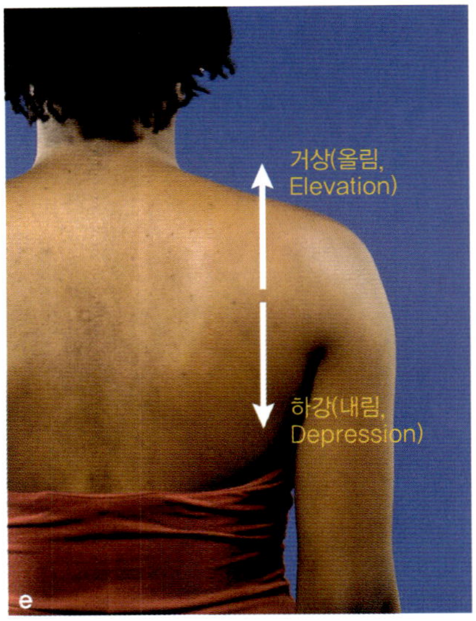


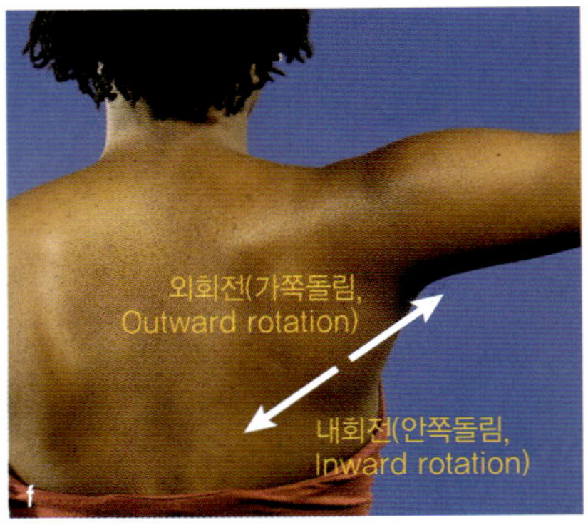


**그림 5-1(계속)** 견갑골의(어깨뼈의, scapular) 관절가동범위는 (e) 견갑골 거상과 하강(올림과 내림, elevation and depression), (f) 외측과 내측회전(가쪽과 안쪽돌림, outward and inward rotation), (g) 외전과 내전을 포함한다.

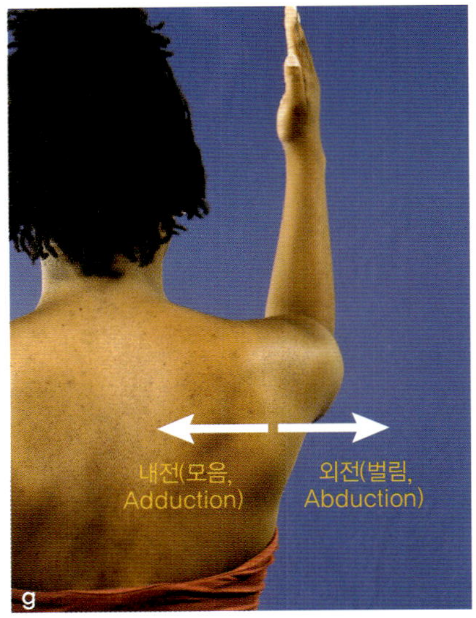


## 어깨 외측(Lateral Shoulder)

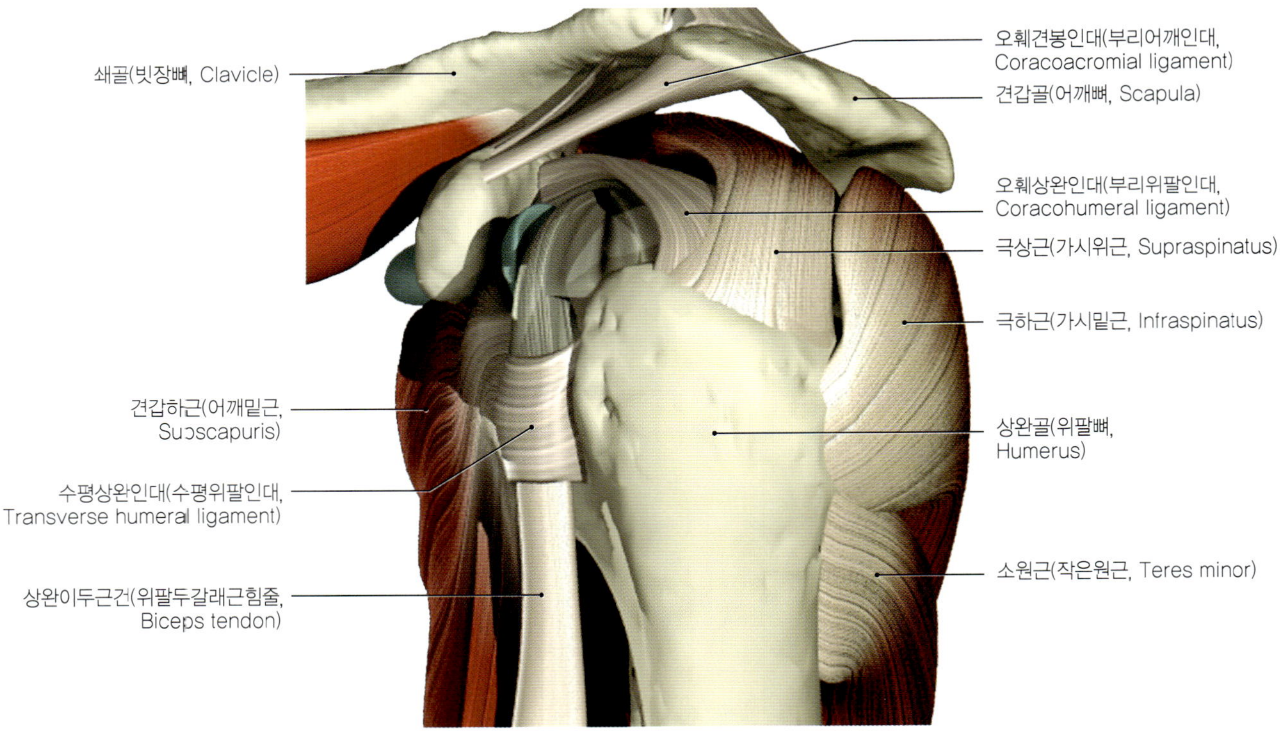


Image courtesy of Primal Pictures

수평굴곡(horizontal flexion)은 오훼완근(부리위팔근, coracobrachilis), 대흉근, 삼각근 전면의 조합으로 일어나며, 수평신전은 극하근(가시밑근, infraspinatus), 소원근(작은원근, teres minor), 삼각근 후면부의 수축에 의해 일어난다.

상완와관절의 움직임은 견갑골의 움직임과 함께 일어난다. 견갑골의 움직임에는 소흉근(작은가슴근, pectoralis minor)과 전거근(앞톱니근, serratus anterior)의 작용에 의한 외전, 능형근(마름근, rhomboid muscles)의 작용에 의한 내전, 전거근과 승모근(등세모근, trapezius)의 작용에 의한 외회전, 소흉근, 능형근의 작용에 의한 내회전, 견갑거근(어깨올림근, levator scapulae)의 작용에 의한 거상(올림, elevation), 소흉근의 작용에 의한 하강(내림, depression)이 있다.

### 어깨와 사지의 주요 촉지 기준점

**전면**
- ▶ 삼각근(어깨세모근, Deltoid muscle)
- ▶ 대흉근(큰가슴근, Pectoralis major muscle)
- ▶ 쇄골(빗장뼈, Clavicle)

**내측**
- ▶ 삼각인대(세모인대, Deltoid ligament)
- ▶ 종족궁(세로발바닥활, Longitudinal arch)
- ▶ 내과(안쪽 복사, Medial malleolus)

**후면**
- ▶ 견갑골(어깨뼈, Scapula)

**상위**
- ▶ 견봉쇄골관절(어깨봉우리빗장관절, Acromioclavicular joint)

**표면 해부학**(Surface Anatomy)

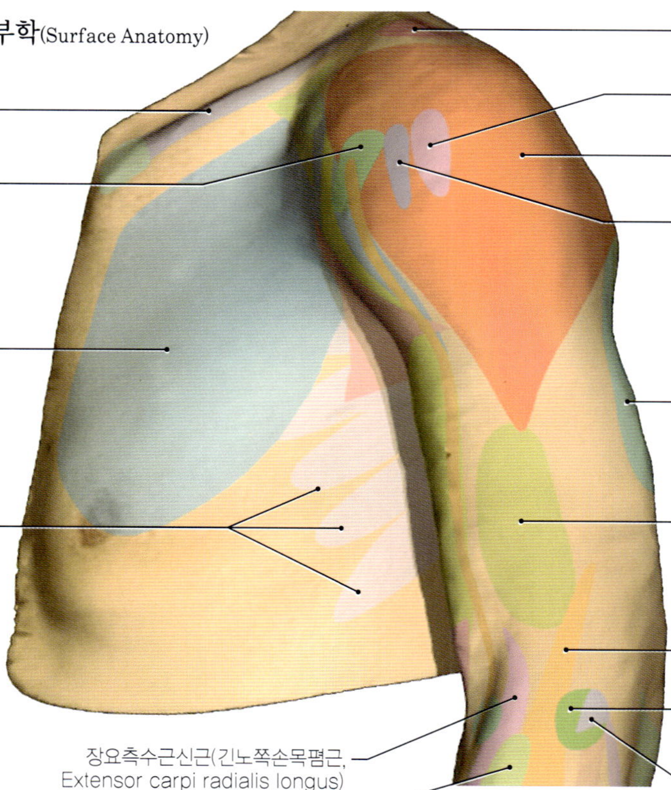

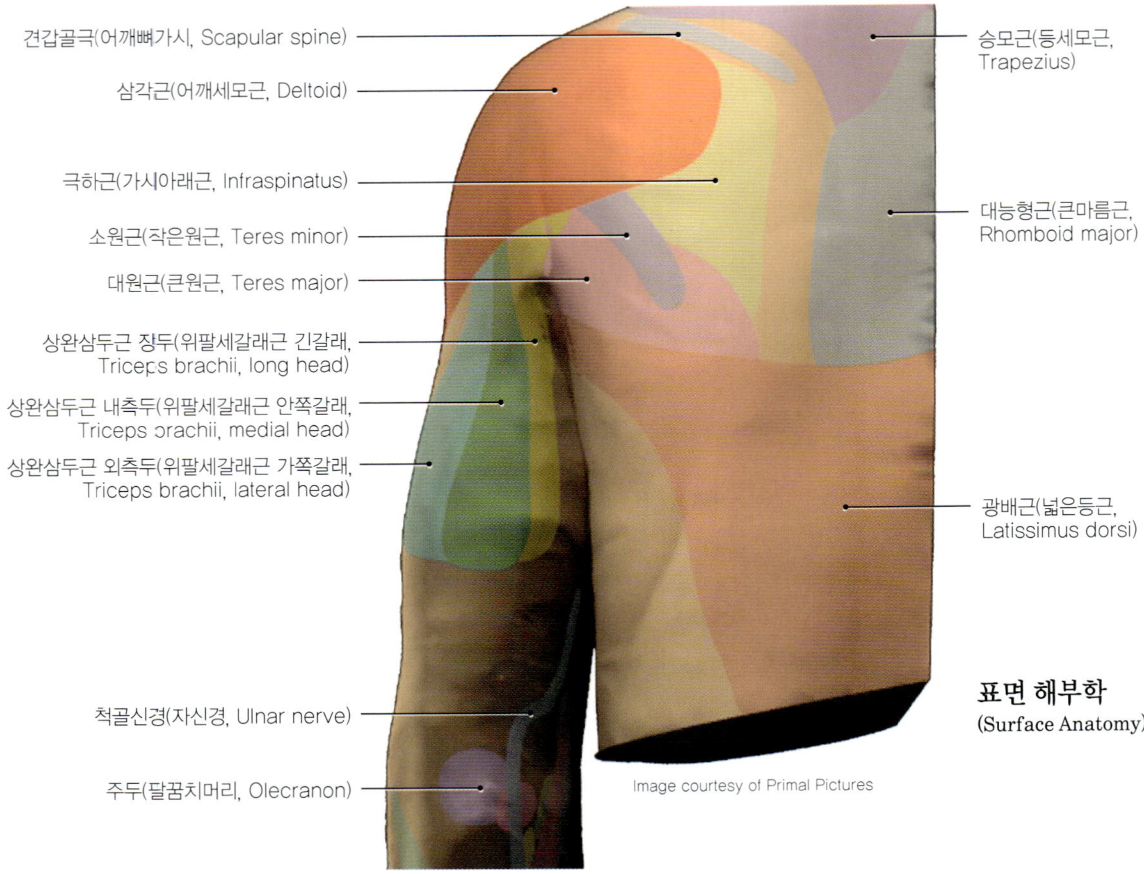


**표면 해부학**
(Surface Anatomy)

Image courtesy of Primal Pictures

## 견봉쇄골관절 염좌

Acromioclavicular Joint Sprains

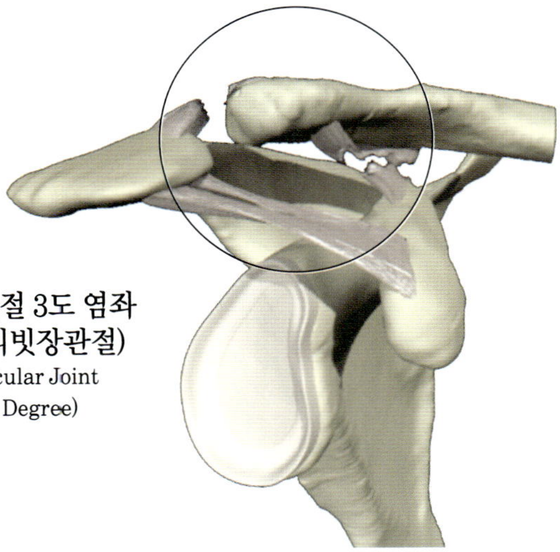

**견봉쇄골관절 3도 염좌**
**(어깨봉우리빗장관절)**
Acromioclavicular Joint Sprain (Third Degree)

Image courtesy of Primal Pictures

선수들은 손, 팔꿈치, 혹은 어깨 자체로 떨어질 때 발생하는 **견봉쇄골관절 염좌(일명 '분리된 어깨 separated shoulder')**라 불리는 손상을 입는다. 임상 의사들은 견봉쇄골관절 염좌(sprains)를 손상정도에 따라 1~3도로 구분한다. 1도 염좌는 견봉쇄골인대의 약간 찢김(tear)이며, 3도 염좌는 견봉쇄골인대와 오구쇄골인대(부리빗장인대, coracoclavicular ligament) 모두의 완전 파열을 의미한다. 3도 염좌의 경우 어깨의 뚝 떨어짐(drop)과, 어깨 상부 피부 위로의 쇄골 돌출(protrude)이 나타난다.

## 견봉쇄골관절 테이핑

견봉쇄골관절 염좌의 테이핑은 가슴과 등에서 어깨 상부(top)를 지나고 팔을 두르는 기준고정 테이프(anchor strips)의 적용으로 시작한다(그림 5-2). 어깨나 가슴의 테이핑을 할 때는 거즈(gauze)나 밴드(bandage)로 유두(nipple)를 보호해야 한다. 계속해서 상완의 기준고정 테이프로부터 어깨의 기준고정 테이프까지 그리고 가슴의 기준고정 테이프로부터 등의 기준고정 테이프까지 연속되는 일련의 테이핑을 한다.

Video 5.1은 견봉쇄골관절 염좌를 보호하기 위한 테이핑과 패딩(padding) 절차를 보여준다.

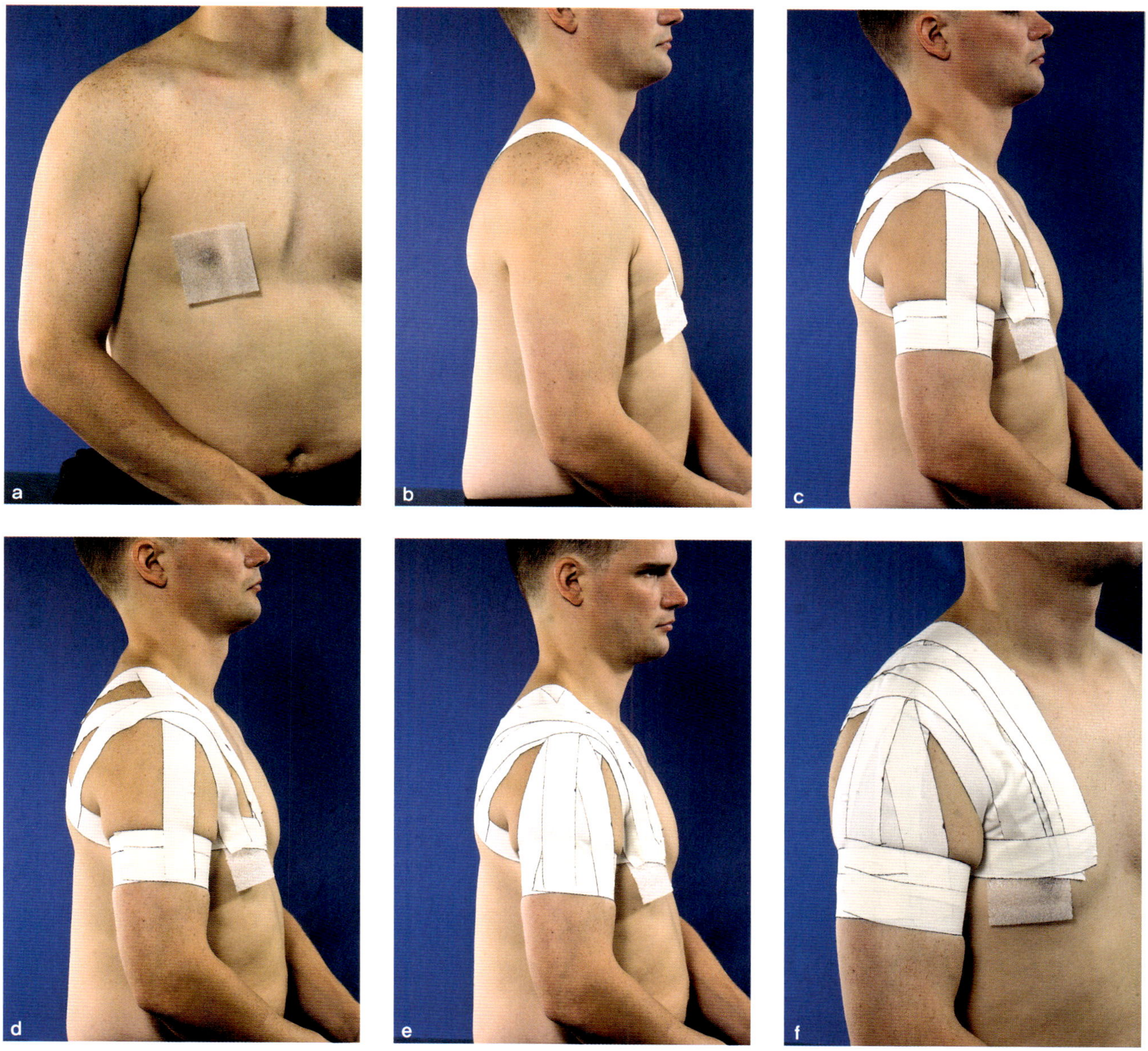


그림 5-2 견봉쇄골관절 염좌(분리된 어깨) 테이핑. (a) 어깨나 가슴의 모든 테이핑은 보호용 거즈로 유두를 덮는 것으로 시작되어야 한다. (b) 기준고정 테이프(anchor strips)를 어깨의 전면, 상면, 후면, (c) 그리고 상완의 근위부까지 적용한다. (d-f) 상완의 기준고정 테이프에서 어깨 상면을 기준고정 테이프로 테이핑을 하고, 어깨의 전면 기준고정 테이프에서 후면 기준고정 테이프까지 겹치기 형태로 견봉쇄골관절이 덮이도록 테이핑을 한다.

선수트레이너는 손상된 견봉쇄골관절 위에 보호패드(pad)를 사용하여 이 과정을 대치 혹은 보완할 수 있다. 그림 5-3은 성형 보장구(orthoplast)를 이용하여 보호패드를 만드는 기술과 어깨에 탄력성 랩(wrap)을 이용하여 나선형(spica)으로 패드를 고정하는 방법에 대해 설명하고 있다. 선수트레이너는 이 기술을 대퇴사두근(넙다리네갈래근, quadriceps femoris), 장골능(엉덩뼈능선, iliac crest)의 타박(contusion)과 뼈돌출증(blocker's exostosis)과 같은 다른 손상들을 보호하기 위해 맞춤형 보호패드를 만드는데 사용할 수 있다.

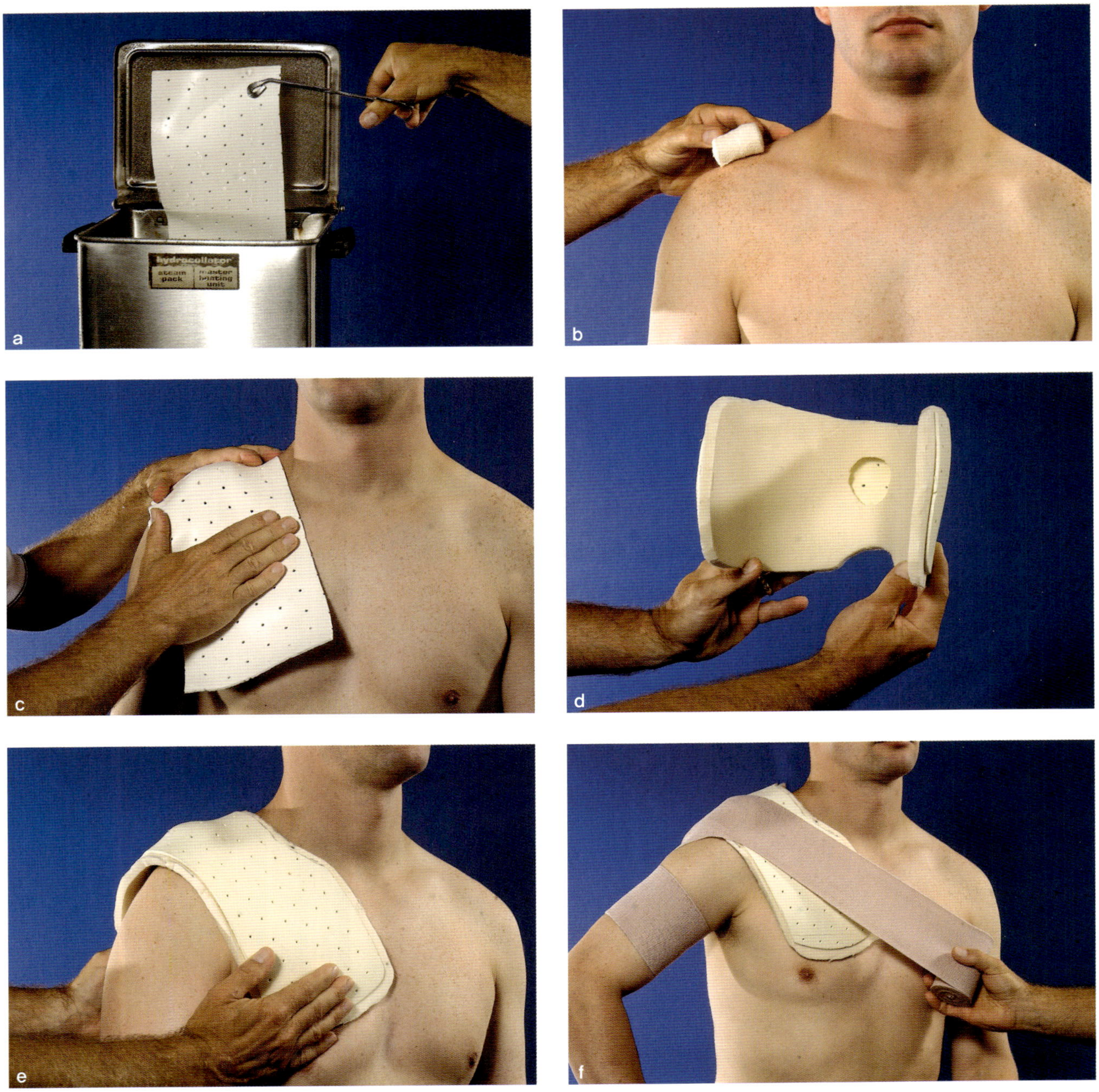

**그림 5-3** (a-e) 성형 보장구(orthoplast)로 보호패드를 만들어, (f-i) 어깨에 탄력성 랩을 이용하여 나선형으로 보호패드를 고정시킨다. (계속)

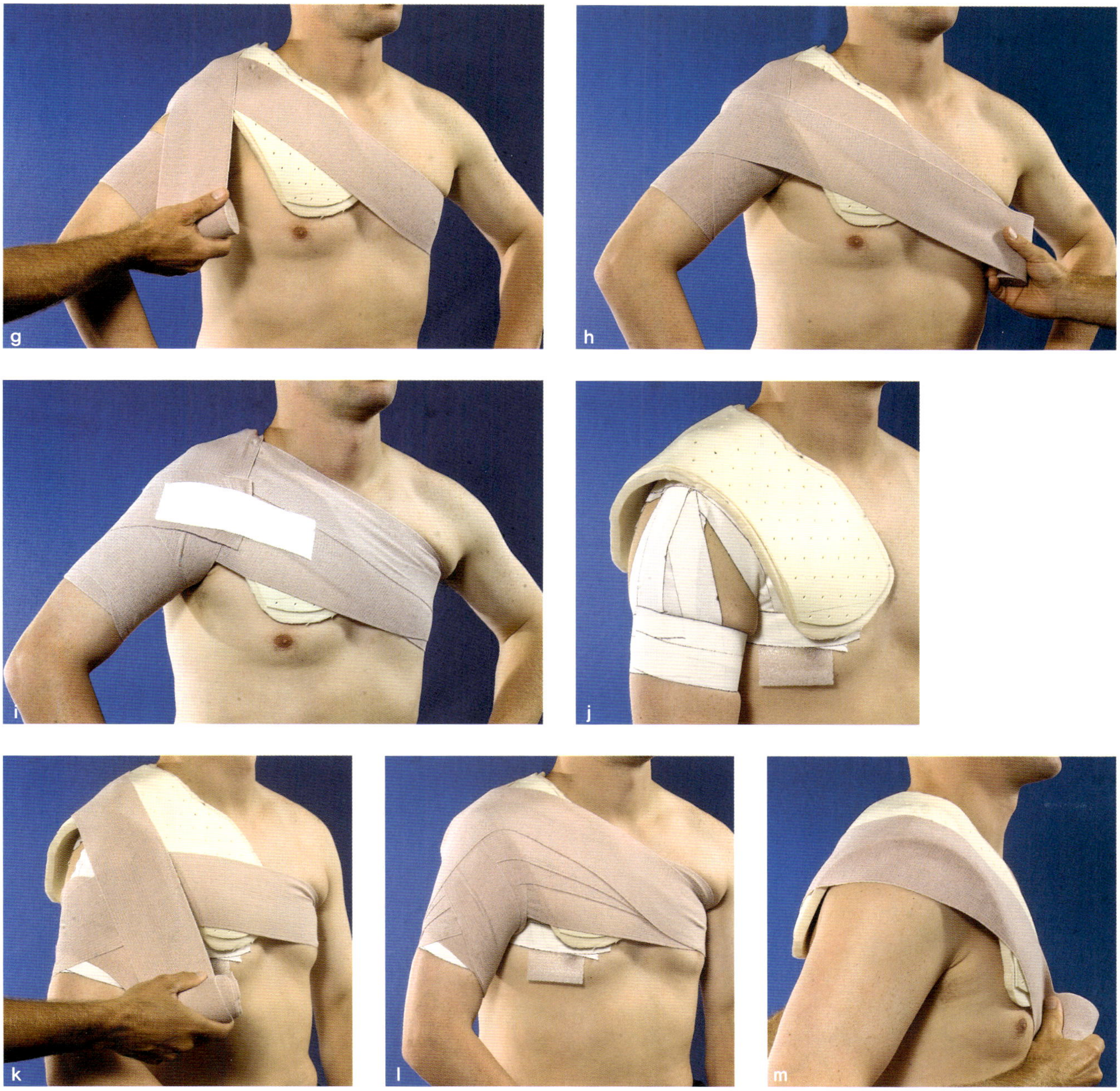

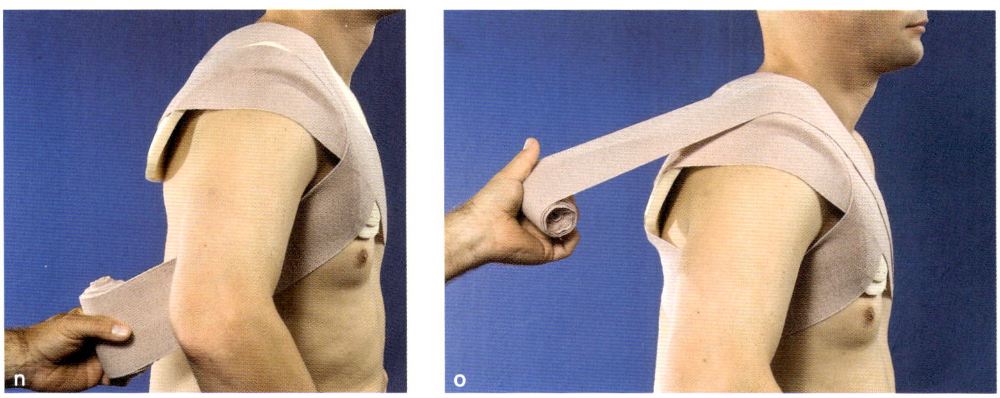

**그림 5-3(계속)** (j–l) 보호패드 위에는 그림 5.2에서 보여준 견봉쇄골관절 테이핑 절차를 적용할 수 있다. (m–r) 상완의 근위부를 적용하지 않는 변형된 어깨 나선형 기법(spica technique)은 보호패드를 고정하기 위해 사용될 수 있다. (계속)

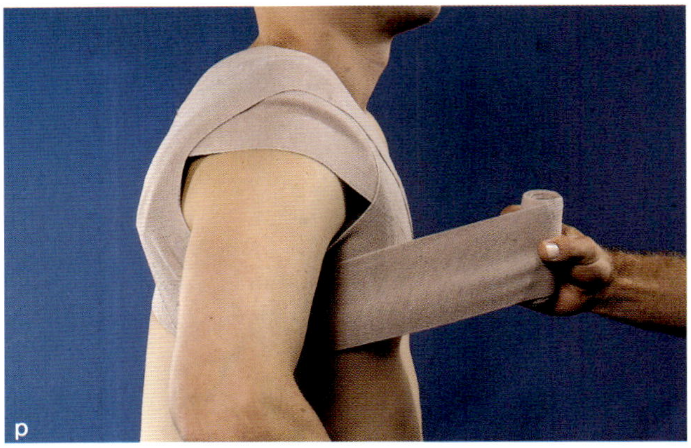

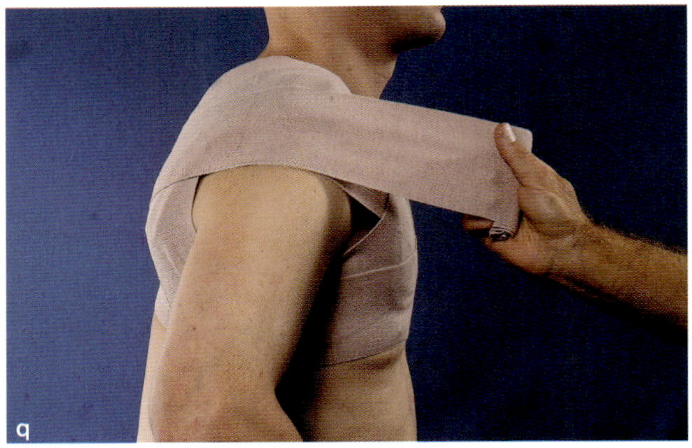

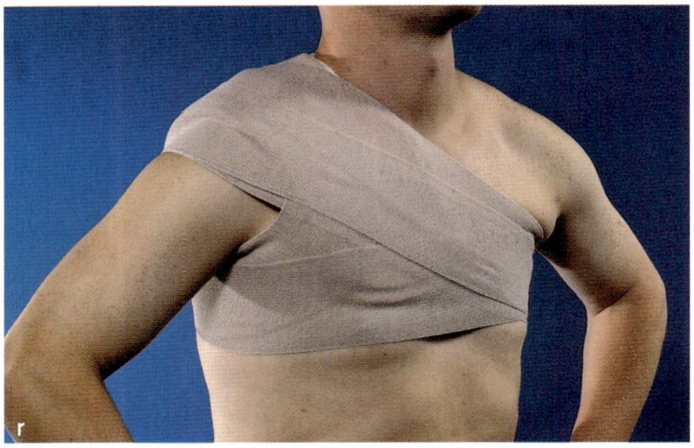

그림 5-3(계속)

## 견봉쇄골관절 염좌를 위한 맥코넬 테이핑

선수트레이너는 견봉쇄골관절 염좌에 대해서 슬개골(무릎뼈, patella)에 쓰이는 맥코넬(McConnel) 테이핑(그림 3-16을 참조)과 같은 방법을 사용할 수 있다. 이 테이핑 방법은 더 오랜 기간 동안(extended period) 적용된 테이프를 유지할 수 있고, 견봉쇄골관절이 "재근접(reapproximate)"하는데 도움을 준다(그림 5-4).

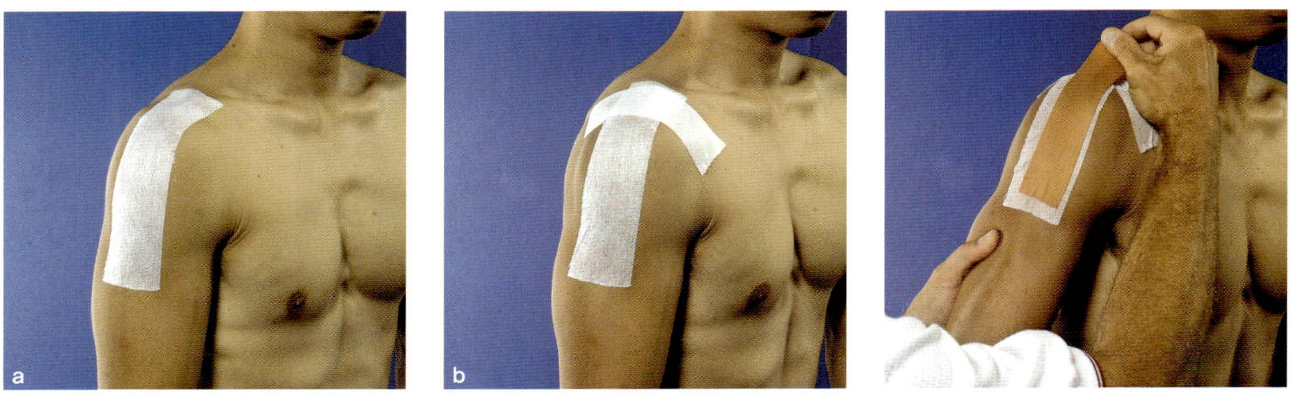

그림 5-4 견봉쇄골관절 염좌를 위한 맥코넬(McConnel) 테이핑. 슬개대퇴관절(무릎뼈넙다리뼈관절, patellofemoral joint)의 통증을 위한 맥코넬 테이핑처럼 언더랩 스트레치(underwrap stretch)와 스트랩 테이프(strapping tape)를 사용한다. (a) 삼각근 조면(거친면, tuberosity)으로부터 견봉쇄골관절을 지나 3/4 ~ 1-1/4 인치(2~3cm)까지 첫 번째 언더랩 스트립(strip)을 수직으로 적용한다. (b) 오훼돌기부터 견갑골극까지 두 번째 스트립(strip)을 적용한다. (c) 견봉쇄골관절로 접근하면서 언더랩 스트립 위에 첫 번째 스트랩 테이프를 수직으로 붙인다. (계속)

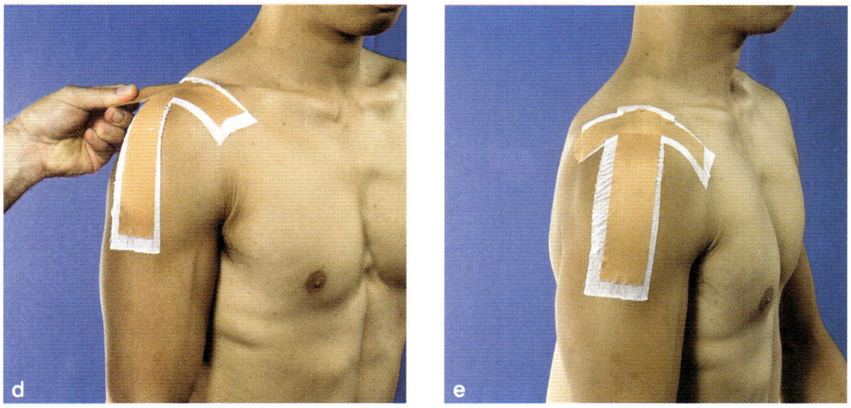

그림 5-4(계속) (d) 스트래핑 테이프의 두 번째 테이프는 전면에서 후면으로 붙인다. (e) 스트립이 교차(crossing strips)되는 지점은 견봉쇄골관절 위 중앙이 되어야 한다. 스트래핑 테이프 스트립의 추가 층(layer)은 충분한 지지를 위해 필요할 것이다.

## 어깨 운동

대부분의 스포츠, 특히 상완의 오버헤드(overhead) 동작이 요구되는 스포츠에서, 어깨의 적절한 근력과 유연성은 필수적이다. 어깨 스트레칭을 위해 T-바(bar)를 이용한 운동을 할 수 있다(그림 5-5). 이 운동요법이 어깨관절의 전체 관절가동범위에서 이루어지고 있는지 확인해야 한다.

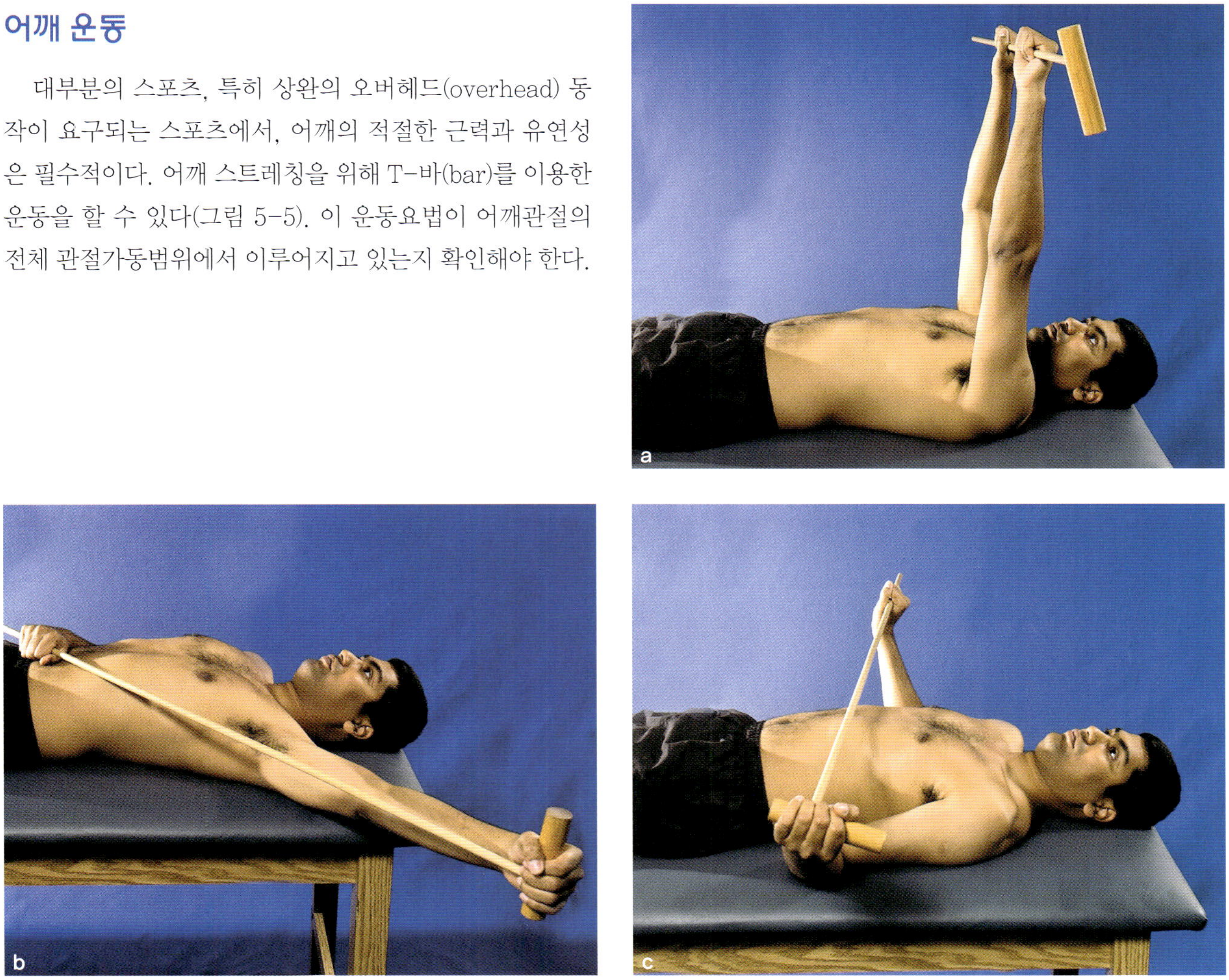

그림 5-5 (a) 굴곡, (b) 외전, 그리고 (c) 외회전을 통해 어깨 근육을 늘이기 위한 T-바 운동

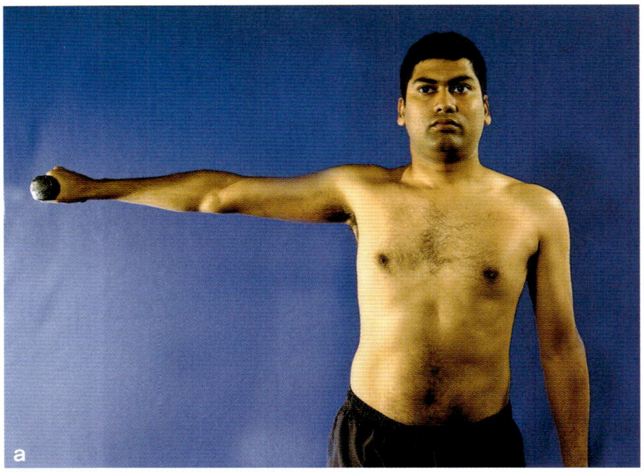

어깨의 근력강화를 위해 덤벨, 탄성 밴드(elastic band)를 이용할 수 있으며, 두 가지를 결합하여 운동을 수행할 수도 있다. 그림 5-6은 덤벨이 각각의 어깨 움직임을 통해 어떻게 저항을 제공하는지를 보여준다. 탄력성 밴드를 이용한 근력강화 운동은 덤벨을 이용한 운동과 비슷하지만, 기능적인 움직임의 형태를 수행할 수 있다는 차이점이 있다(그림 5-7).

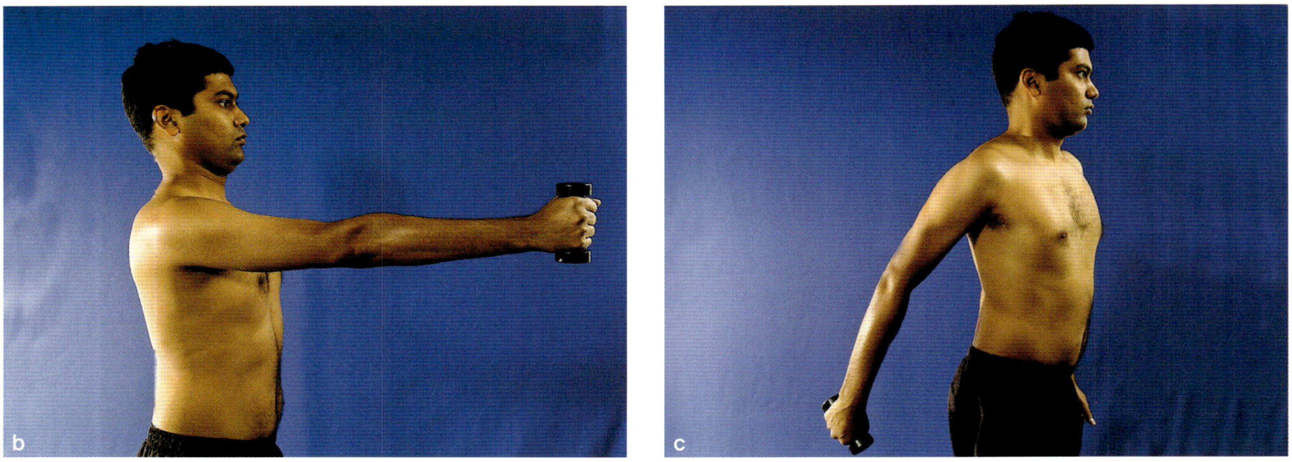

**그림 5-6** 어깨의 (a) 외전근(abductor), (b) 굴곡근(flexor) 그리고 (c) 신전근(extensor)의 근력강화를 위한 덤벨 운동. 이 동작들은 보통 (a)와 (b)에서 보이는 것처럼 수평지점을 초과하지 않아야 한다.

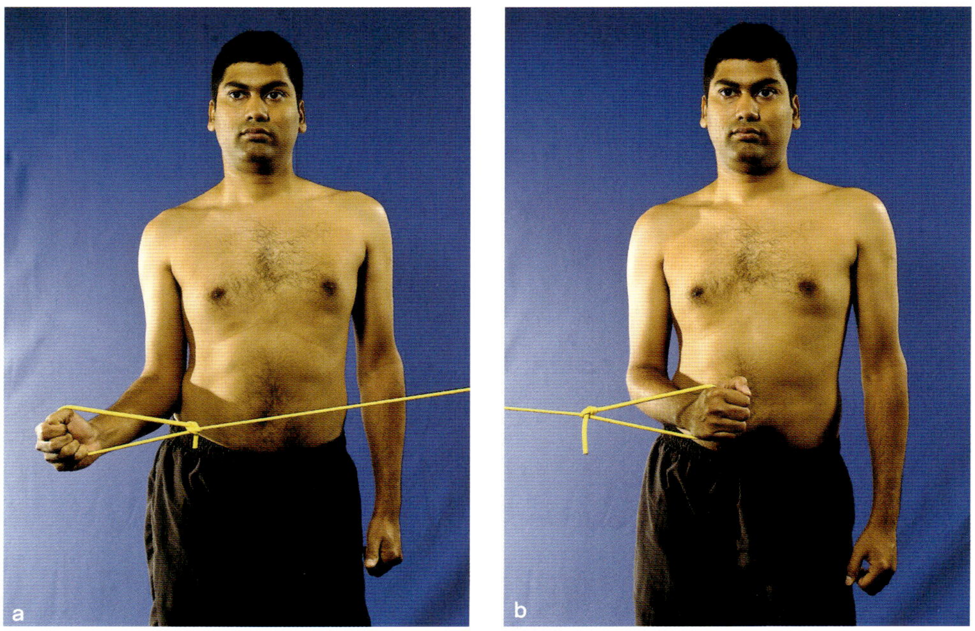

**그림 5-7** 탄력성 밴드(elastic band)는 어깨의 (a) 외회전근(가쪽돌림근, external rotator), (b) 내회전근(안쪽돌림근, internal rotator)의 근력강화를 위해 효과적이다.

# 상완와관절 염좌
Glenohumeral Sprains

염좌(sprains), **아탈구(불완전 탈구, subluxation)**, **탈구(완전 탈구, dislocation)**는 모두 견관절에서 흔히 일어나며, 어깨의 만성적 불안정성을 초래한다. 이러한 손상을 입은 선수환자는 종종 손상을 복구하기 위해 수술이 요구되기도 한다. 비록 선천적인 요인이 염좌, 아탈구, 탈구의 원인이 되기도 하지만, 이는 주로 선수의 팔에 외부로 부터의 힘(external force)이 작용할 때 발생한다. 어깨의 외전과 외회전은 전방 탈구(anterior dislocation)의 주요 손상 기전이다.

## 어깨 염좌 또는 불안정성 테이핑

테이핑하는 과정에서 어깨의 과도한 외전과 외회전을 제한해야 한다. 어깨 나선형(shoulder spica) 탄력성 랩 위에 다시 탄력성 테이프(elastic tape)로 보강함으로써 이러한 동작들을 제한한다(그림 5-8). 테이핑 시 선수환자의 견관절을 내회전시킨 상태에서 상완을 감싸는 테이핑을 한 후, 가슴 전방을 가로질러 테이핑을 한다. 이러한 방법은 내회전에 의해 어깨가 당겨져 외회전을 제한하게 한다. 선수환자의 어깨 움직임 정도는 선수트레이너가 제공한 어깨 제한의 정도에 따라 결정된다.

Video 5.2는 염좌가 있는 어깨를 지지하는 탄력성 랩을 이용한 8자 나선형(spica) 적용을 보여준다.

탄력성 랩에 추가하여 적용된 어깨 보조기들은 외전과 외회전을 제한한다(그림 5-9). 제한 정도는 최소로부터 상당한 정도까지 조절될 수 있다.

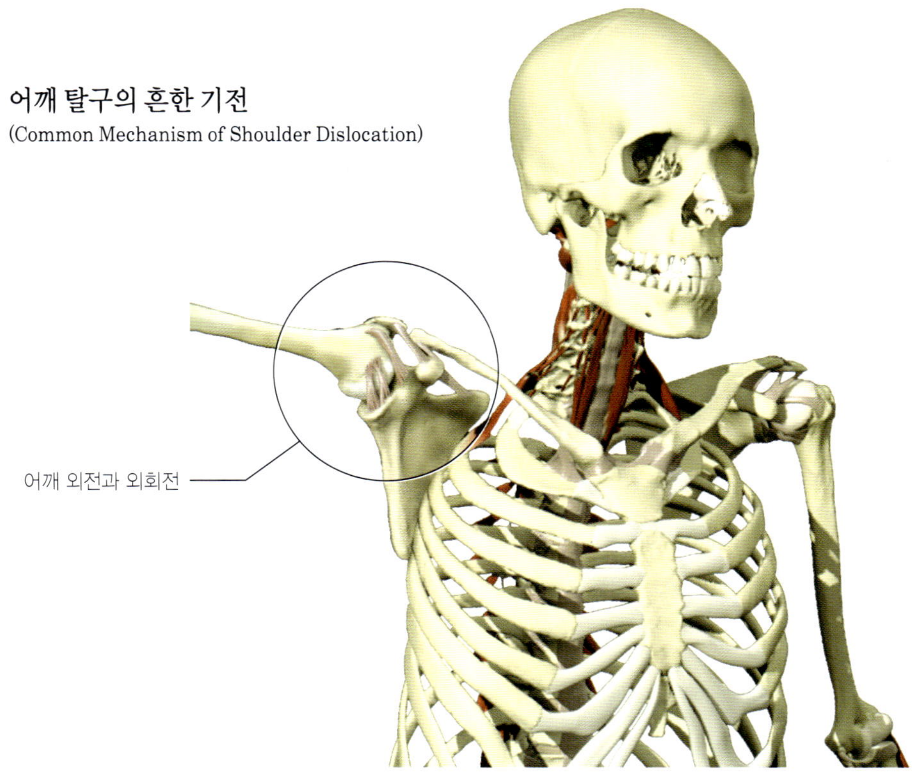

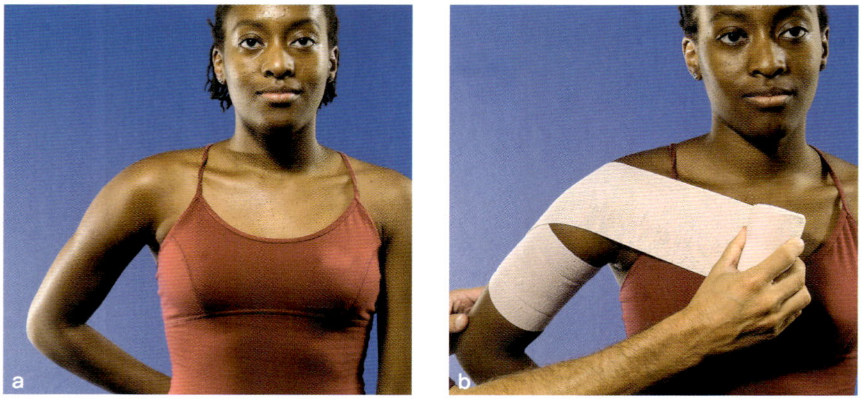


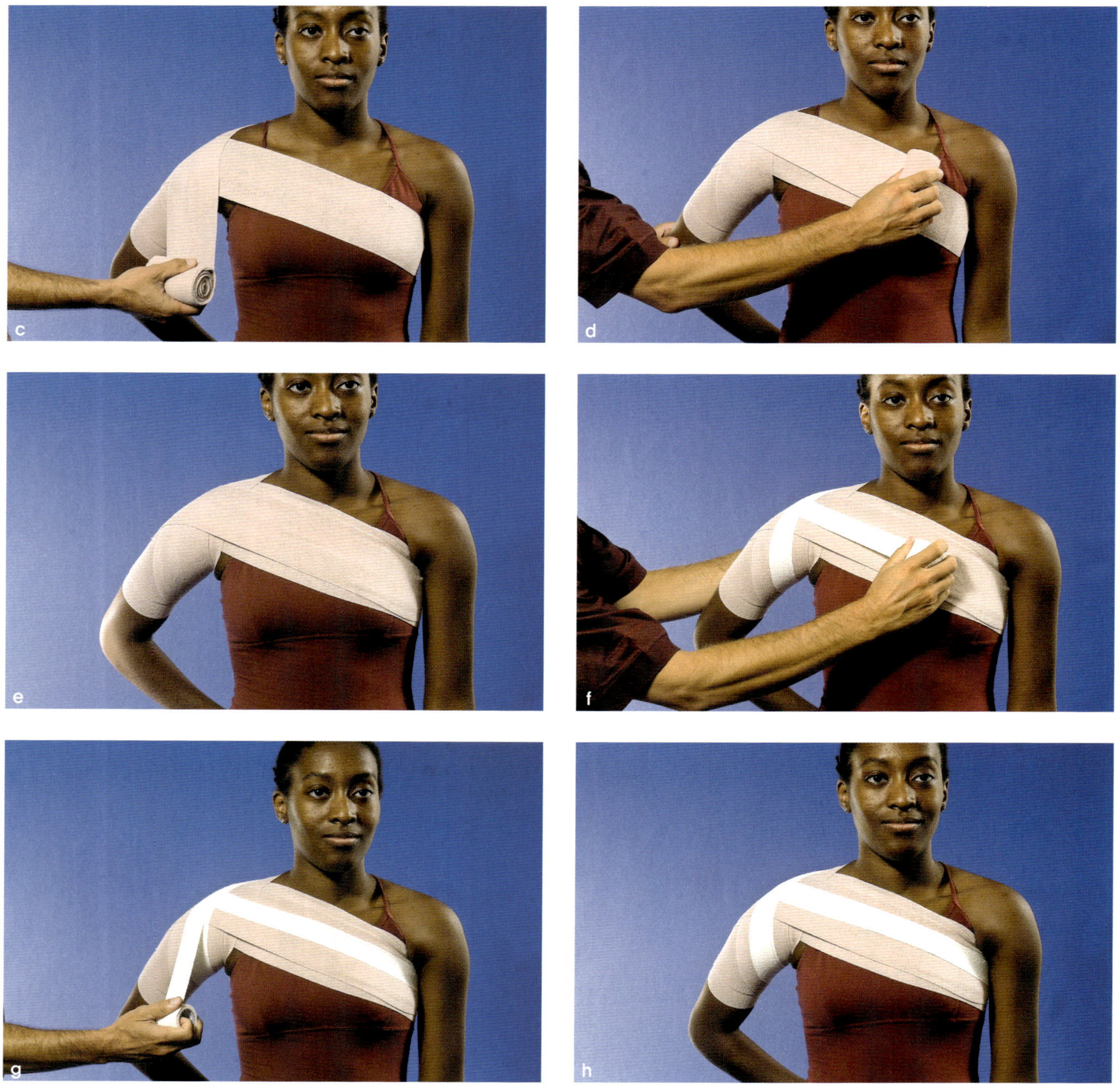


**그림 5-8** 불안정 어깨를 보호하기 위한 탄력성 랩과 테이프에 의한 어깨 나선형 탄력성 랩. (a) 그 절차는 선수환자 자신의 손을 내회전시켜 엉덩이 위에 놓은 자세에서 시작한다. (b) 팔 위에서 감기(wrap)를 시작하여 가슴 앞쪽을 가로질러 안쪽으로 당긴다. (c–e) 감기는 팔 주위를 계속 감싸고 다시 가슴 주위를 감싼다. (f–h) 탄력성 랩을 따라 탄력성 테이프(elastic tape)를 적용한다.

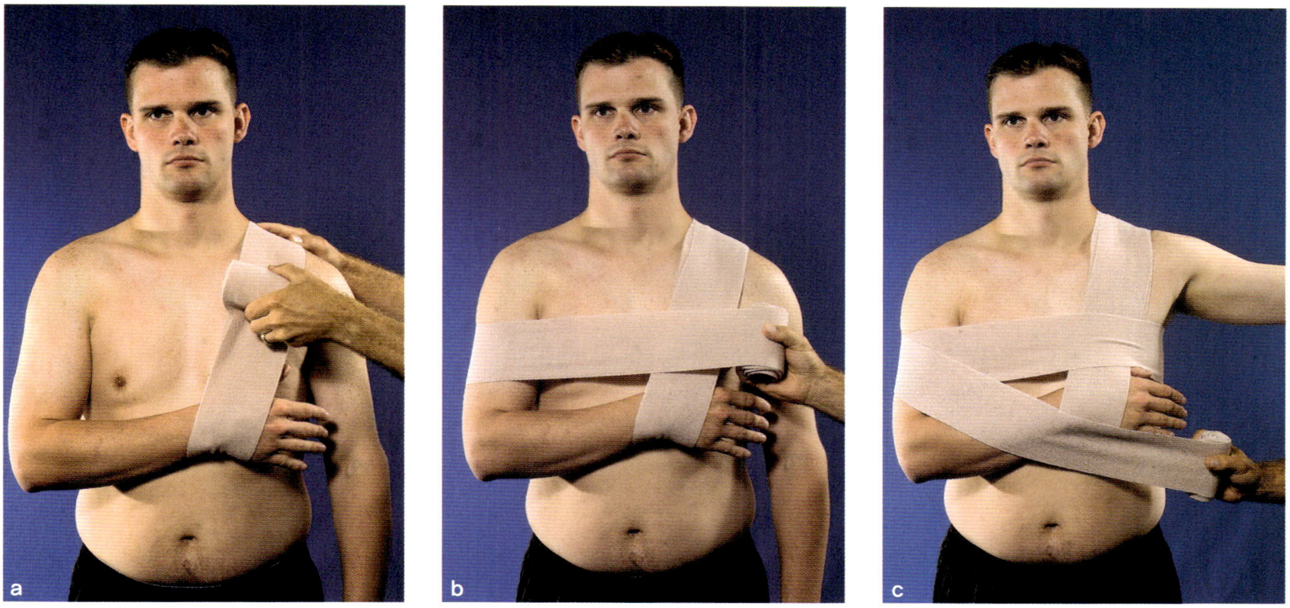

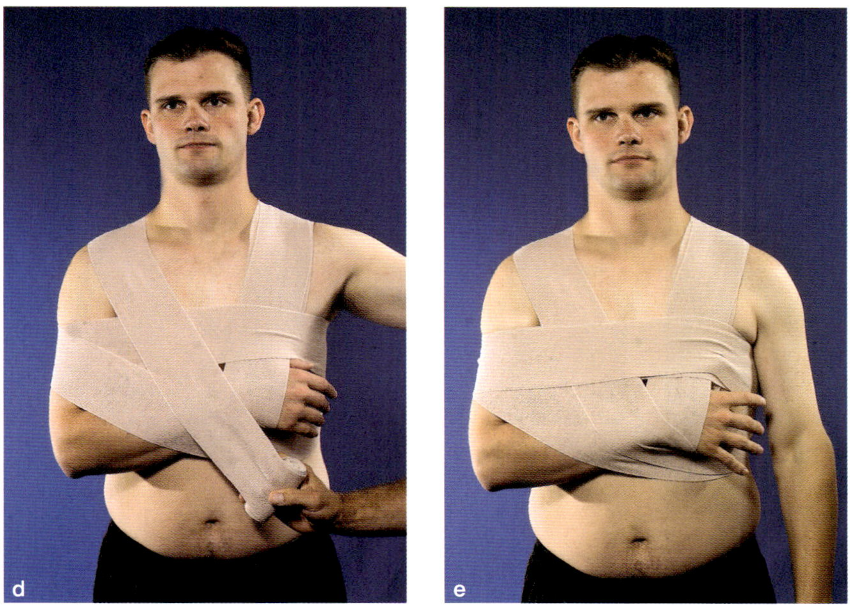

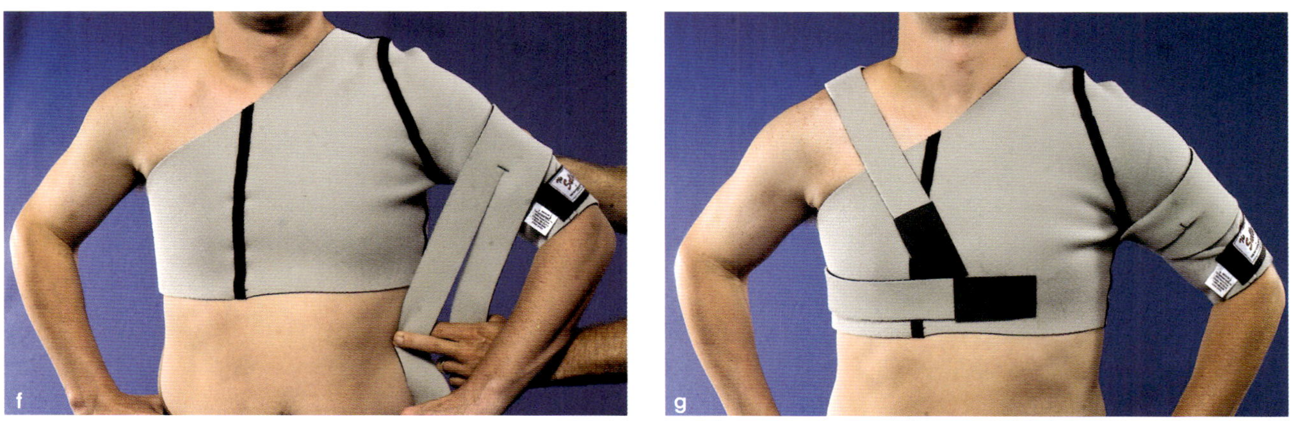

**그림 5-9** (a–e) 탄력성 랩은 손상된 어깨를 정확하게 고정할 수 있다. (f–g) 상업적으로 판매되는 보조기는 어깨의 외전과 외회전을 제한할 수 있다. 보조기의 조절끈(straps)으로 외전을 허용하는 각도를 조절한다.

키네시올로지(kinesiology) 테이프는 어깨의 충분한 움직임이 요구될 때와, 어깨가 전방 혹은 다축(multi-axial) 과운동성(hypermobility)에 의해 통증이 유발되거나, 견봉하 점액낭염(subacromial bursitis), 견갑상완 기능부전(scapulohumeral dysfunction)을 보일 때 사용하면 유용할 수 있다(그림 5-10). 만일, 이완증(laxity)의 조절이 필요하면 스포츠 테이핑(athletic taping) 기술을 사용한다.

Video 5.3은 관절이완증이 있는 어깨에 안정성을 제공하기 위한 키네시올로지 테이핑을 보여준다.

## 어깨 염좌 또는 불안정성에 대한 운동

어깨 염좌 혹은 불안정성을 위한 운동은 어깨 감기(wrapping)와 보조기 착용(bracing)과 함께 그림 5-5부터 5-7에 설명된 운동을 병행한다. 그러나 어깨 외전, 외회전을 증가시키는 스트레칭 운동은 처방하지 않아야 한다. 왜냐하면 외전 및 외회전 스트레칭 운동은 이미 과유동성을 갖고 있는 불안정한 어깨에 스트레스를 줄 수 있기 때문이다. 선수환자는 내회전 근력강화 운동에 집중하도록 하는데 이는 내회전 근력강화 운동이 어깨 외회전을 제한할 수 있기 때문이다.

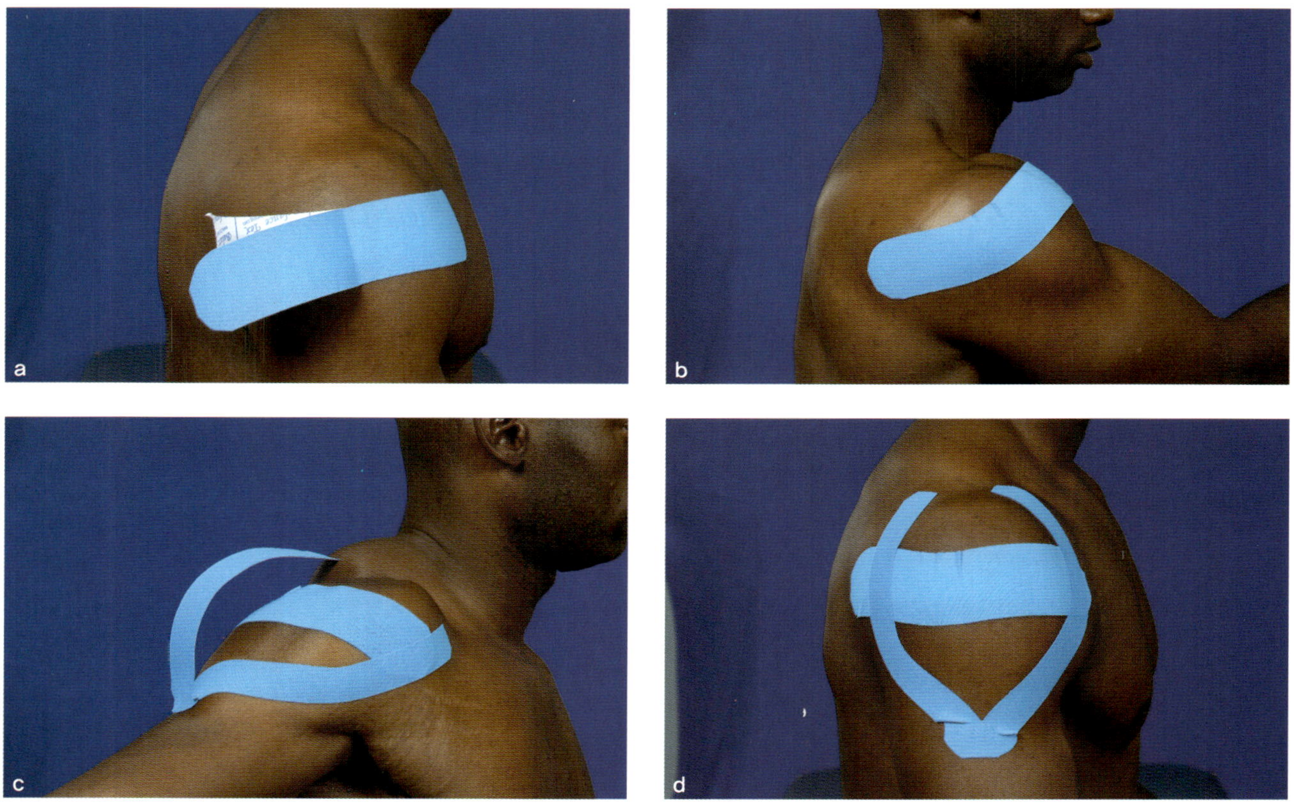


**그림 5-10** 어깨 이완증(laxity)을 위한 키네시올로지 테이핑. 선수트레이너는 선수환자에게 앉은 자세를 취하게 하고 선수환자의 삼각근 전면부부터 후면부까지의 길이에 맞게 테이프를 자른다. 테이프의 끝 부분을 둥그렇게 자른다. (a) 견갑골을 충분히 후인(뒤당김, retraction)한 뒤, 어깨 전면부에서부터 중간 삼각근(middle deltoid)까지 테이프의 장력(tension)을 주어 적용한다. (b) 그런 다음, 테이프의 나머지 뒷부분을 부착하기 위해 어깨를 수평내전 및 굴곡시킨 상태에서 테이프의 장력 없이 부착한다. (c) 어깨의 수평외전 자세를 취하고, 중간 삼각근에서 장력 없이 테이핑을 시작하여 견봉쇄골관절(AC joint)의 중간지점에서 마무리한다. 어깨의 수평내전 자세를 취하고, 후면 삼각근에 테이프를 놓고 견봉쇄골관절에서 끝마친다. 그 마지막 결과는 d에서 보여준다.

## 상완의 타박상

Arm Contusions

선수는 종종 상완 타박상을 입는데, 특히 미식축구 경기 혹은 기타 접촉 스포츠에서 발생빈도가 높다. 상완 타박상은 대퇴부에서 발생하는 것처럼 블로커의 **뼈돌출증**(Blocker's **exostosis**)이라 명명되는 골화근염(뼈되기근육염, myositis ossificans)으로 진행될 수 있다.

### 상완의 타박상 시 테이핑

보호패드(pad)를 착용하여 반복되는 외상(trauma)으로부터 상완을 보호한다. 그림 5-11은 보호패드를 상완의 외측부에 적용할 때 탄력성 테이프를 어떻게 활용하는지를 보여준다.

### 상완의 타박상 시 운동

상완의 타박상 시 적용할 운동들은 그림 5-5부터 5-7에서 설명하고 있으며, 6장에서 나오는 주관절을 위한 운동들은 손상된 선수환자의 정상 근력과 유연성 유지에 도움을 줄 것이다. 경험 있는 선수트레이너라면 상완 연부조직에 뼈돌출증이 발생하는지를 주의 깊게 관찰하고, 만일 이 상태가 진행되면 휴식을 취하도록 조치해야 한다.

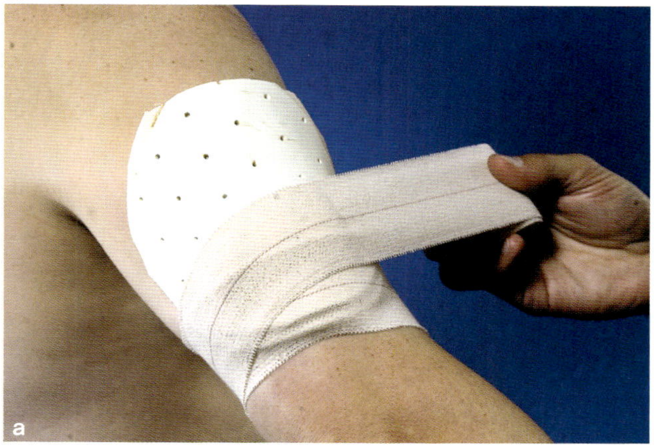

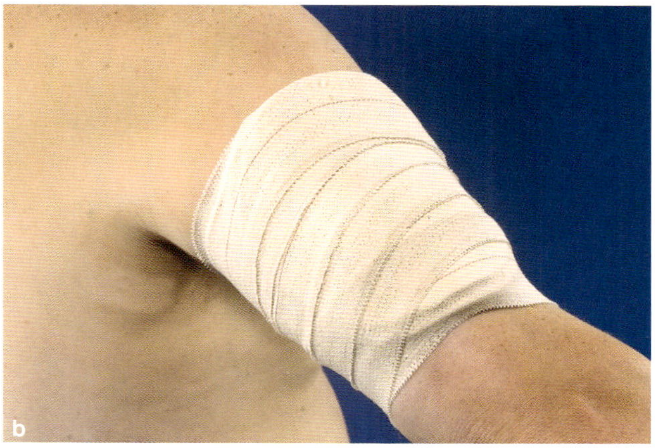

**그림 5-11** (a-b) 팔의 보호패드를 고정하기 위한 탄력성 테이프

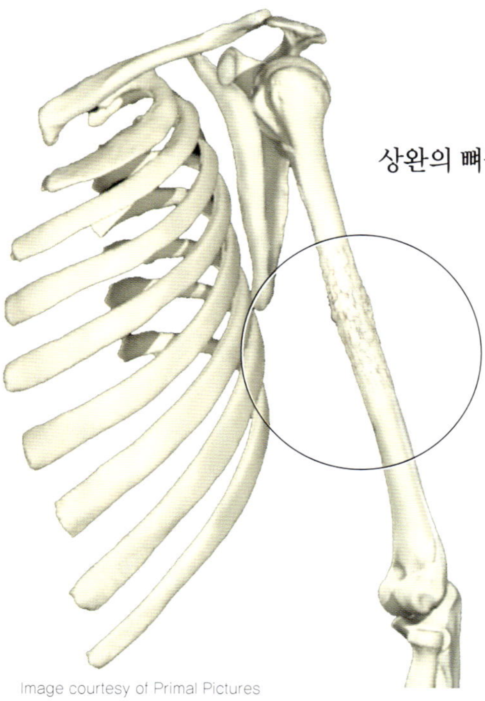

CHAPTER 6

# 팔꿈치와 전완

## The Elbow and Forearm

척골(자뼈, ulna)의 근위부와 함께 상완골(위팔뼈, humerus)의 원위부가 만나 팔꿈치(elbow)를 형성한다. 척측측부인대(자쪽곁인대, ulnar collateral ligament)라 불리는 내측측부인대(안쪽곁인대, medial collateral ligament)와 요측측부인대(노쪽곁인대, radial collateral ligament)라 불리는 외측측부인대(가쪽곁인대, lateral collateral ligament)는 각각 외반(바깥쪽굽음, valgus)과 내반(안쪽굽음, varus) 전위(displacement)를 제한한다.

**팔꿈치 전방**(Anterior Elbow)

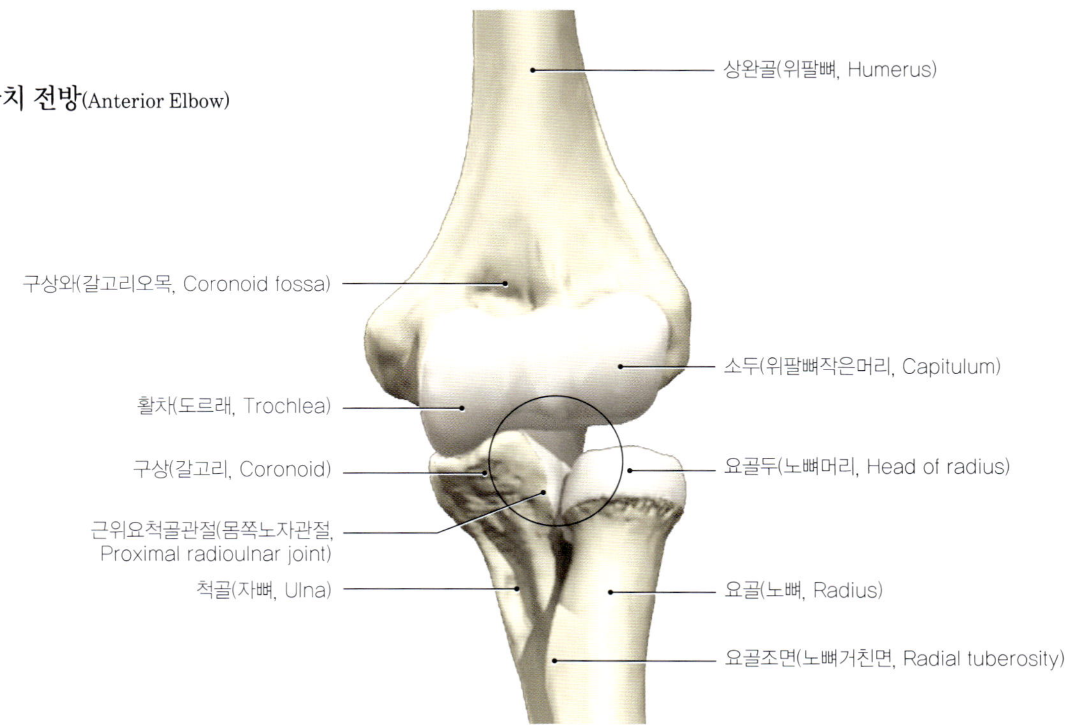


Image courtesy of Primal Pictures

## 팔꿈치 후방(Posterior Elbow)

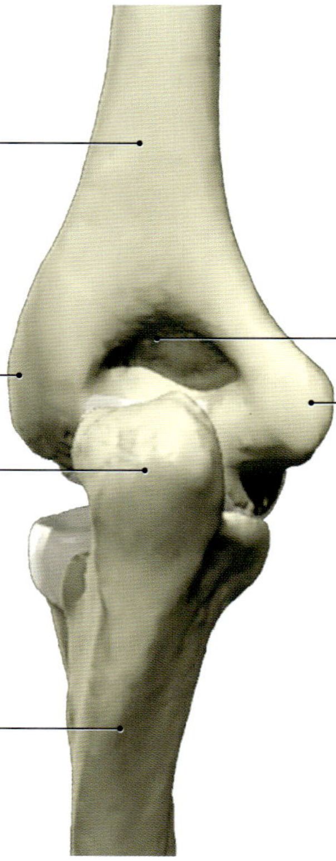


Image courtesy of Primal Pictures

## 주관절 인대(팔꿉관절 인대, Elbow Joint Ligaments)

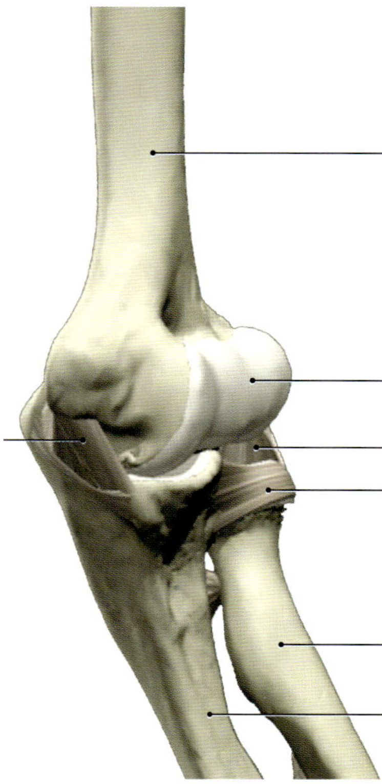


Image courtesy of Primal Pictures

### 어깨 및 팔의 외측
(Lateral Shoulder and Arm)

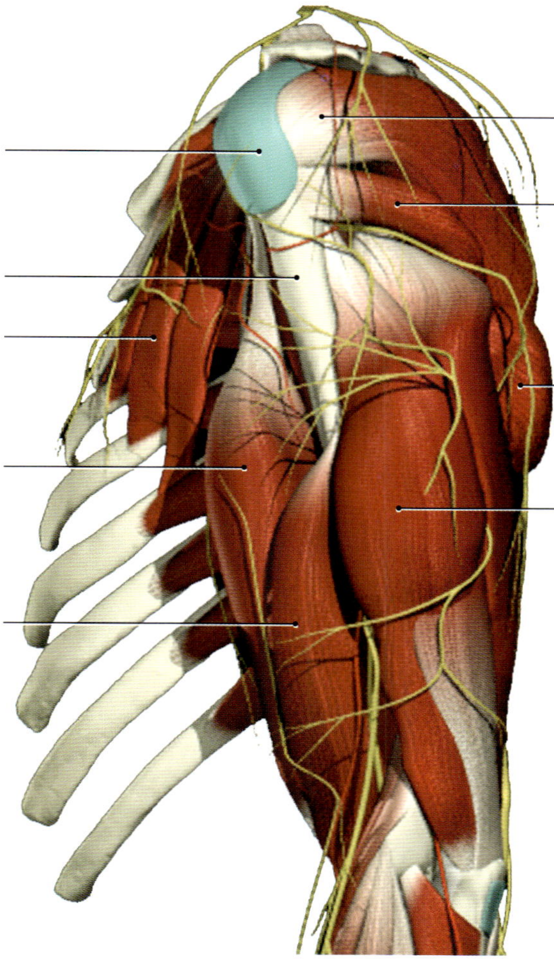


Image courtesy of Primal Pictures

팔꿈치는 경첩관절로서 굴곡과 신전이 가능하다(그림 6-1a). 굴곡은 상완이두근(위팔두갈래근, biceps brachii)과 상완근(위팔근, brachialis)을 포함한 팔의 전면부 근육의 작용을 통해 일어난다. 상완삼두근(위팔세갈래근, triceps brachii)의 3개 근두(head)는 후면부 근육을 형성하며 팔꿈치 신전을 일으킨다.

전완(아래팔, forearm)의 요골(노뼈, radius)과 척골(자뼈, ulna)은 다음 3개의 관절을 형성한다: 근위요척관절(몸쪽노자관절, proximal radioulnar joint), 원위요척관절(먼쪽노자관절, distal radioulnar joint), 두 뼈 골간(몸통, shaft)을 따라 형성되는 관절. 윤상인대(고리인대, Annular ligament)의 섬유는 근위요척관절을 안정화시킨다. 골간막(뼈사이막, interosseous membrane)은 요골과 척골의 두 축을 연결하고 있으며, 관절낭(관절주머니, articular capsule)은 원위요척관절을 지지해준다. 회내(엎침, pronation)와 회외(뒤침, supination)는 전완에서 일어날 수 있는 움직임이다(그림 6-1b). 원회내근(원엎침근, pronator teres)과 방형회내근(네모엎침근, pronator quadratus)은 회내를 일으키고, 회외근(뒤침근, supinator)은 회외를 일으킨다.

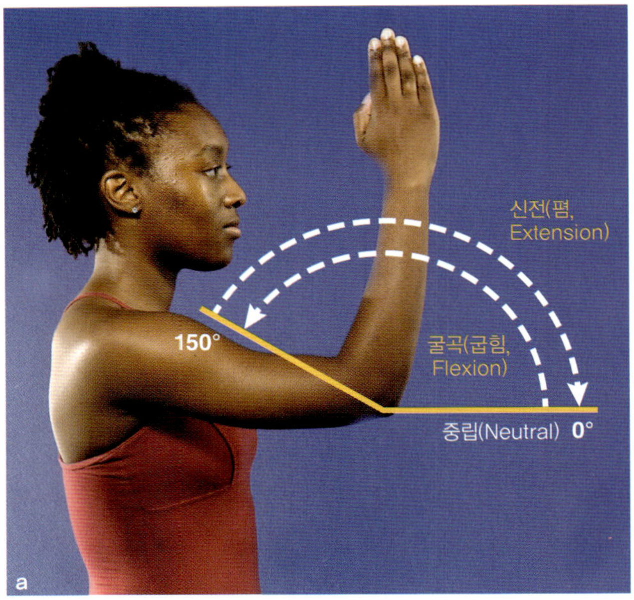


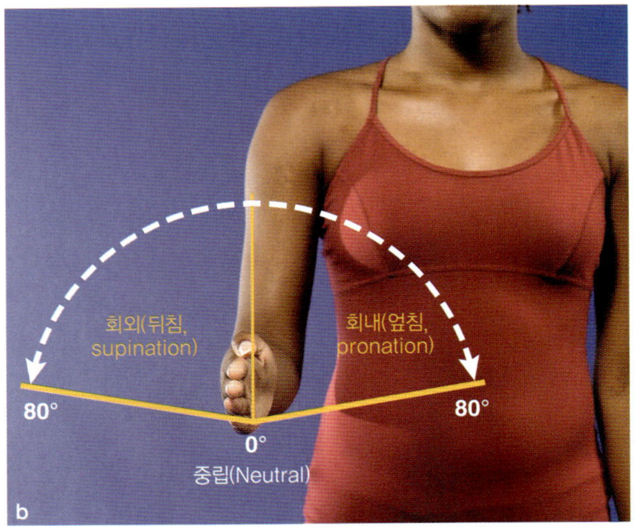


**그림 6-1** (a) 팔꿈치 굴곡과 신전의 관절가동범위; (b) 전완의 회내 및 회외 관절가동범위

### 팔꿈치 후면(Posterior Elbow)

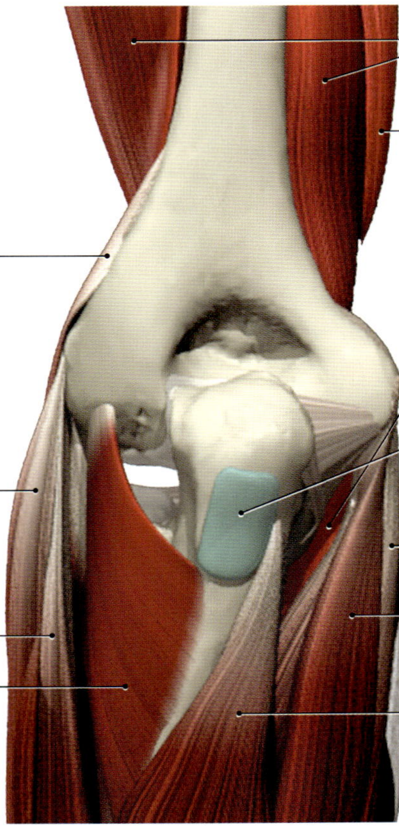


Image courtesy of Primal Pictures

**팔꿈치와 전완의 주요 촉지 기준점**

**전면**
- 주와(팔오금, Cubital fossa)
- 상완이두근건(위팔두갈래근힘줄, Biceps tendon)

**내측**
- 척골신경(자뼈신경, Ulnar nerve)
- 손목 굴곡-회내근군(손목 굽힘-엎침근무리, Wrist flexor-pronator group)
- 내측상과(안쪽위관절융기, Medial epicondyle)
- 내측측부인대(안쪽곁인대, Medial collateral ligament)
- 척골(자뼈, Ulna)

**외측**
- 손목 신전-회외근군(손목 폄-뒤침근무리, Wrist extensor-supinator group)
- 외측상과(가쪽위관절융기, Lateral epicondyle)
- 외측측부인대(가쪽곁인대, Lateral collateral ligament)
- 요골(노뼈, Radius)

**후면**
- 주두돌기(팔꿈치머리, Olecranon process)
- 주두점액낭(팔꿈치머리 윤활주머니, Olecranon bursa)
- 상완삼두근(위팔두갈래근, Triceps muscle)

# 팔꿈치 염좌
Elbow Sprains

팔꿈치 염좌는 슬관절(무릎, knee) 손상과 유사하게 외반력 또는 내반력에 의해 각각 내측 또는 외측측부인대 손상이 일어날 때 발생한다. 머리 위로 손을 들어 공을 던지는(overarm throwing) 능력이 매우 중요하게 작용하는 스포츠는 팔꿈치 내측에 만성 스트레스를 유발하고, 내측측부인대(안쪽곁인대, medial collateral ligament)를 손상시킨다.

## 팔꿈치 염좌 테이핑

내측 및 외측 불안정성(instabilities)은 지지하기 어려운 손상이며, 내측측부인대의 만성 스트레스로 고통받는 선수환자에게 팔꿈치 테이핑은 도움이 되지 않을 수 있다. 그러나 그림 6-2는 경우에 따라 유용하게 사용될 수 있는 측부인대 테이핑 방법을 보여주고 있다. 그 과정은 슬관절의 측부인대 테이핑법과 거의 유사하다(제3장 참고).

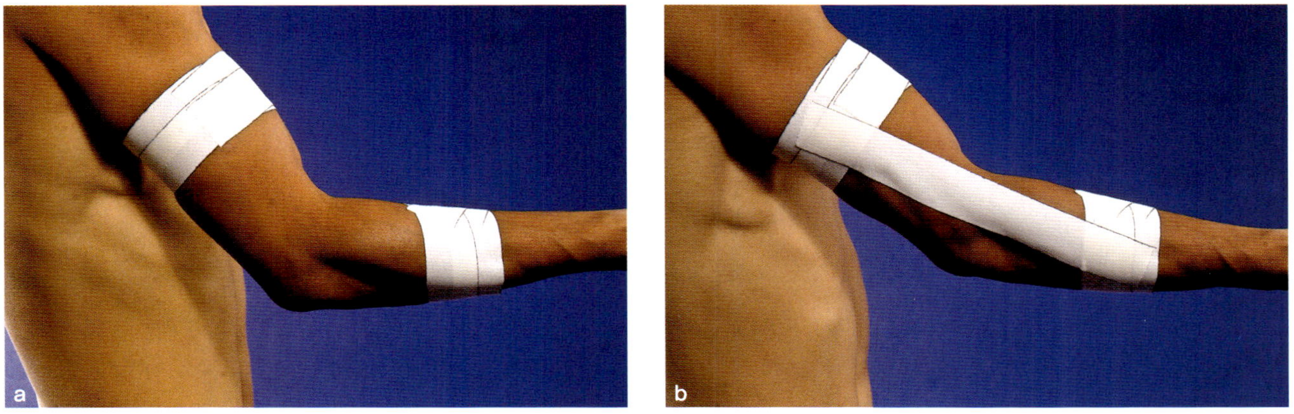


그림 6-2 팔꿈치 외측측부인대 불안정성에 대한 테이핑. (a) 먼저, 근위부와 원위부에 기준고정 테이프(anchor strips)를 적용한다. (b-d) 외측측부인대 위를 지나며 X자 형태로 테이프를 적용한다. (계속)

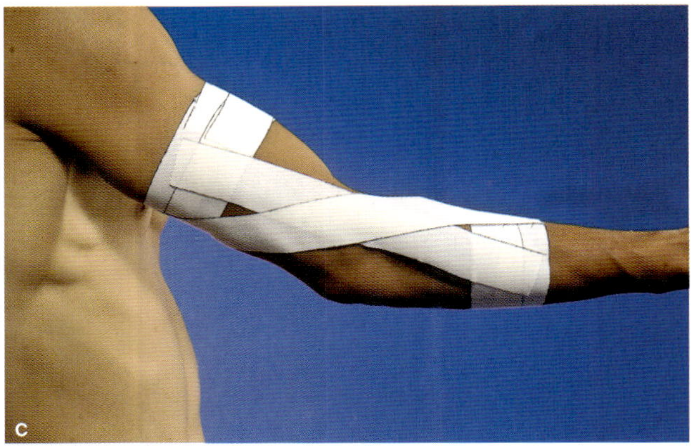

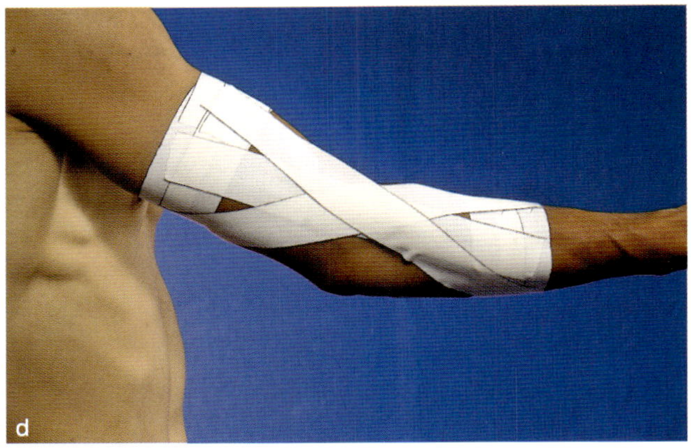

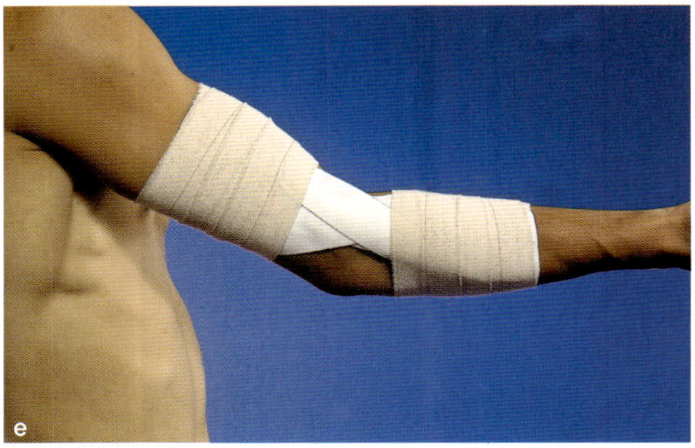

**그림 6-2(계속)** (e) 탄력성 테이프(elastic tape)를 사용하여 주관절을 제외한 모든 부위를 감싸 근원위부의 기준고정 테이프를 고정한다.

Video 6.1은 내측 및 외측 측부인대 손상에 의한 불안정성 팔꿈치의 테이핑을 보여준다.

## 팔꿈치 운동

반대쪽 손을 이용하여 팔꿈치 굴근과 신근을 스트레칭한다(그림 6-3).

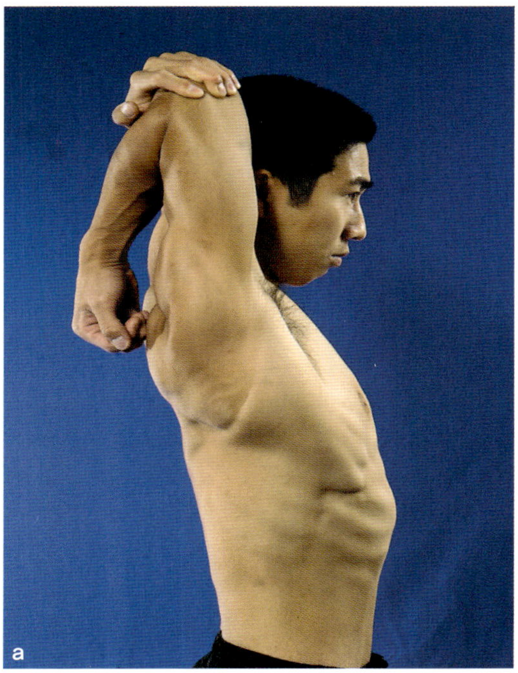

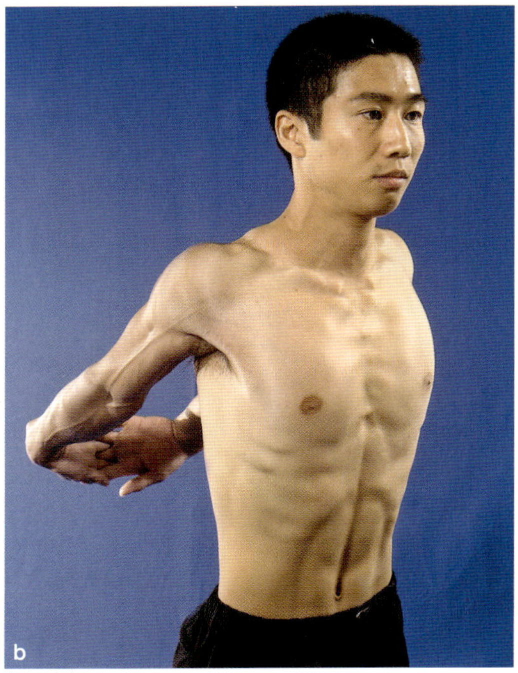

**그림 6-3** 반대쪽 손을 이용한 팔꿈치의 (a) 신근과 (b) 굴근 스트레칭

근력강화 운동은 팔꿈치의 굴곡과 신전, 전완의 회내와 회외, 그리고 손목의 굴곡과 신전을 일으키는 근육에 적용해야 한다. 근력강화 운동을 위해 그림 6-4에 보여준 것처럼 덤벨(weights)과 탄성 밴드를 함께 이용할 것을 권장한다. 제7장에서는 손목을 위한 운동법을 소개할 것이다.

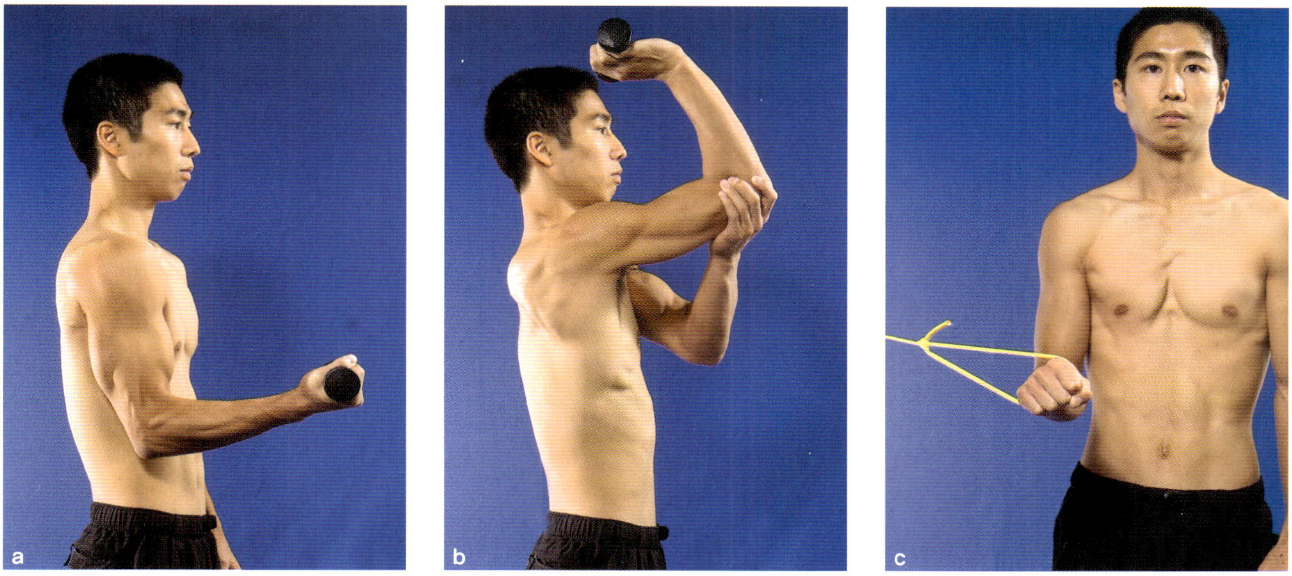

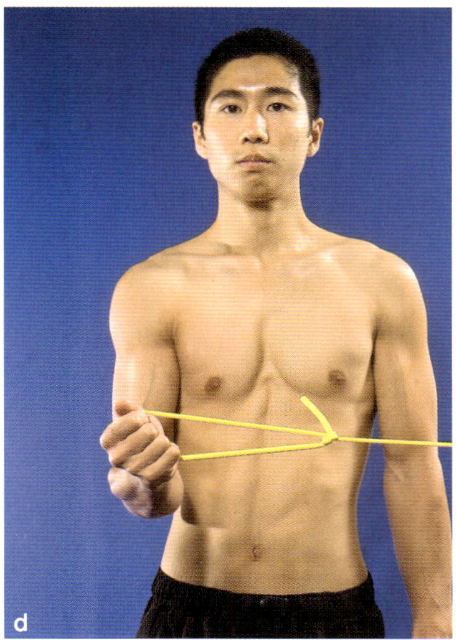

**그림 6-4** 팔꿈치의 근력강화 운동. 덤벨을 이용한 (a) 굴곡근과 (b) 신전근 근력강화 운동. 탄성 밴드를 이용한 (c) 회외근과 (d) 회내근 근력강화 운동.

**팔꿈치 과신전 손상**
(Elbow Hyperextension Injury)

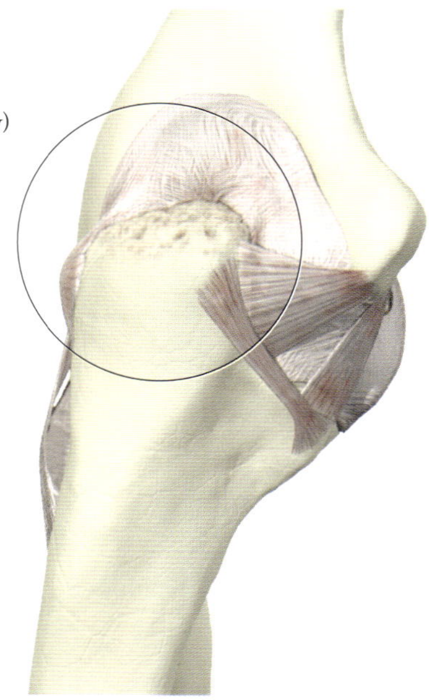

Image courtesy of Primal Pictures

## 팔꿈치 과신전
Elbow Hyperextension

스스로 자초한, 혹은 외부 힘으로 인해 팔꿈치가 정상 해부학적 한계를 벗어나는 신전이 일어날 수 있다. 이러한 과도한 움직임은 신전하는 동안 관절 역할을 하는 척골 또는 상완골에 과신전 손상을 초래할 수 있다. 또한, 팔꿈치 전면부 연부조직 구조물에도 손상을 초래할 수 있다. 심한 경우에는 과신전으로 인해 팔꿈치가 골절되거나 탈골될 수도 있다.

## 팔꿈치 과신전 테이핑

팔꿈치와 무릎 과신전은 비슷한 과정의 테이핑을 적용한다(제3장을 볼 것). 불편함을 유발하는 신전 각도를 확인하고 테이핑을 하는 동안 약간의 굴곡을 유지하도록 한다. 기준고정 테이프는 상완과 전완의 둘레에 테이프를 적용한다(그림 6-5). 미끄러짐을 방지하기 위해 기준고정 테이프를 피부에 직접 적용할 것을 권장한다. 또한, 견고한 테이핑을 위해 근위부 기준고정 테이프를 상완이두근의 근복(belly) 위쪽에 적용하는 것이 바람직하다. 팔꿈치의 전면부에서 X자 모양의 맞물린 상태가 되도록 테이핑을 적용한다. 과신전 손상의 지지 및 보호를 위한 탄력성 테이프의 추가 사용이 유용할 수 있다. 필요에 따라, 탄력성 테이프 또는 탄력성 랩(wrap)을 이용하여 팔꿈치 전체를 감아주는 테이핑 절차로 마무리할 수 있다.

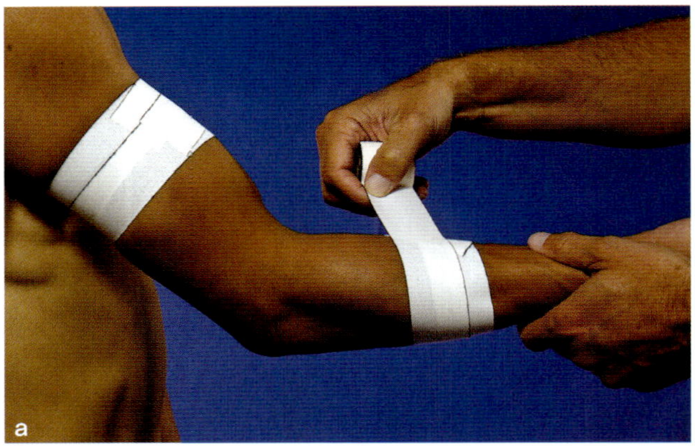
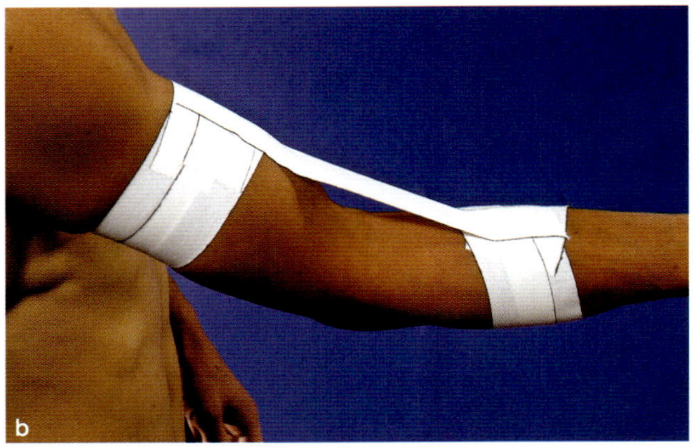
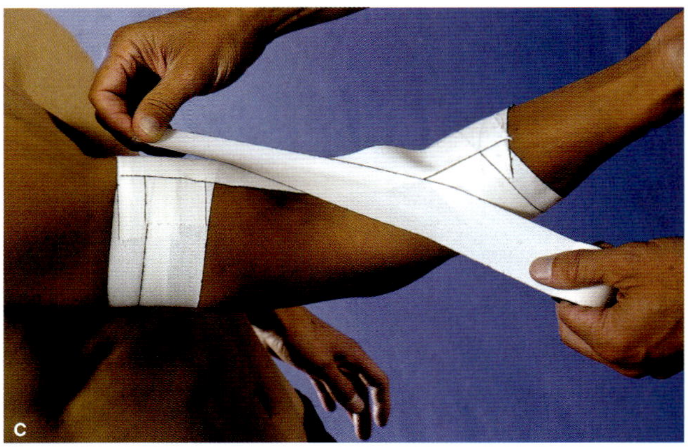
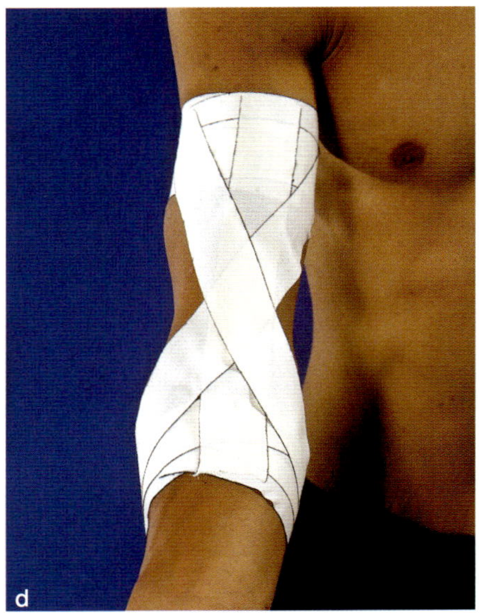
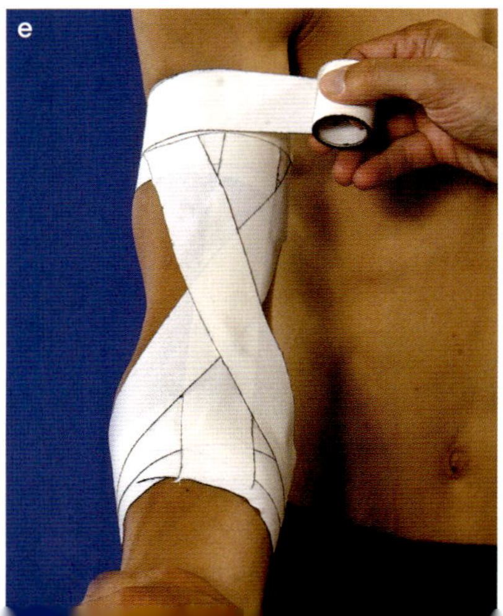

**그림 6-5** 팔꿈치 과신전(hyperextension) 손상에 따른 테이핑 절차. (a) 우선, 팔의 체모를 제거하고 근위부와 원위부에 기준고정 테이프를 적용한다. (b-d) 팔꿈치의 전면부를 지나는 테이핑을 X자 모양으로 세 번 적용한다. (e) 견고하게 고정하기 위하여 근위부와 원위부에 기준고정 테이프를 추가로 적용한다. (계속)

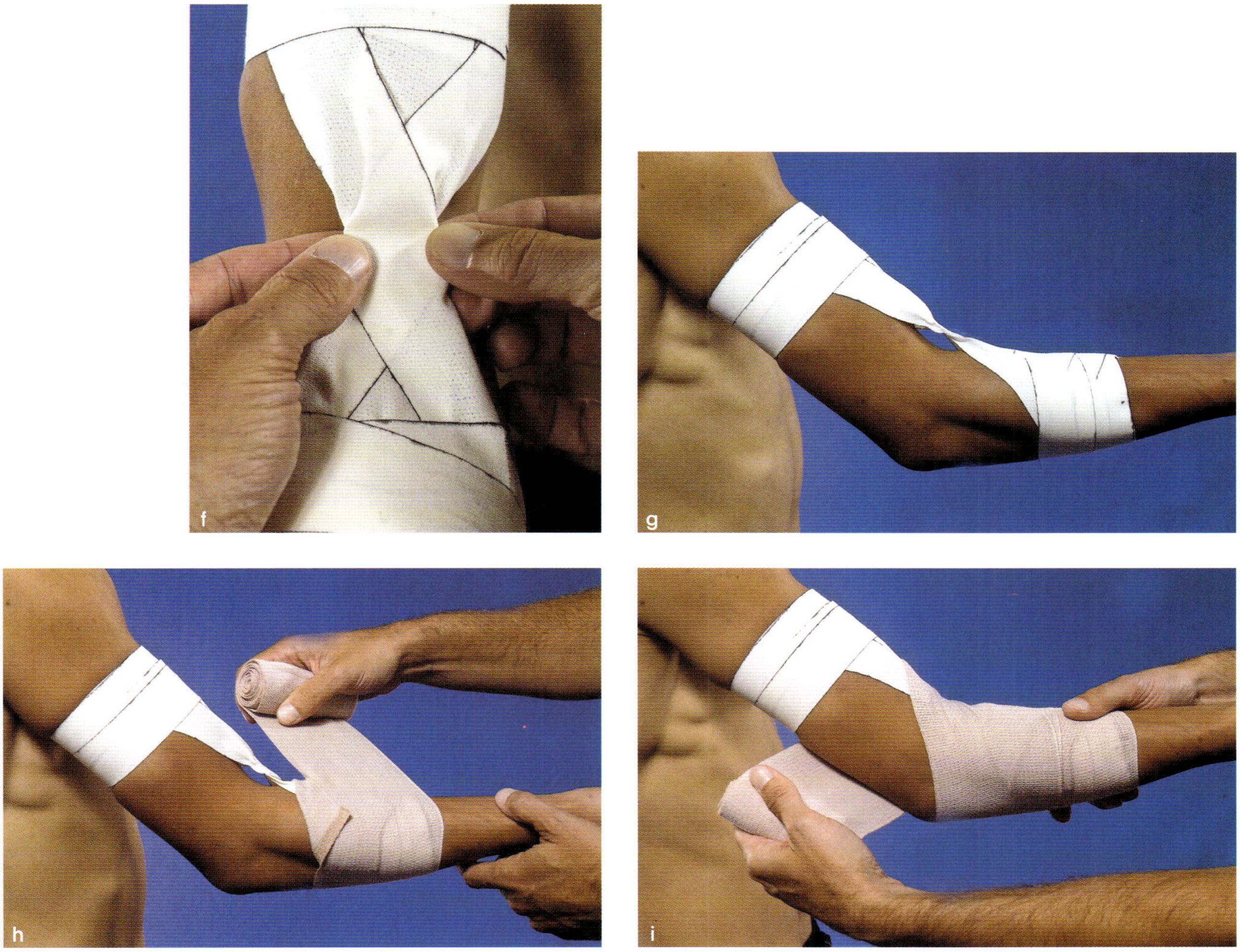

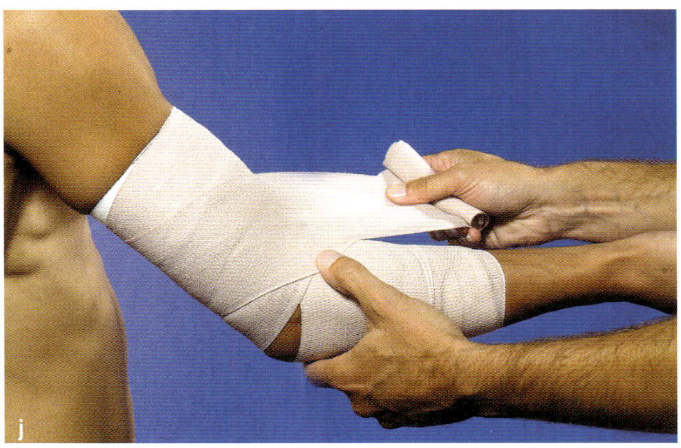

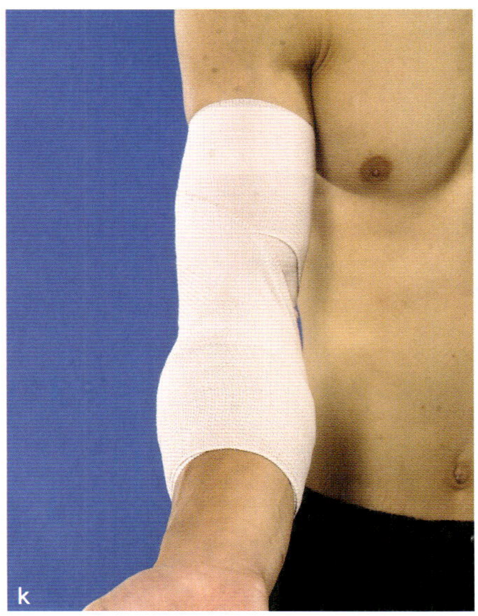

그림 6-5(계속) (f) 전면부의 테이프에 주름을 잡는다. (g) 팔꿈치 전면부 위에 교량처럼 생기는 이음부분은 레슬링과 같은 일부 스포츠 종목에서 문제가 될 수 수 있다. (h-k) 이러한 문제점은 탄력성 랩을 이용하여 테이핑 전체를 감싸줌으로써 해결할 수 있다.

Video 6.2는 과신전된 팔꿈치의 신전을 제한하는 테이핑 절차를 보여준다.

키네시올로지 테이핑은 팔꿈치의 충분한 움직임과 신전이 필요할 때 대체요법(alternative technique)으로 사용된다(그림 6-6). 그러나 이러한 테이핑은 스포츠 테이핑 요법(athletic taping technique)만큼 지지를 제공하지는 못한다.

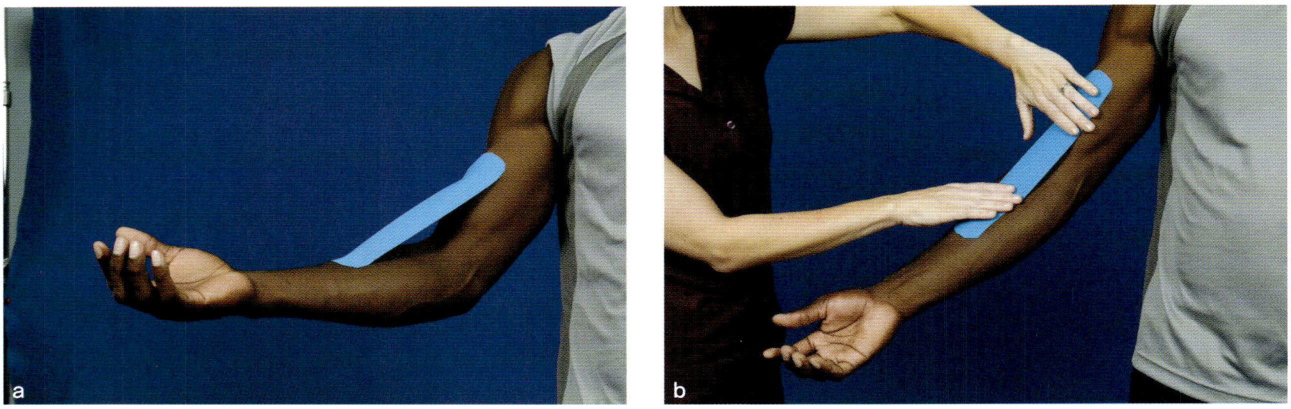


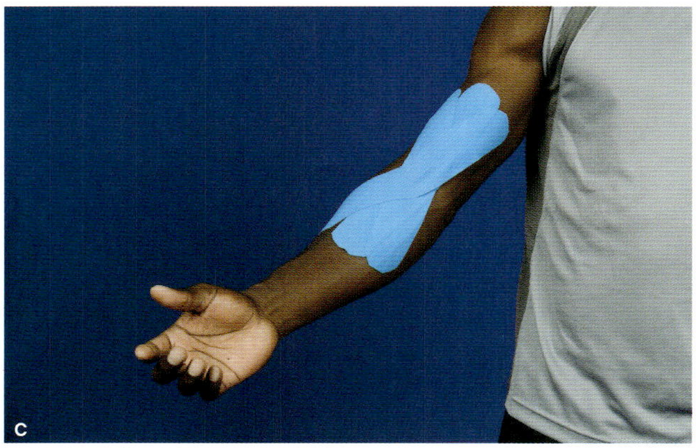


**그림 6-6** 팔꿈치 과신전성 이완증(hyperextension laxity)에 따른 키네시올로지 테이핑. 선수환자를 서게 하여 측정한 후 12~16인치(30~40㎝) 길이로 테이프를 잘라 세 개를 만든다. 제한시킬 팔꿈치 신전 각도를 정한다. (a) 제한시킬 팔꿈치 신전 각보다 좀 더 굴곡하여, 5~6인치(13~15cm)의 테이프를 첫 번째로 팔꿈치 위에서 아래로 적용한다. (b) 선수환자에게 테이프 양 끝이 주와(팔오금, cubital fossa) 쪽으로 최대 장력이 유지될 정도로 팔꿈치를 약간 신전시키게 한다. (c) 팔꿈치 굴곡을 유지한 채로 주와에 장력이 발생되도록 테이프(strips)를 교차하여 보강되도록 적용한다.

**Video 6.3은 팔꿈치의 과신전성 이완증(laxity)을 위한 키네시올로지 테이핑을 보여준다.**

팔꿈치의 최대 안정성이 유지되기를 바라는 경우에는 접히는 팔꿈치 보조기(hinged elbow brace)를 이용할 수 있다(그림 6-7a). 접히는 팔꿈치 보조기의 이점은 측부인대의 지지뿐만 아니라, 선수트레이너가 직접 적절한 관절가동범위로 조절할 수 있다는 점이다(그림 6-7b).

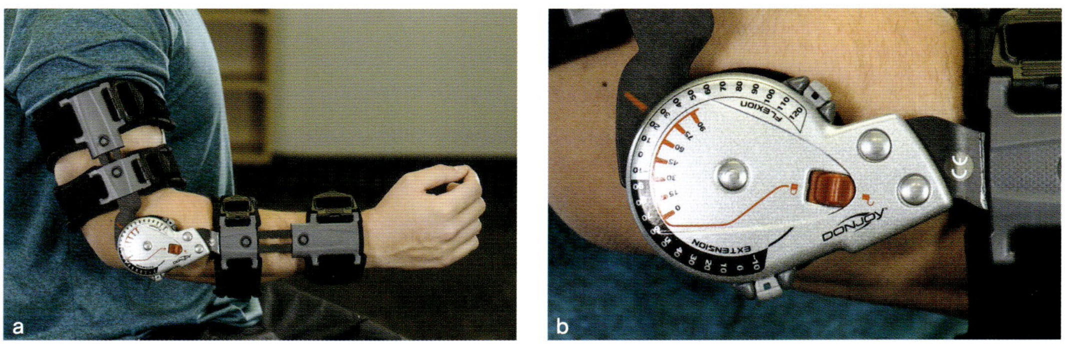


**그림 6-7** (a) 측부인대의 지지와 적정 관절가동범위로 조절하기 위해 상업적으로 판매되는 접히는 팔꿈치 보조기. (b) 접히는 팔꿈치 보조기의 가동범위 조절 다이얼(dial)의 확대 사진

## 과신전된 팔꿈치를 위한 운동법

그림 6-3은 손상된 팔꿈치를 정상적인 관절가동범위로 회복시킬 수 있는 신전과 굴곡 운동을 자세하게 보여주고 있다. 근력강화를 위해서는 팔꿈치의 굴근과 신근의 고립운동(isolate)이 필요하다(그림 6-4 참조).

# 상완골의 상과염

Epicondylitis of the Humerus

외측상과염
(Lateral Epicondylitis)

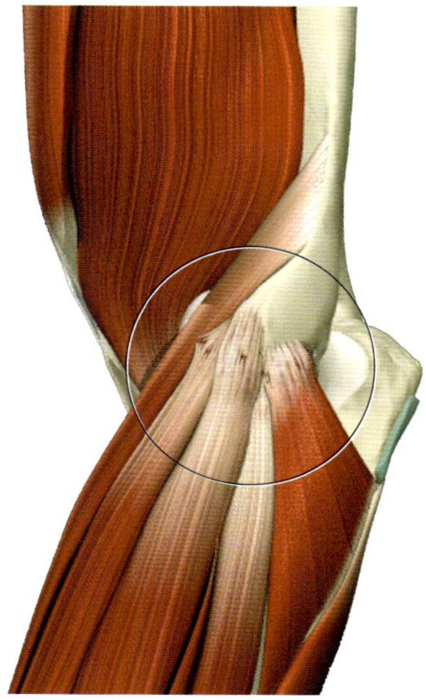

Image courtesy of Primal Pictures

상완골의 내측 및 외측상과에는 여러 개의 근육들이 부착된다. 외측상과로부터 기시하는 근육들은 전완의 회외와 손목의 신전에 관여한다. 내측상과에는 전완의 회내와 손목의 굴곡에 관여하는 근육이 연결된다. 테니스나 던지기와 같은 운동에서 요구하는 전완과 손목의 반복적인 동작은 내측 또는 외측상과에서 기시하는 이들 근육의 염증을 유발한다. 테니스 엘보우(tennis elbow)로 알려진 외측**상과염**(가쪽**위관절융기염**, lateral **epicondylitis**)은 테니스 선수들에게 흔히 발생된다. 던지기 동작을 반복적으로 수행하는 선수들(특히 청소년들)은 리틀 리거 엘보(Little Leaguer's elbow)로 알려진 내측상과염(안쪽위관절융기염, medial epicondylitis)을 빈번하게 경험한다.

## 상과염 테이핑

상과염에 대한 테이핑이 항상 효과적인 것은 아니다. 하지만 일부 선수환자는 전완의 근위부를 압박하는 테이핑으로 통증 완화를 경험한다(그림 6-8). 상업적으로 판매되는 스트랩(고정끈, straps)도 이와 같은 목적으로 사용된다(그림 6-9). 성인들에 있어서 내 · 외측상과염을 위한 스트랩(straps) 테이핑은 보

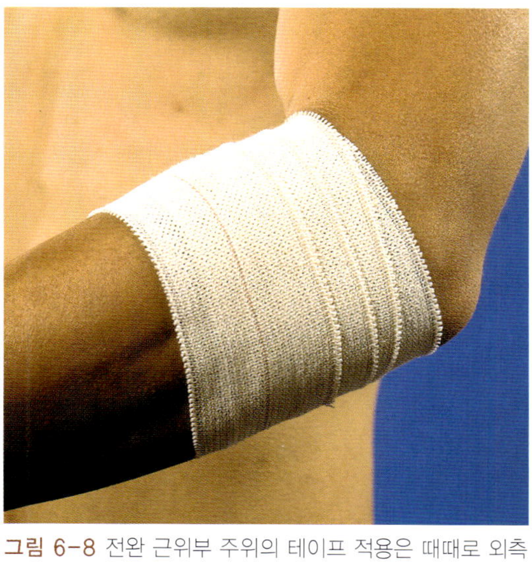

**그림 6-8** 전완 근위부 주위의 테이프 적용은 때때로 외측상과염(가쪽위관절융기염, lateral epicondylitis, tennis elbow) 통증을 완화시킬 수 있다.

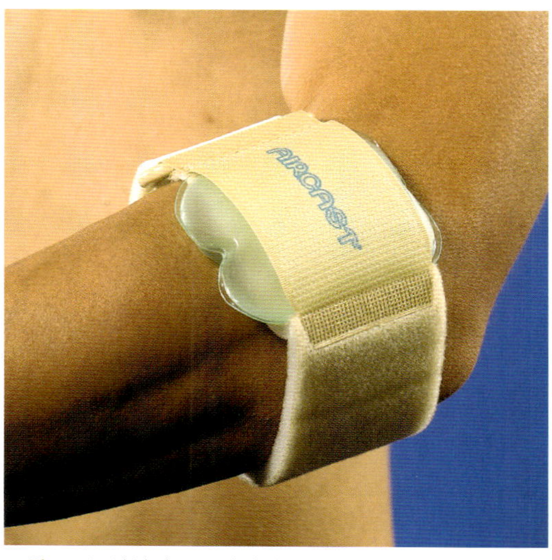



**그림 6-9** 상업적으로 판매되는 보조기는 외측상과염과 관련 통증을 완화시킬 수 있다.

조기의 대체 수단으로 매우 효과적일 수 있는데, 이는 보조기가 크거나 잘 들어맞지 않는 경우가 있기 때문이다. 스트랩 테이프는 며칠 동안 유지할 수 있다. 이러한 테이핑 요법은 내 · 외측상과염에 도움이 된다(그림 6-10).

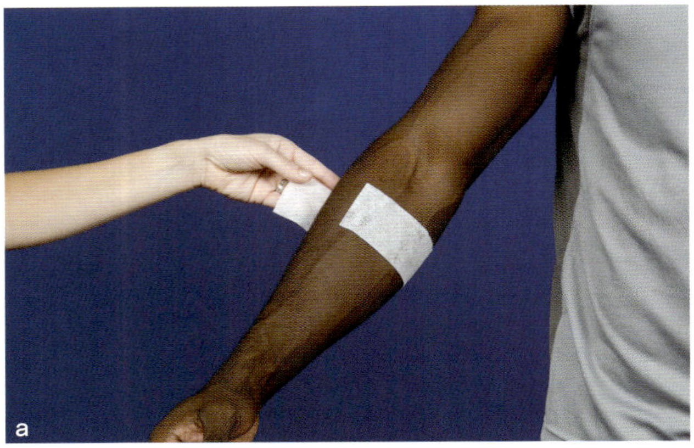

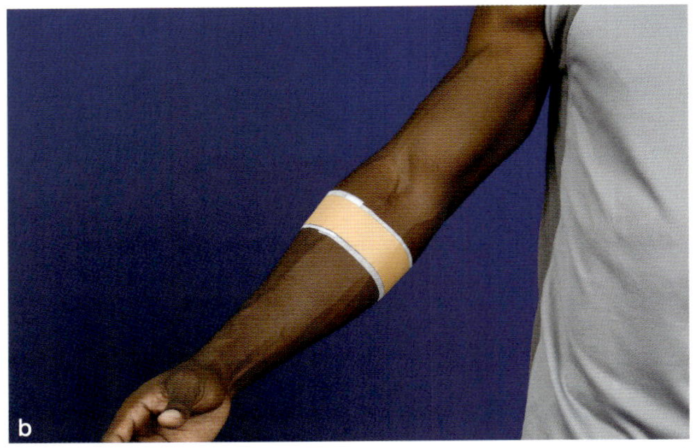

**그림 6-10** 상과염 스트래핑(위관절융기염 고정끈, lateral epicondylitis strapping). (a) 앉거나 선 자세에서, 팔꿈치의 원위부 약 2인치(5cm) 떨어진 지점의 전완을 두르는 언더랩(스폰지 테이프, underwrap)을 적용한다. 선수환자가 주먹을 쥐었을 때 어느 정도 힘이 느껴지도록 스트래핑 테이프(고정끈 테이프, strapping tape)를 적용하면, 테이핑 적용으로 인해 조이는 느낌이 들고 통증이 감소된다. 마무리된 테이핑은 b와 같다.

Video 6.4는 상과염 스트래핑(epicondylitis strapping)을 보여준다.

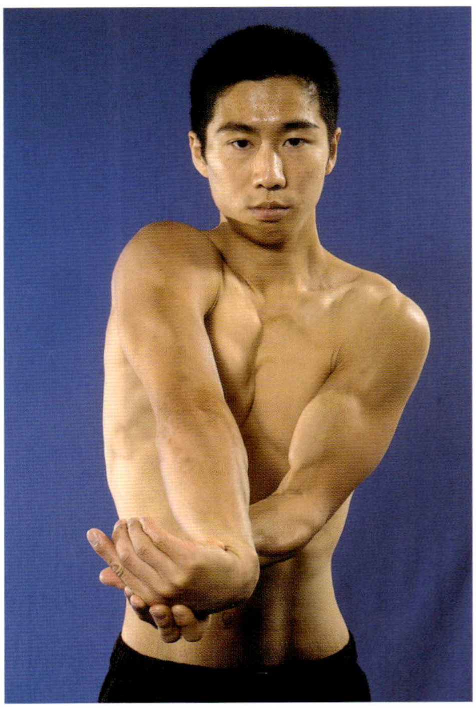

**그림 6-11** 신근-회외근(폄근-뒤침근, extensor-supinator muscle)의 스트레칭은 일반적으로 외측상과염(가쪽위관절융기염, lateral epicondylitis) 증상을 보이는 경우에 사용된다.

내측상과염이 있는 청소년 선수환자에게 운동 적용 시 주의를 기울여야 한다. 많은 청소년들의 경우 근력은 미성숙 뼈의 내성을 초과한다. 던지기 동작 기전은 내측상과의 **견열(찢김, avulsion)** 골절을 야기할 수 있다. 이러한 이유로, 내측상과염으로 발생한 불편감을 견디며 던지기를 반복하는 청소년 선수환자에게는 테이핑 적용을 삼가야 한다.

## 상과염을 위한 운동

외측상과염 관련 염증이 해소된 후에는 선수환자의 관절가동범위와 근력을 향상시키기 위한 운동을 처방한다. 팔꿈치와 전완을 위한 스트레칭 운동은 유연성을 향상시킨다. 외측상과염이 있는 경우, 완전히 회내시킨 상태에서 손목을 과굴곡(과다굽힘, hyperflex)한다(그림 6-11). 근력강화 운동은 손목 신전근과 전완 회외근을 운동시키는 기법을 적용해야 한다(제7장). 휴식은 내측상과염에 대한 최선의 치료법이다.

# 전완의 골절

Fractures of the Forearm

전완의 골절은 단일척골골간골절(isolated ulnar shaft fractures)과 복합요척골골간골절(combined ulnar shaft and radial shaft fractures)을 포함한다. 단일척골골절은 일명 "야경봉(night stick)" 골절로 알려져 있는데, 이는 그 흔한 손상 기전이 척골 골간에 직접 타격이 가해지는 것에 의하기 때문이다. 단일척골골절과 복합요척골골절의 주요 차이점은 단일척골골절은 손상되지 않은 요골이 전완의 안정성을 제공하기 때문에 골절 양상이 안정적인데 반해 복합요척골골절은 요골과 척골 모두 손상됨으로 인해 근본적으로 불안정한 상태가 된다는 점이다.

복합골절의 손상 기전은 큰 힘의 직접적 타격 혹은 완전히 펴진(outstretched) 팔로 떨어지면서 비롯된다. 복합전완골절로 인한 불안정성은 수술적 고정으로 최선의 결과를 얻게 된다.

팔꿈치 탈구는 전완골절보다는 덜 흔하지만, 탈구와 함께 발생하는 신경혈관 손상의 위험이 높다. 그러므로 팔꿈치 탈구는 추가적인 손상을 막기 위해 고정하는 것이 매우 중요하다. 팔꿈치 탈구의 흔한 손상 기전은 팔꿈치가 완전 신전된 채로 팔을 짚으면서 바닥에 떨어지는 것이다.

## 골절된 전완의 고정 방법

골절된 전완은 슈거 통 스플린트(sugar tong splint), 이중 슈거 통 스플린트(double sugar tong splint) 혹은 척골골간골절 캐스트(ulnar shift fracture casts) 등과 같이 스플린트(부목고정, splints) 혹은 캐스트(석고붕대, casts)로 고정할 수 있다. 단일척골골절은 최초 스플린트를 하지만, 일단 손상 후 발생되는 부종이 해소되면, 척골골절 캐스트로 고정하게 된다(그림 6-12). 슈거 통 스플린트(그림 6-13)는 안정적인 골절일 때 사용되고, 이중 슈거 통 스플린트(그림 6-14)는 불안정한 골절 혹은 팔꿈치 탈구와 같은 불안정한 손상의 기타 유형에서 사용된다. 이중 슈거 통 스플린트와 마찬가지로 긴 상지 캐스트(long arm casts, 그림 6-15)는 손목, 전완, 팔꿈치를 고정하는데 수술적 고정이 불필요한 불안정한 전완 골절 고정에 유용하다.

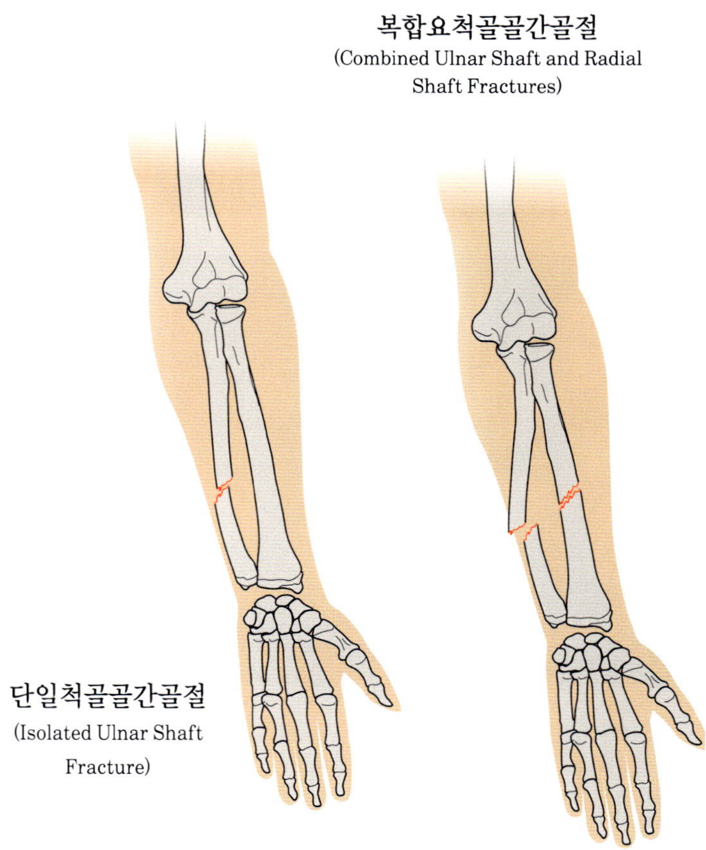

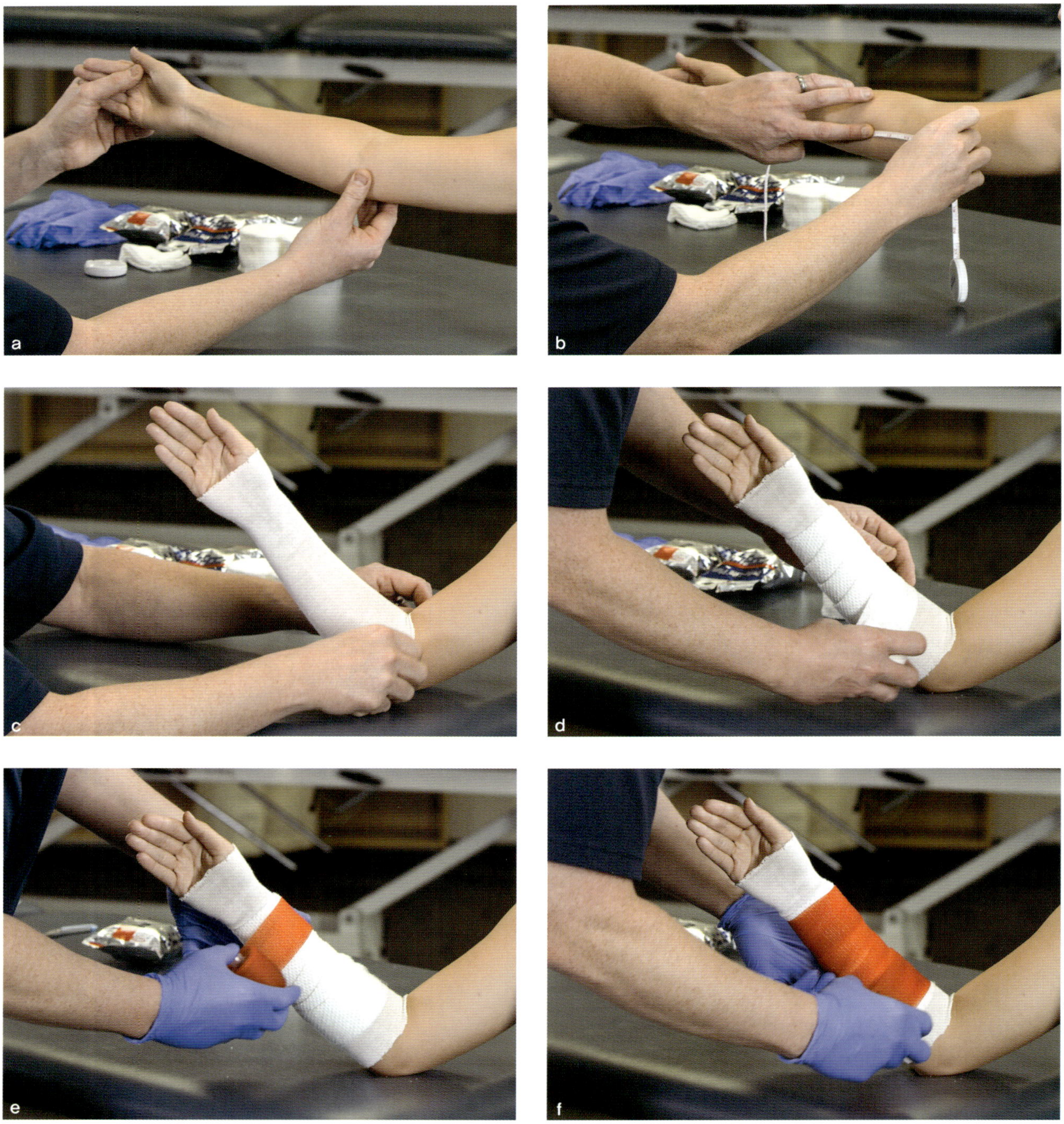

**그림 6-12** 단일척골골간골절의 캐스팅 적용 과정. (a) 0° 의 회내 자세를 취한다. (b) 필요한 스토키네트(속 천, stockinette)의 길이를 결정하기 위해 전주와(팔오금, antecubital fossa)를 지나 2인치(5cm) 먼 지점을 측정하고, 손목 근위부 주름에서 2인치 먼 지점을 측정한다. (c) 스토키네트를 적용한다. (d) 캐스트 패딩을 손목 근위부 주름에서 시작하여 원위부에서부터 근위부로 두르며, 패딩이 서로 반 정도 겹치게 둘러 전주와 아래까지 적용한다. (e) 근위부 손목 주름의 두 세 손가락 위 지점에서 섬유성 유리(fiberglass) 적용을 시작하여 원위부에서 근위부로 이전 섬유성 유리와 50% 겹치기로 두른다. (f) 전주와의 두 세 손가락 폭이 못 미친 곳까지 섬유성 유리 적용을 마친다. (계속)

Video 6.5는 단일척골골간골절의 캐스팅 과정을 보여준다.

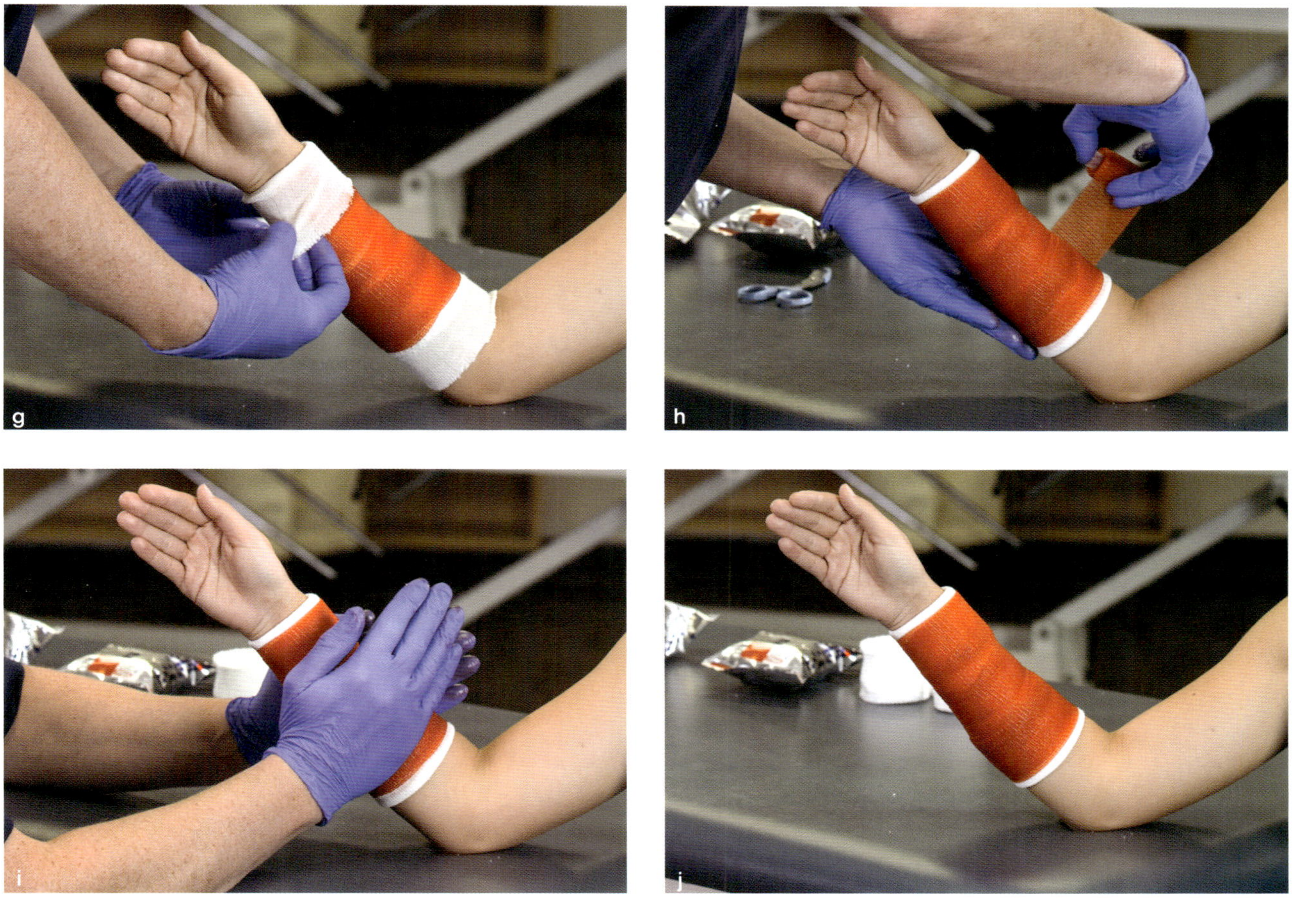


**그림 6-12(계속)** (g) 스토키네트를 접고 (h) 섬유성 유리로 스토키네트의 끝을 고정한다. (i) 필요 시 선수트레이너의 손바닥과 손의 둔덕(heel)을 이용하여 캐스팅 소재를 성형한다. (j) 척골골간골절 캐스트를 완성한다.

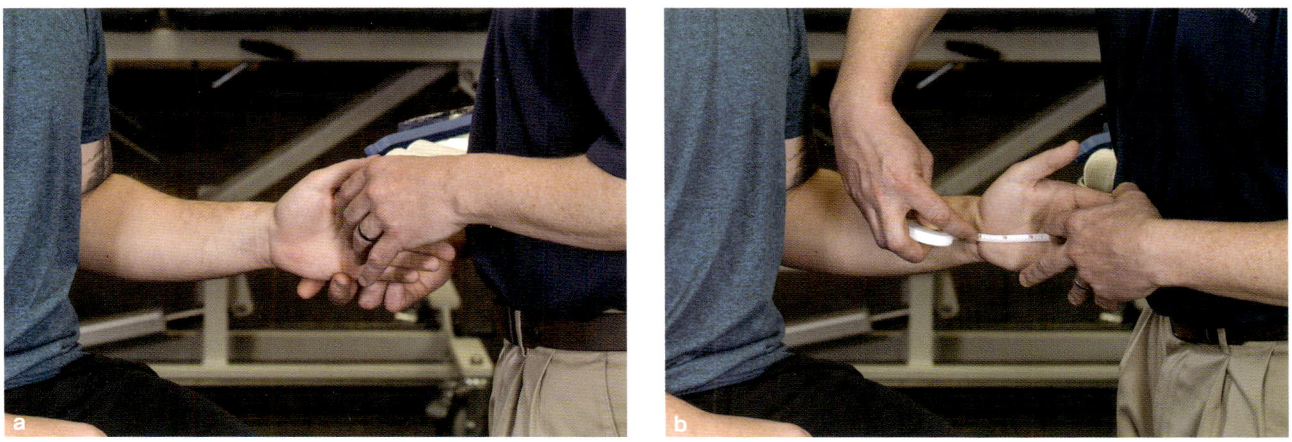


**그림 6-13** 안정적 전완 골절의 스프린팅 과정. (a) 팔꿈치를 90° 굴곡한 자세에서 전완을 0° 회내시키고, 손목을 10~15° 신전시킨다. (b) 필요한 스토키네트의 양을 결정하기 위해 근위부 손바닥 주름에서 4인치(10cm), 전주와 위 4인치 먼 부위까지의 길이를 측정한다. (계속)

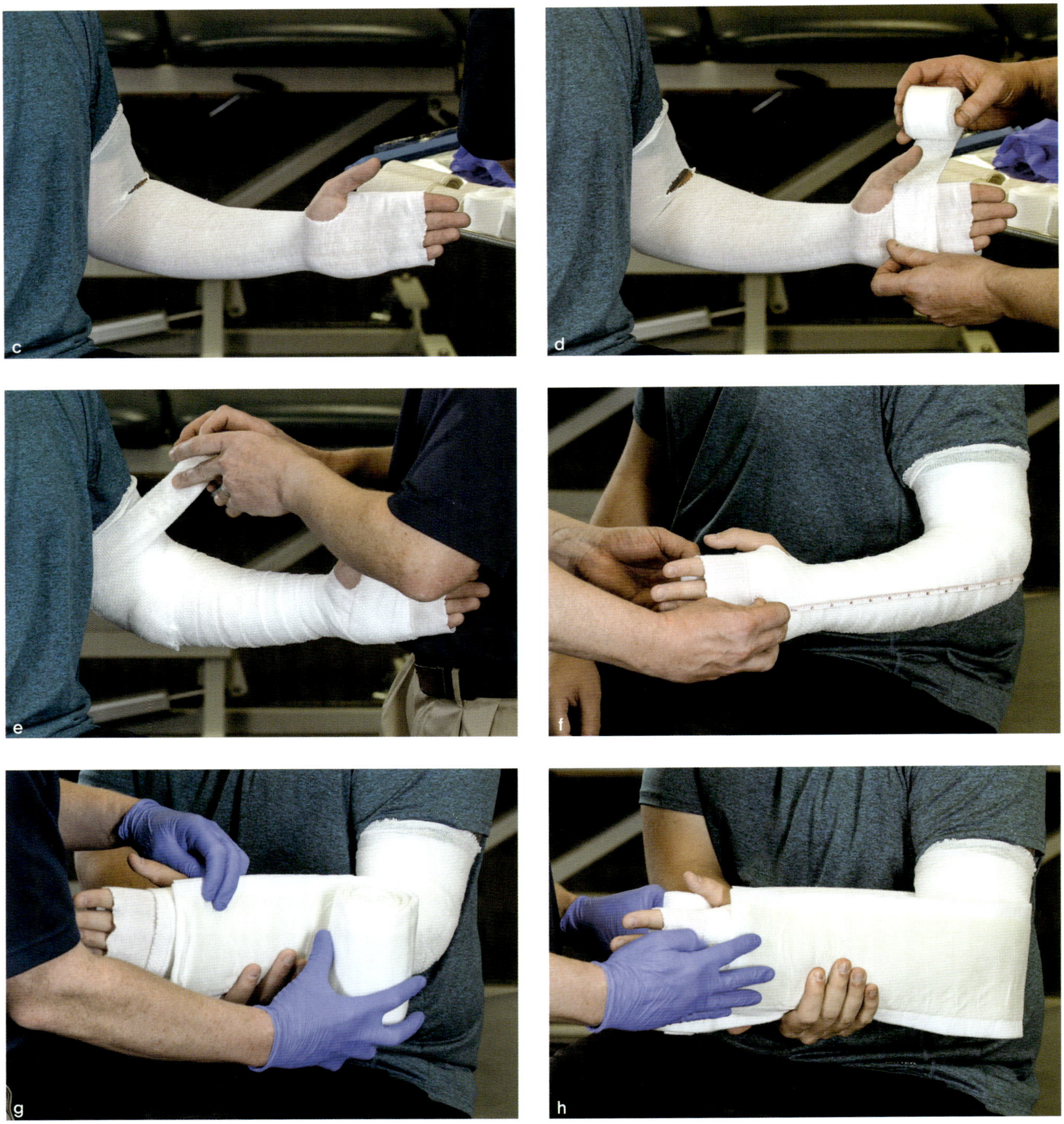

**그림 6-13(계속)** (c) 스토키네트를 적용한다. (d) 근위부 손바닥에서 시작하여 원위부에서 근위부로 캐스트 패딩을 두른다. (e) 캐스트 패딩을 팔꿈치까지 하여 마무리한다. (f) 스플린트 길이를 결정하기 위해 손등(dorsal) 면에서 시작한다. 중수지(손허리손가락, metacarpophalangeal; MCP)관절의 근위부에서 한 손가락 폭 정도 먼 지점으로부터 팔꿈치를 둘러 손바닥 주름에서 손가락 하나 폭의 먼 지점까지의 길이를 측정한다. (g) 스플린트가 손등 면의 손, 손목, 전완을 지나 (h) 팔꿈치를 거쳐 다시 전완, 손목, 손의 바닥면에 닿도록 한다. (계속)

Video 6.6은 안정적 전완 골절에 대한 슈거 통 스플린트 적용을 보여준다.

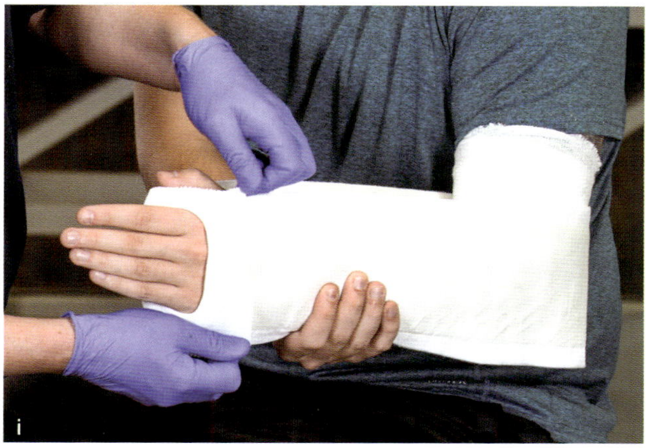

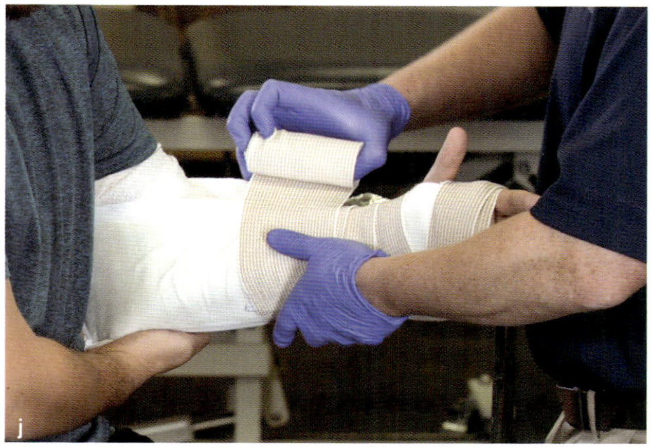

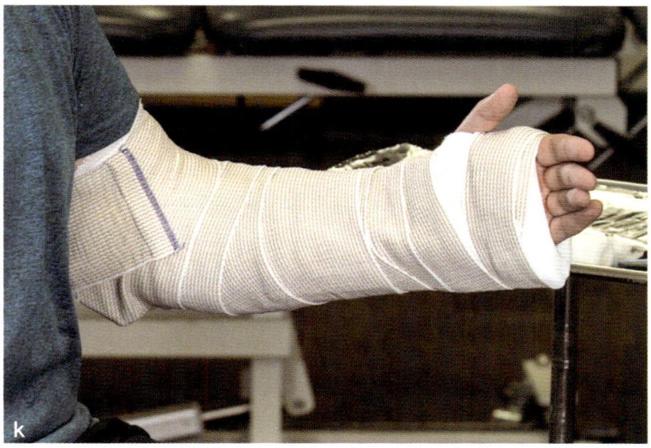

**그림 6-13(계속)** (i) 스플린트 소재의 여분을 접는다. (j) 원위부에서 시작하여, 탄력성 랩으로 스플린트를 고정한다. (k) 전완의 슈거 통 스플린트를 마무리한다.

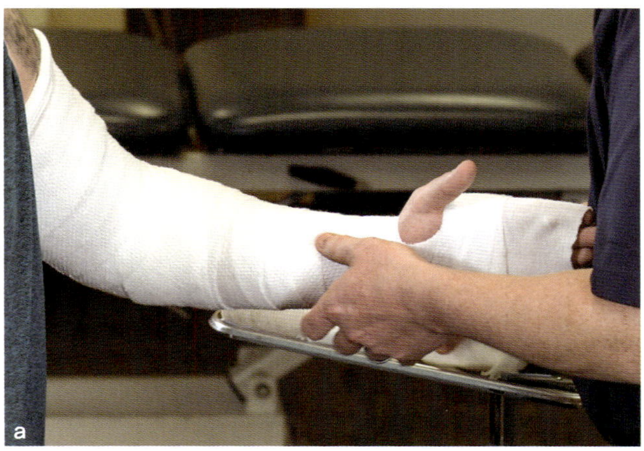

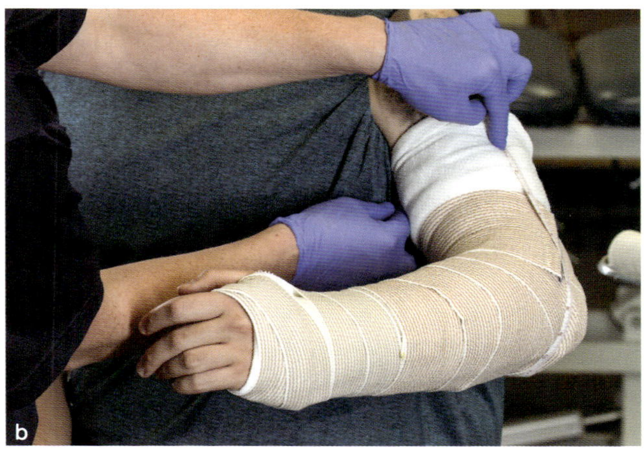

**그림 6-14** 불안정 전완 골절 혹은 팔꿈치 탈구에 사용되는 스프린팅 과정. (a) 스토키네트와 캐스트 패딩(cast padding)을 액와(겨드랑, axilla)의 기저부(바닥, base)로 연장하는 슈거 통 스플린트의 변형을 적용한다. (b) 스플린트의 길이를 결정하기 위해 삼각근 정지부(닿는곳, insertion)에서 팔꿈치를 거쳐 액와의 3인치(8cm) 아래까지 길이를 측정한다. (계속)

Video 6.7은 불안정한 전완 골절 혹은 팔꿈치 탈구에 대한 이중 슈거 통 스플린트 적용법을 보여준다.

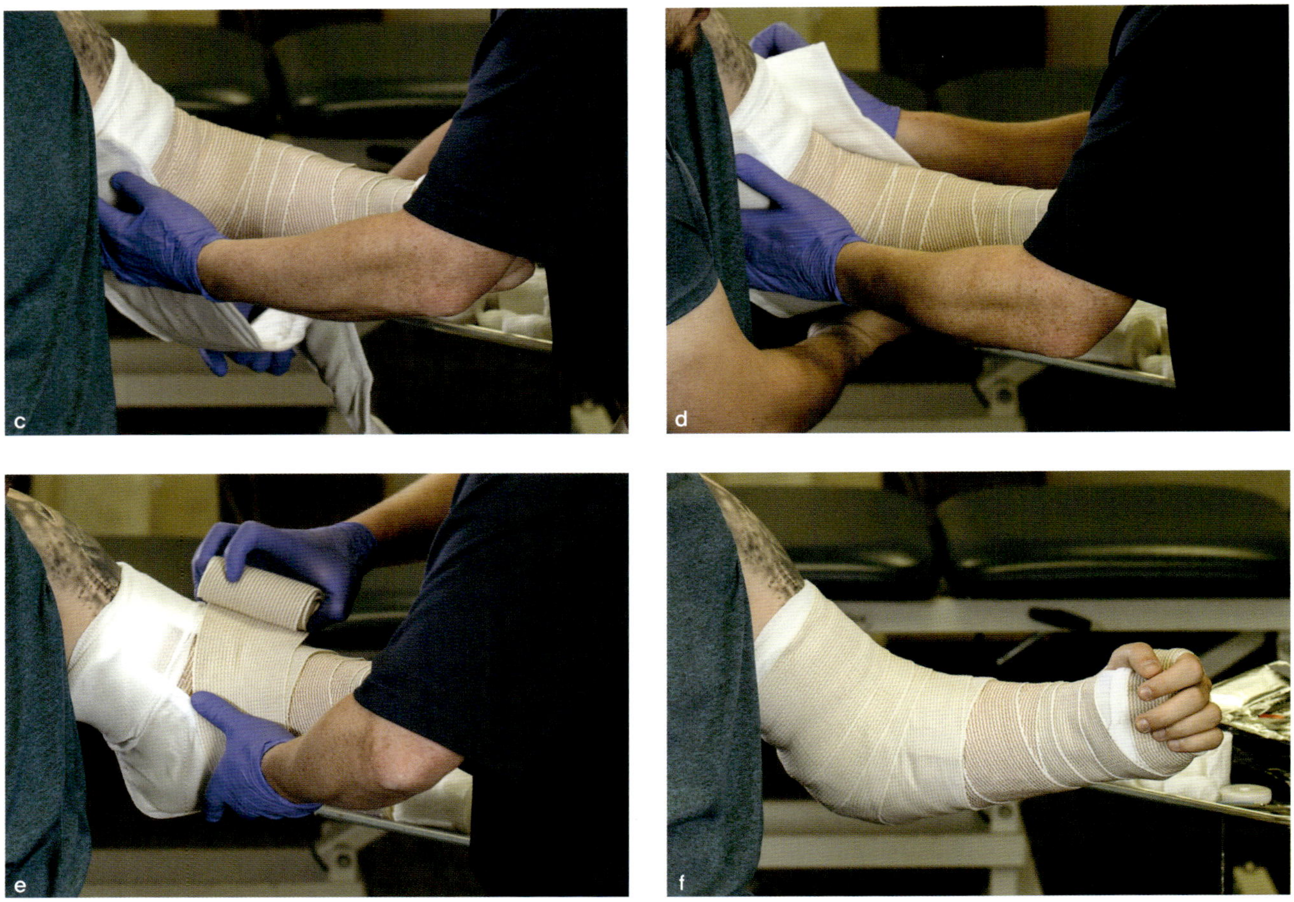


**그림 6-14(계속)** (c) 스플린트를 상완의 안쪽에서 시작하여 (d) 팔꿈치를 지나 삼각근 정지부의 끝에 오도록 적용한다. (e) 탄력 붕대(elastic bandage)를 이용하여 팔꿈치 아래에서 시작하여 근위부로 감싸며 두 번째 스플린트를 고정한다. (f) 이중 슈거 통 스플린트를 완성한다.

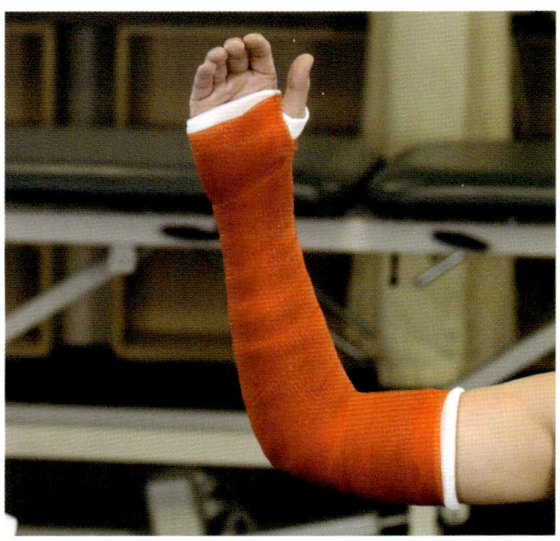

**그림 6-15** 긴 상지 캐스트

Video 6.8은 긴 상지 캐스트 적용을 보여준다.

CHAPTER 7

# 손목과 손

## The Wrist and Hand

손목에는 2열의 수근골(손목뼈, carpal bones)이 있다. 근위열(몸쪽 손목뼈, proximal row)은 주상골(손배뼈, scaphoid), 월상골(반달뼈, lunate), 삼각골(세모뼈, triquetral), 두상골(콩알뼈, pisiform)로 구성되어 있다. 원위열(먼쪽 손목뼈, distal row)은 대능형골(큰마름뼈, trapezium), 소능형골(작은마름뼈, trapezoid), 유두골(알머리뼈, capitate) 및 유구골(갈고리뼈, hamate)로 구성되어 있다. 손은 다섯 개의 중수골(손허리뼈, metacarpal bones)을 손가락은 14개의 지절골(손가

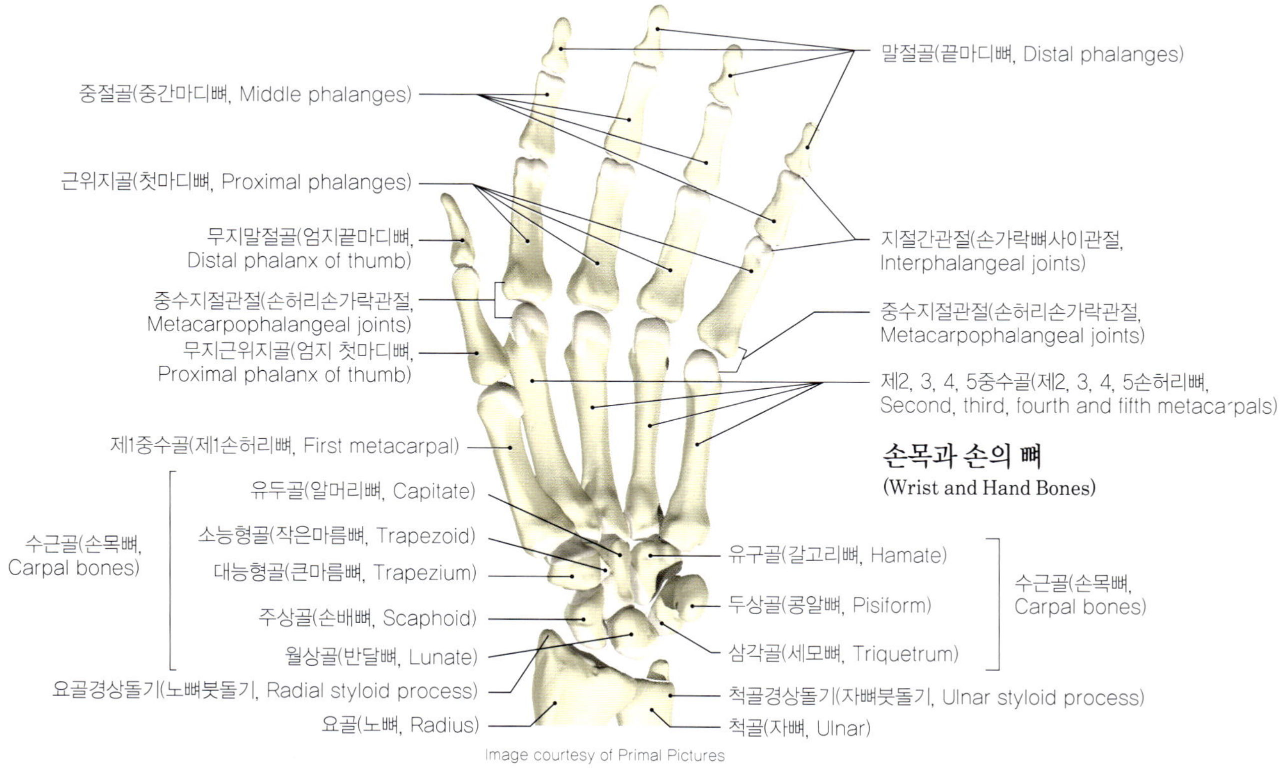


**손목과 손의 뼈**
(Wrist and Hand Bones)

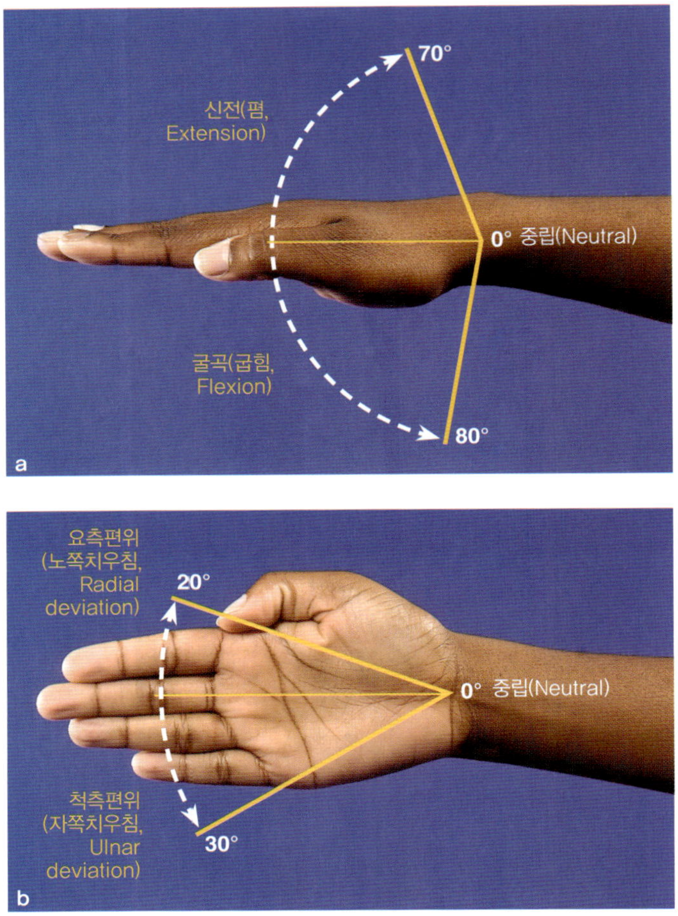


락뼈, phalanges)을 포함한다: 무지(엄지손가락, thumb)에는 근위지골(첫마디손가락뼈, proximal phalanx) 및 말절골(끝마디손가락뼈, distal phalanx)이 있으며, 나머지 4개의 손가락에는 근위지골, 중절골(중간마디손가락뼈, middle phalanx) 및 말절골이 있다.

수근관절(손목관절, wrist joint)은 요골의 원위부(먼쪽 노뼈, distal radius)와 주상골, 월상골, 그리고 근위 수근골이 형성하는 관절로 굴곡(굽힘, flexion), 신전(폄, extension), 요측편위[노쪽치우침, radial deviation; 외전(벌림, abduction)] 및 척측편위[자쪽치우침, ulnar deviation; 내전(모음, adduction)] 운동이 가능하다(그림 7-1). 원위 수근골(먼쪽 손목뼈, distal carpal bones)과 중수골(손허리뼈, metacarpals)은 수근중수관절(손목손허리관절, carpometacarpal joint)을 형성한다. 중수골의 원위부 끝과 손가락의 지절골 근위부는 중수지절관절(손허리손가락관절, metacarpophalangeal joints)을 형성한다. 이러한 관절들은 굽히거나, 펴거나, 외전하거나 내전하는 등의 운동을 수행할 수

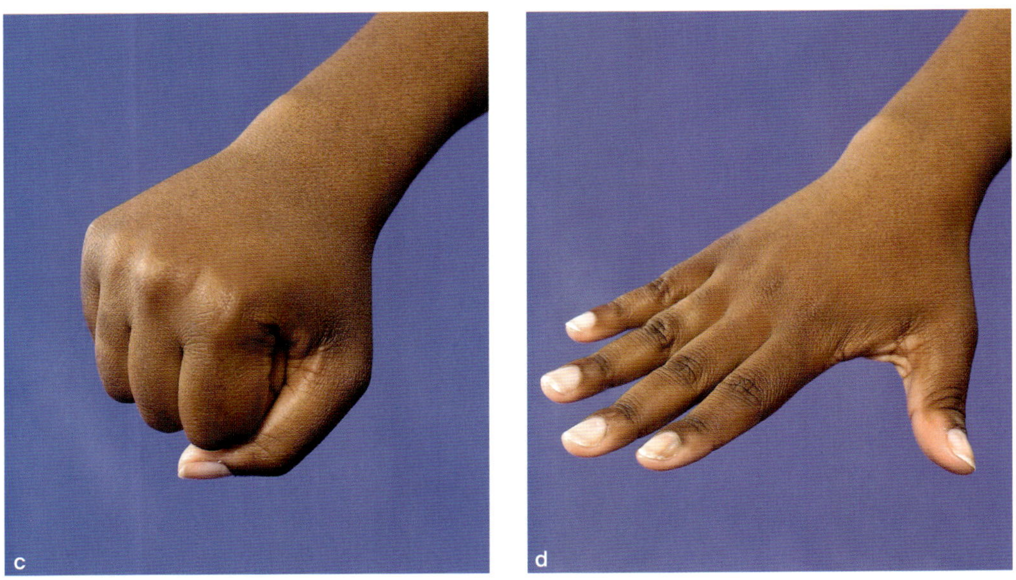


그림 7-1 (a) 손목 굴곡(굽힘, flexion) 및 신전(폄, extension)의 가동범위; (b) 손목의 요측편위(노쪽치우침, redial deviation)와 척측편위(자쪽치우침, ulnar deviation)의 가동범위; (c) 손가락 굴곡, (d) 손가락 신전 (계속)

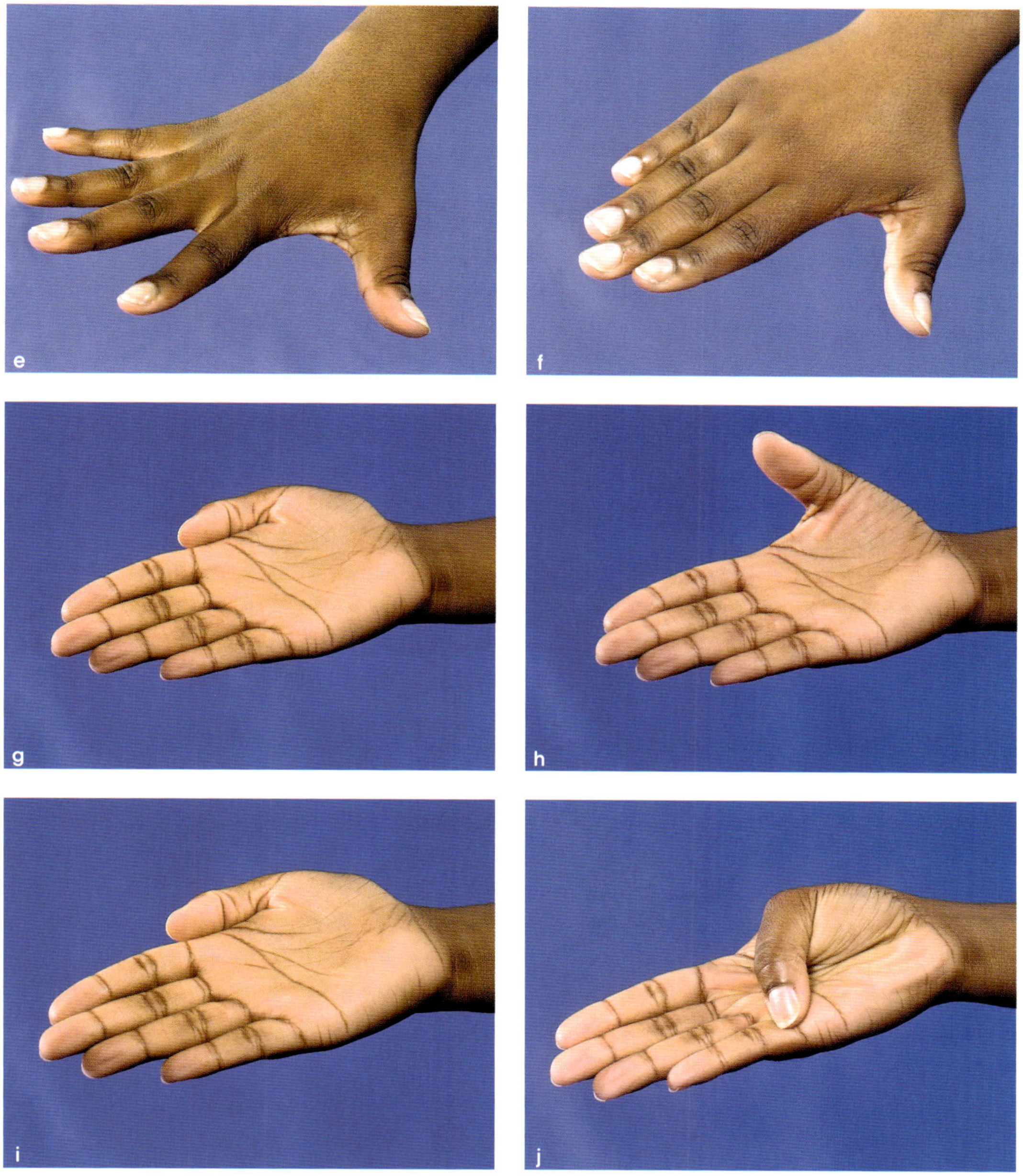


**그림 7-1(계속)**
(e) 외전(벌림, abduction) 및 (f) 내전(모음, adduction); (g) 무지 신전(엄지손가락 폄, thumb extension), (h) 굴곡, (i) 내전 (j) 대립(맞섬, opposition).

있다. 네 개의 손가락에는 각각 두 개의 관절이 있다: 근위지절간관절(몸쪽 손가락뼈사이관절, proximal interphalangeal joint; PIP)과 원위지절간관절(먼쪽 손가락뼈사이관절, distal interphalangeal joint; DIP). 지절간관절(손가락뼈사이관절, interphalangeal joints)은 굴곡과 신전 운동이 가능하다. 인대와 관절낭의 복합적인 그물망 구조는 손과 손가락을 이루는 모든 관절들을 지지·보호해준다.

무지는 섬세한 동작들을 통제해야 하기 때문에 특히 중요하다. 무지에 대해 수근중수관절은 신전, 굴곡, 외전, 내전, 대립(맞섬, opposition)(그림 7-1) 및 복위(물러섬, reposition) 움직임이 가능하다. 무지의 중수지절관절과 지절간관절은 굴곡과 신전 운동이 가능하다.

## 손목과 손의 인대
(Ligaments of the Wrist and Hand)

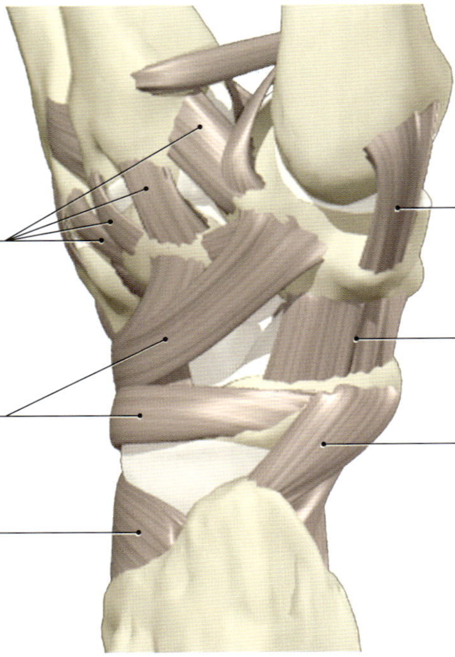


Image courtesy of Primal Pictures

## 전완의 전면(아래팔의 앞쪽, Anterior Forearm)

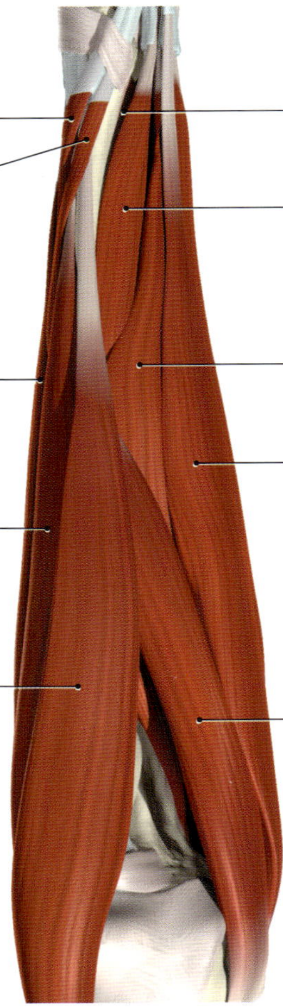


Image courtesy of Primal Pictures

몇몇의 인대들이 관절들을 강화한다. 외반 변위(valgus displacement)를 예방하는 중수지절관절의 척측측부인대(자쪽곁인대, ulnar collateral ligament)는 운동 손상과 관련하여 고려될 부분이다. 몇몇의 근육들은 전완(아래팔, forearm)과 손에서 기시해 손목, 손, 그리고 손가락의 움직임을 일으킨다. 척측수근굴근(자쪽손목굽힘근, flexor carpi ulnaris)과 요측수근굴근(노쪽손목굽힘근, flexor carpi radialis)은 손목의 굴곡을 일으키며, 척측수근신근(자쪽손목폄근, extensor carpi ulnaris)과 장요측수근신근(긴노쪽손목폄근, extensor carpi radialis longus) 및 단요측수근신근(짧은노쪽손목폄근, extensor carpi radialis brevis)은 손목의 신전을 일으킨다. 손목의 척측수근굴근과 척측수근신근은 동시에 수축하여 척측편위를 일으킨다. 반대로, 요측수근굴근과 장요측수근신근이 함께 수축을 하는 경우에는 요측편위를 일으킨다. 손목관절에 작용하는 몇몇의 근육들은 상완골(위팔뼈, humerus)에서 기시해 주관절을 가로지른다. 그러므로 이러한 근육들은 주관절과 전완의 정상적 기능의 수행을 위해 중요하다.

세 개의 근육이 네 손가락의 움직임을 일으키게 한다(그림 7-1). 심지굴근(깊은손가락굽힘근, flexor digitorum profundus)과 천지굴근(얕은손가락굽힘근, flexor digitorum superficialis)은 굴곡을 일으킨다; 지신근(손가락폄근, extensor digitorum)은 신전을 일으킨다. 심지굴근은 손가락의 원위지절에 부착되며, 천지굴근은 중절골에 **정지(inserts)**한다. 첫 번째 근육(즉, 심지굴근)은

**전완의 후면(아래팔의 뒤쪽, Posterior Forearm)**

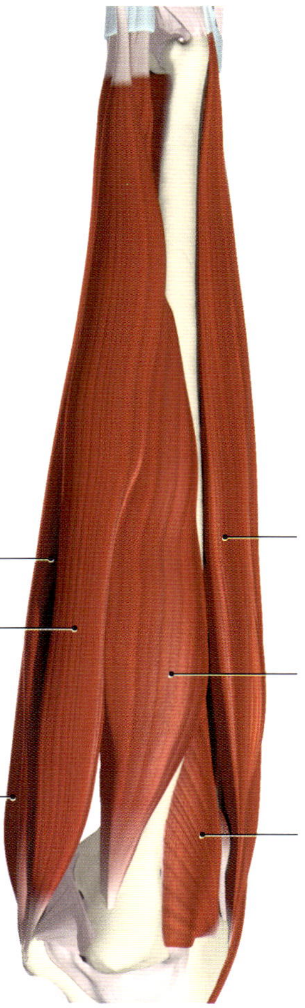


Image courtesy of Primal Pictures

**손가락의 신근 기전**
(Extensor Mechanism of the Finger)

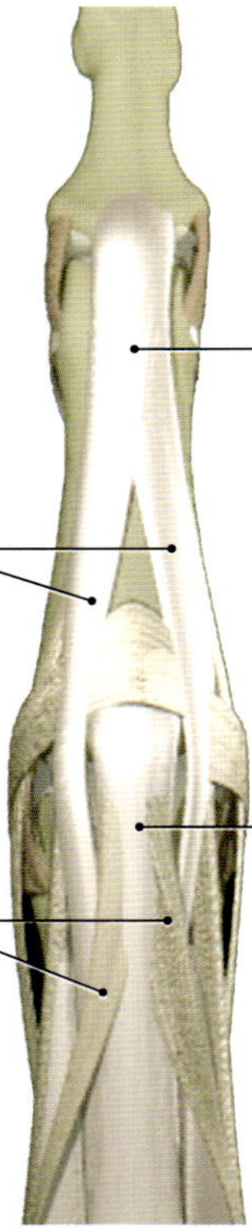

Image courtesy of Primal Pictures

근위지절간관절과 원위지절간관절 모두의 굴곡에 작용하지만, 천지굴근은 원위지절간관절의 굴곡에만 작용한다. 그러나 이 두 근육들은 손가락을 통과하게 되므로 손목과 손의 모든 관절들의 굴곡에 관여하게 된다. 네 손가락의 지신근의 정지부(닿는곳, insertion)는 별도로 분리되어 있는 세 개의 건으로 이루어져 있다. 가운데 건은 중절골에 부착되고, 두 개의 측부 대(띠, band; 즉, 측부건)는 말절골을 통과한다. 이 구조는 손에 작용하는 몇몇 내재근(intrinsic muscles)들과 함께 **신근덮개(extensor hood)**를 형성한다.

무지는 놀랄 만큼 섬세한 움직임을 조절하기 위해 8개의 근육이 작용한다. 장무지신근(긴엄지폄근, extersor **pollicis** longus), 단무지신근(짧은엄지폄근, extersor pollicis brevis), 장무지외전근(긴엄지벌림근, abductor pollicis longus), 장무지굴근(긴엄지굽힘근, flexor pollicis longus)은 전완에서 기시한다. 단무지신근과 장무지신근은 무지의 기저에 "**해부학 코담배갑(anatomical snuffbox)**"이라 불리는 공간을 형성한다. 해부학 코담배갑은 그 경계 내에 주상골(손배뼈, scaphoid)이 놓여 있다는 점에서 임상적으로 중요하다. 이 부분에 찌르는 듯한 통증을 느낀다면 주상골의 골절 가능성이 있음을 나타낸다. 단무지굴근, 무지대립근(엄지맞섬근, opponens pollicis muscle), 단무지외전근(엄지짧은벌림근, abductor pollicis brevis muscle), 무지내전근(엄지모음근, adductor pollicis muscle)은 손에서 기시하며 연부조직이 돌출되어 생성되는 **무지구(엄지두덩, thenar eminence)**를 형성한다.

**해부학 코담배갑**
(Anatomical snuffbox)

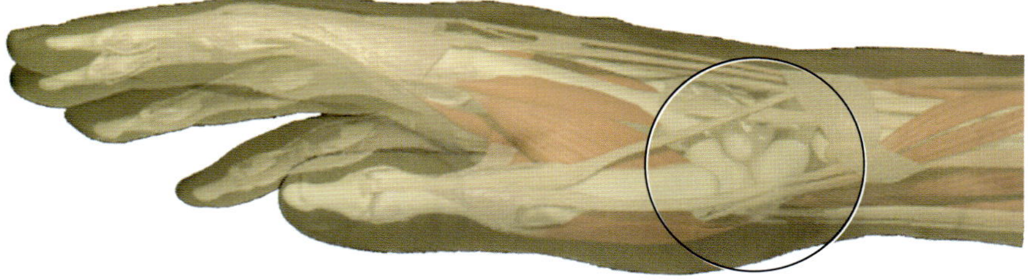
Image courtesy of Primal Pictures

## 주요 촉진 기준점

***전방(앞쪽 ,Anterior)***
- 두상골(콩알뼈, Pisiform bone)
- 유구골구(갈고리뼈, Hook of hamate bone)
- 무지구(엄지두덩, Thenar eminence)
- 소지구(새끼두덩, Hypothenar eminence)

***후면(뒤쪽, Posterior)***
- 수근골(손목뼈, Carpal bones)
- 수근중수관절(손목손허리관절, Carpometacarpal joints)
- 중수지절관절(손허리손가락관절, Metacarpophalangeal joints)
- 지절간관절(손가락뼈사이관절, Interphalangeal joints)
- 무지척측측부인대(엄지손가락자뼈곁인대, Ulnar collateral ligament of thumb)

***외측(가쪽, Lateral)***
- 해부학 코담배갑(Anatomical snuffbox)
- 주상골(손배뼈, Sacphoid bone)
- 요골경상돌기(노뼈붓돌기, Radial styloid process)

***내측(안쪽, Medial)***
- 척골경상돌기(자뼈붓돌기, Ulnar styloid process)

## 표면 해부학
(Surface Anatomy)

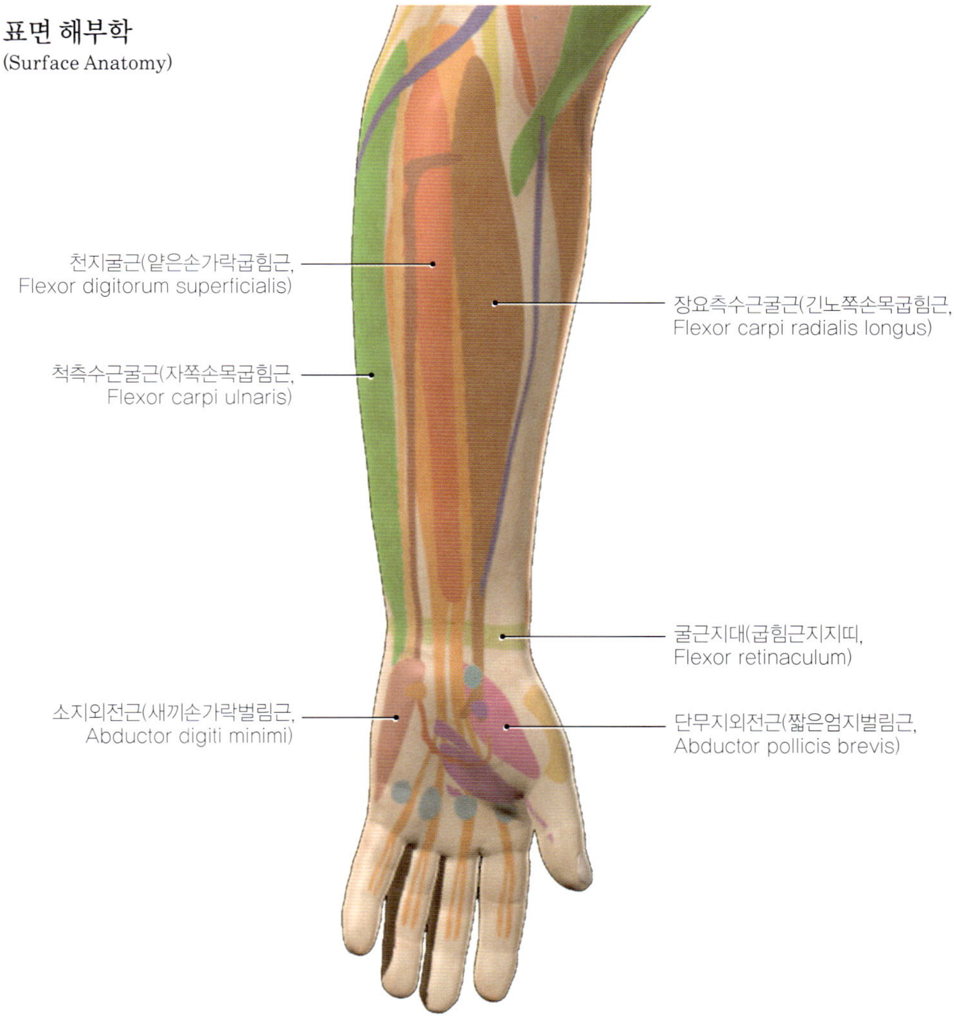


Image courtesy of Primal Pictures

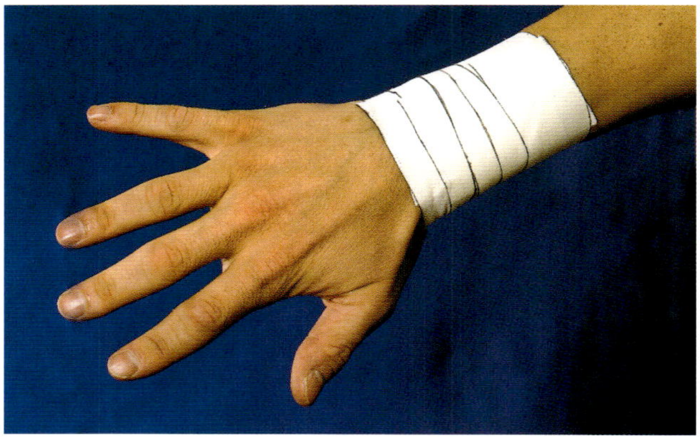

그림 7-2 손의 움직임에 영향을 미치지 않으면서 손목의 동작을 제한할 수 있는 간단한 손목 테이핑 절차

## 손목 염좌(손목 삠)

Wrist Sprains

손목 염좌는 흔히 운동선수가 손을 편 채로(outstretched) 넘어질 때 손목이 과굴곡되거나 과신전되면서 발생한다. 선수트레이너는 운동선수에게 역동적인 신체활동으로의 복귀를 허용하기 전에, 발생한 손상이 단순한 손목 염좌인지 아니면 골절인지 명확하게 확인해야 한다.

### 손목 염좌 테이핑

통증의 유발이 굴곡에 의한 것인지, 신전에 의한 것인지, 아니면 굴곡과 신전 모두에 의한 것인지를 결정하고, 동작을 제한하거나 불편함이 유발되지 않도록 테이핑을 한다. 경우에 따라 3~4줄의 비탄력 테이프를 환부에 감아주는 것만으로도 충분할 수 있다(그림 7-2). 하지만 좀 더 넓은 범위의 손목 움직임을 제한하기 위해서는 테이핑 시 손을 포함시키는 것이 바람직하다.

그림 7-3은 손목의 과신전과 과굴곡 모두를 제한할 수 있는 테이핑을 보여주고 있다. 손목과 손 둘레에 기준고정 테이프를 대주고 손등 부위에 3줄의 스트립(strips)으로 기준고정 테이프를 적용한다. 기준고정 테이프 위로 X자 모양으로 맞물리게 테이핑을 한다. 손의 저측(손바닥, palmar) 쪽으로도 이러한 테이핑 과정을 반복한 후 탄력성 테이프 혹은 비탄력 테이프를 사용해 손목과 손 둘레에 8자 모양으로 마무리 테이핑을 한다.

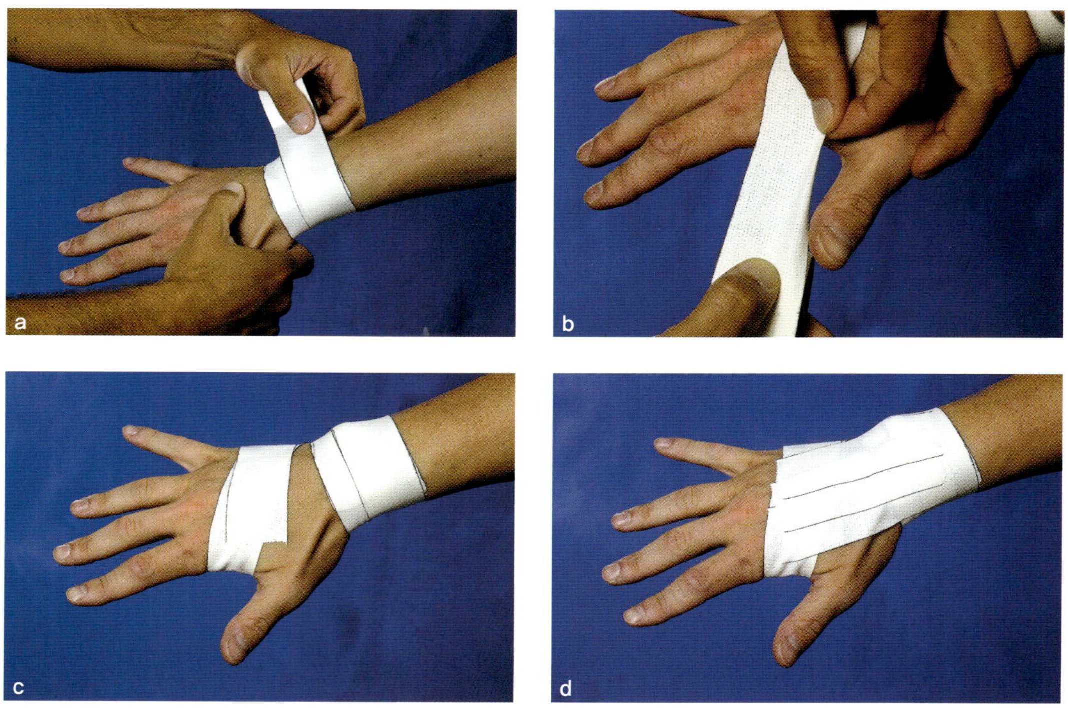


그림 7-3 보다 큰 움직임의 제한을 위해 적용하는 손을 포함한 손목 테이핑 절차. (a-c) 손목과 손 둘레에 기준고정 테이프를 적용함으로써 시작한다. (d-e) 과굴곡(hyperflexion)을 제한하기 위해 세 줄의 테이프를 사용하고 손의 배측 부위로 X-자형으로 테이핑을 실시한다. (계속)

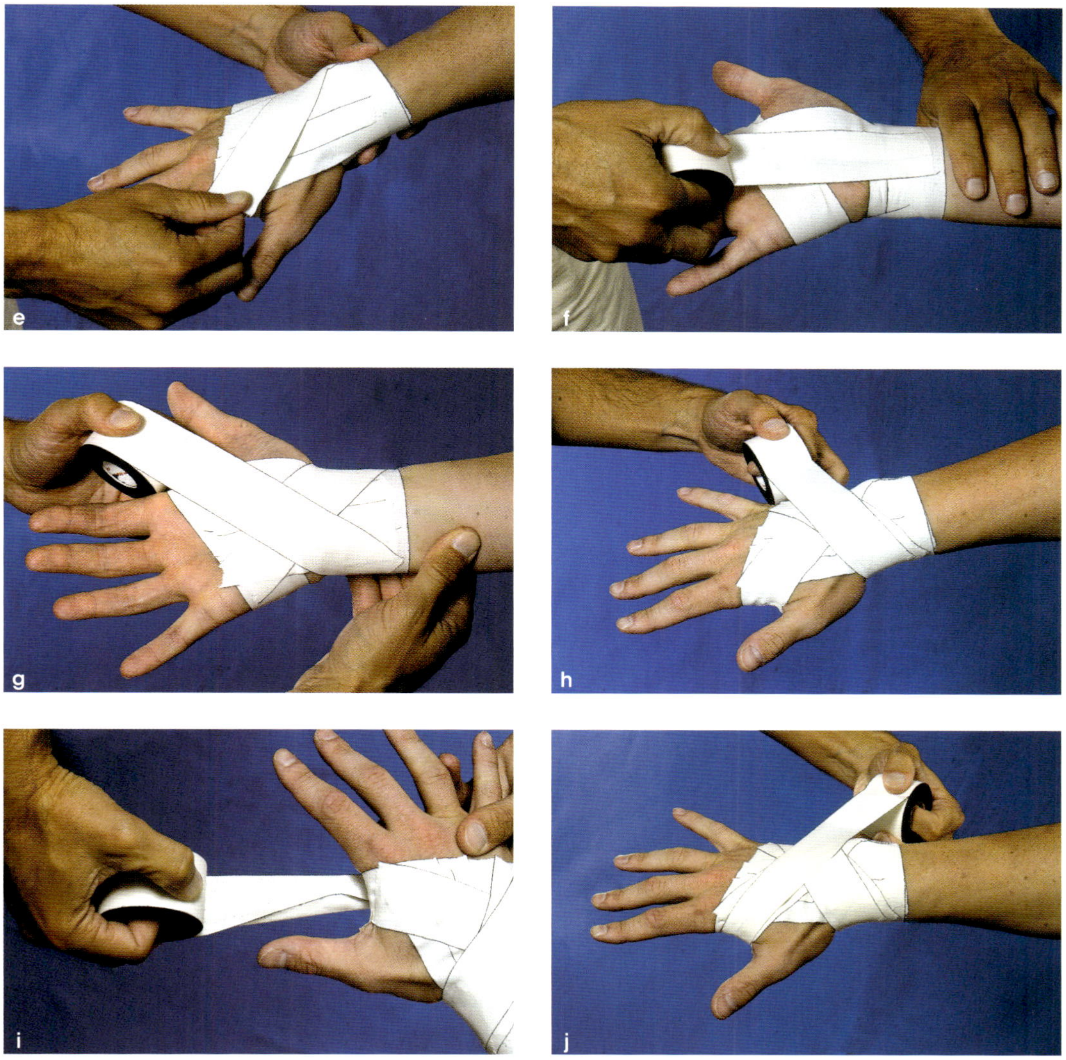


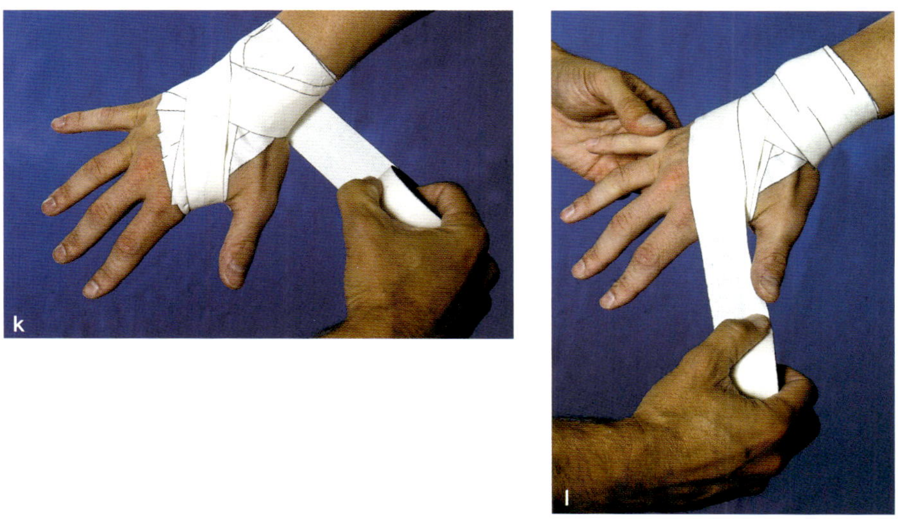


**그림 7-3(계속)** (f-g) 손의 저측부에 과신전(hyperextension)을 제한하기 위해 세 줄의 테이프를 사용하고 저측 부위로 X-자형의 테이핑을 실시한다. (h-n) 손목과 손 둘레로 두 번의 8자 모양 테이핑을 적용함으로써 마무리한다. (i) 무지(엄지, thumb)를 감싸고 있는 테이핑으로 인한 자극(가려움증)을 어떻게 피할 수 있는지에 대해서도 주의를 기울인다. (계속)

그림 7-3(계속)

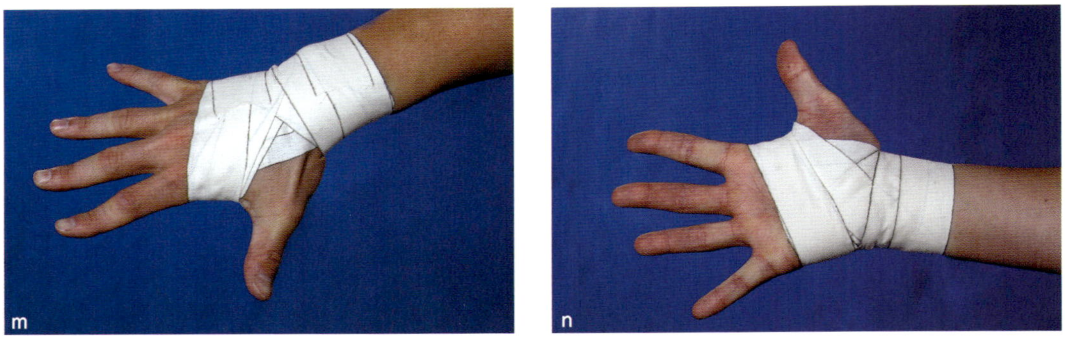

Video 7.1은 과굴곡이나 과신전 염좌를 위한 손목과 손의 간단한 테이핑 절차를 보여준다.

스트랩(strap) 테이핑은 손목 염좌나 좌상의 발생 시 손목의 굴곡이나 신전의 제한을 위해 좀 더 견고하게 사용할 수 있는 방법이다(그림 7-4). 스트랩 테이핑은 손목 위치와 관련되는 상과염(위관절융기염, epicondylitis)에 의한 통증을 조절하는데도 유용하게 사용될 수 있다.

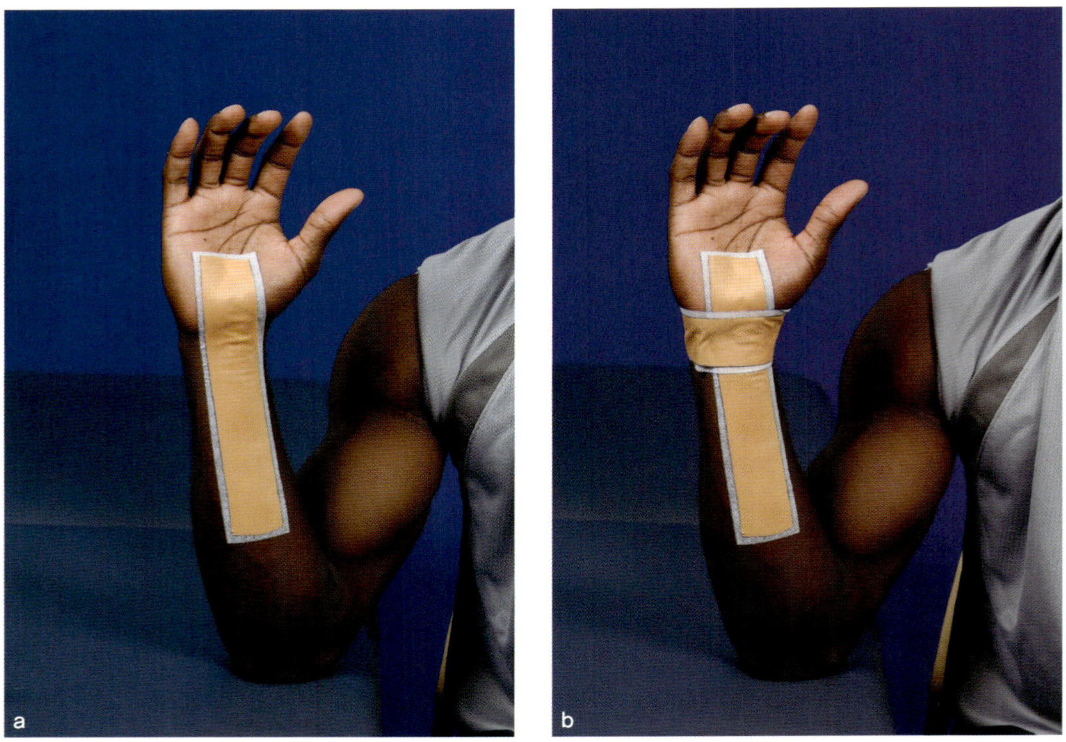

**그림 7-4** 신전 손목 스트랩핑(strapping) 블록. (a) 중립 위치의 손목에 언더랩 테이프(underwrap strip)를 적용한다; 테이프를 손바닥 위 요골 경상돌기(자뼈붓돌기, radial styloid process)에서 1인치(2.5cm) 원위부 위치의 손바닥 중앙에 적용한다. 이후 스트랩핑 테이프를 이용해 전완 손바닥의 근위부 쪽으로 당겨준다. (b) 두 번째 언더랩 테이프와 스트랩핑 테이프를 수근관절 둘레에 적용한다. 손목 주위로 테이프의 적용 시 손의 감각이상(paresthesia), 통증, 혹은 그 외 증상들이 나타날 정도의 압력이 가해지지 않도록 주의한다.

Video 7.2는 손목 신전을 제한하기 위한 스트랩핑 테이핑 블록을 보여준다.

## 손목 운동

반대편 손을 이용해 손목 굴곡근과 신전근을 스트레치 한다(그림 7-5). 덤벨을 이용한 손목 운동은 굴곡근과 신전근을 강화시키는데 효과적이다(그림 7-6).

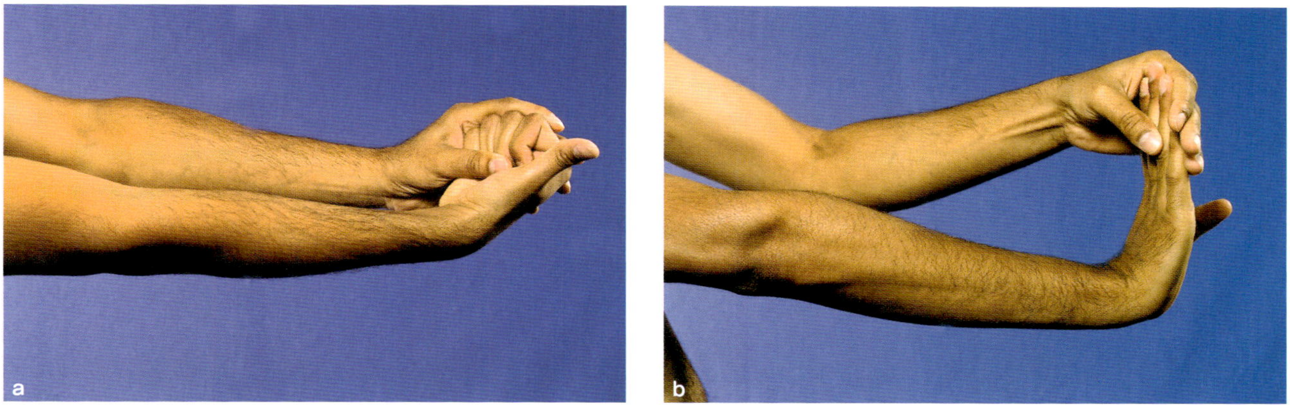

**그림 7-5** 손목의 (a) 신근(extensor muscles)과 (b) 굴근(flexor muscles)의 스트레칭.

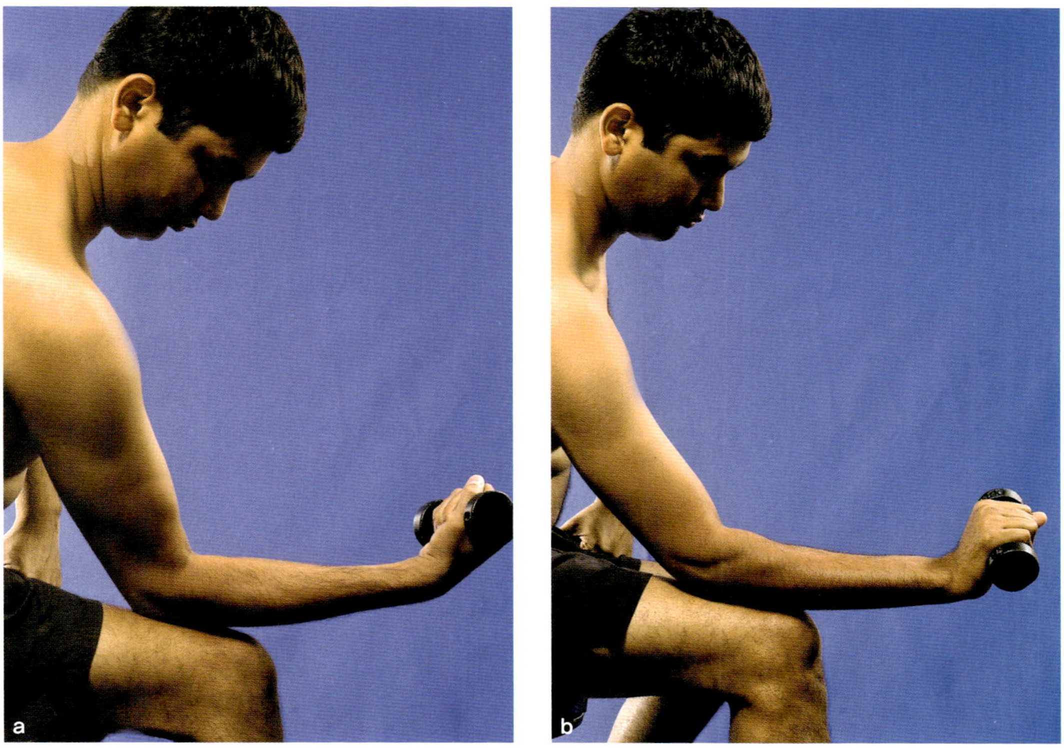

**그림 7-6** 덤벨을 이용한 손목의 (a) 굴근과 (b) 신근의 근력강화 운동.

손목의 수근관증후군
(손목터널증후군,
Carpal Tunnel of the Wrist)

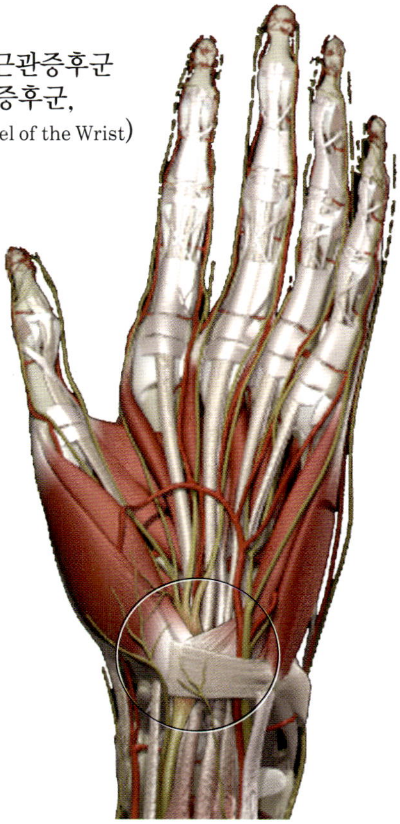

Image courtesy of Primal Pictures

## 수근관증후군(손목굴증후군, Carpal Tunnel Syndrome)

손목의 반복적 움직임이 요구되는 활동에 종사하는 사람들은 수근관증후군에 걸리기 쉽다. 수근관증후군은 손목의 수근관(carpal tunnel)을 통과하는 정중신경(median nerve)에 가해지는 압박으로 손바닥, 무지 내측(엄지손가락 안쪽, medial thumb) 및 첫 번째와 가운데손가락이 쑤시면서 따끔거림, 마비 및 감각 둔화의 증상을 보인다. 음악가, 산업체 및 사무직 종사자, 그리고 심지어 장기간 테이핑을 계속하는 선수트레이너들에게 발생하기 쉽다. 수근관증후군을 일으키는 반복적인 스트레스를 예방하고 손목의 편안한 상태를 제공할 수 있도록 고안된 보조기(brace)를 이용할 수 있다(그림 7-7).

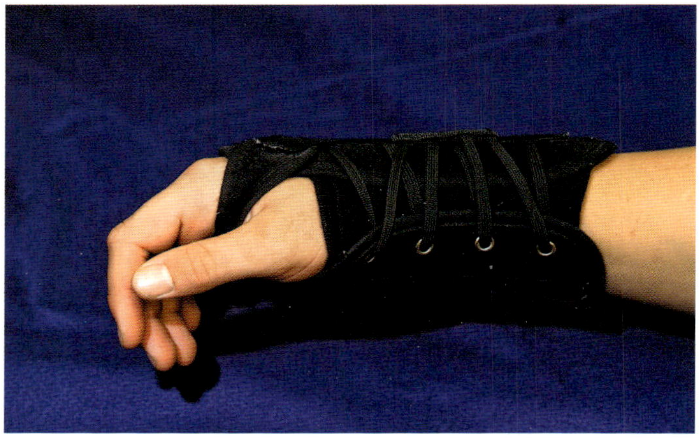

**그림 7-7** 수근관증후군(carpal tunnel syndrome)의 징후와 증상을 완화시키기 위해 사용되는 상업용 보조기.

무지의 척측측부인대 파열
(엄지손가락의 자뼈곁인대
파열, Rupture of the Ulnar
Collateral Ligament of the Thumb)

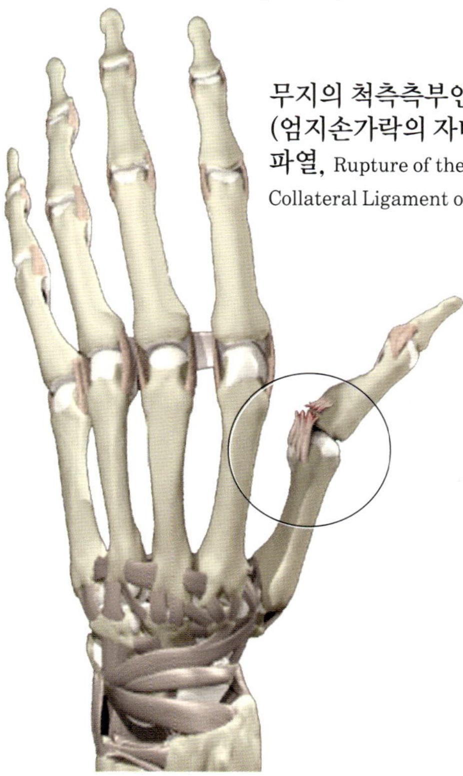

Image courtesy of Primal Pictures

## 무지 염좌(엄지손가락 삠)

Thumb Sprains

무지 염좌는 과신전에 의해 발생하며 척측내측인대의 손상을 포함한다. 척측측부인대(자쪽곁인대, ulnar collateral ligament) 손상의 기전이 흔히 닭과 같은 가금류의 목을 손으로 부러뜨리는 사냥터지기들(gamekeepers)에게 발생한다는 점에서 구어적으로 사냥터지기의 무지(gamekeeper's thumb; 무지 내측 측부인대 파열)라 부르기도 한다. 척측측부인대의 완전 파열 손상을 입은 경우, 일반적으로 외과적 수술이 필요하다. 그러나 인대의 부분 파열인 경우에는 테이핑이 좋은 효과를 발휘할 수 있다.

## 무지 염좌 테이핑

구체적인 테이핑의 적용 방법은 운동수행을 위해 요구되는 섬세함의 정도와 함께 선수환자들이 느끼는 통증과 무력감을 함께 고려해 결정한다. 미미한 손상의 경우 단순히 무지와 손목 주위로 8자형 테이핑을 수행하는 것으로 충분할 것이다(그림 7-8). 선수가 손목을 자유롭게 움직여야 할 필요가 있는 경우에는 각각의 스트립을 전면부 표면에 적용하는 것으로 시작해 무지의 중수지절관절을 감싸 손목의 후면부에서 마무리하면 된다.

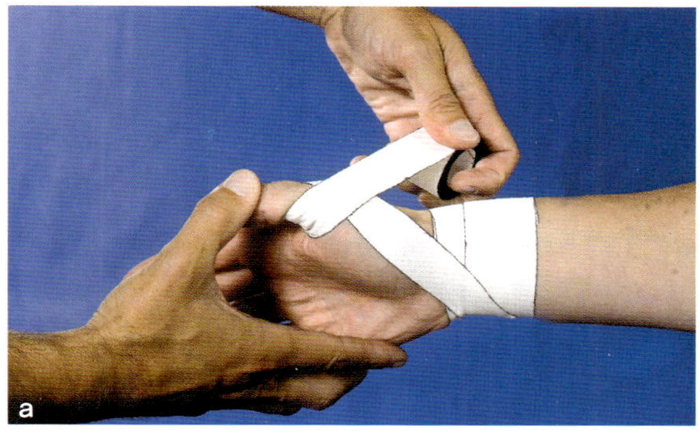

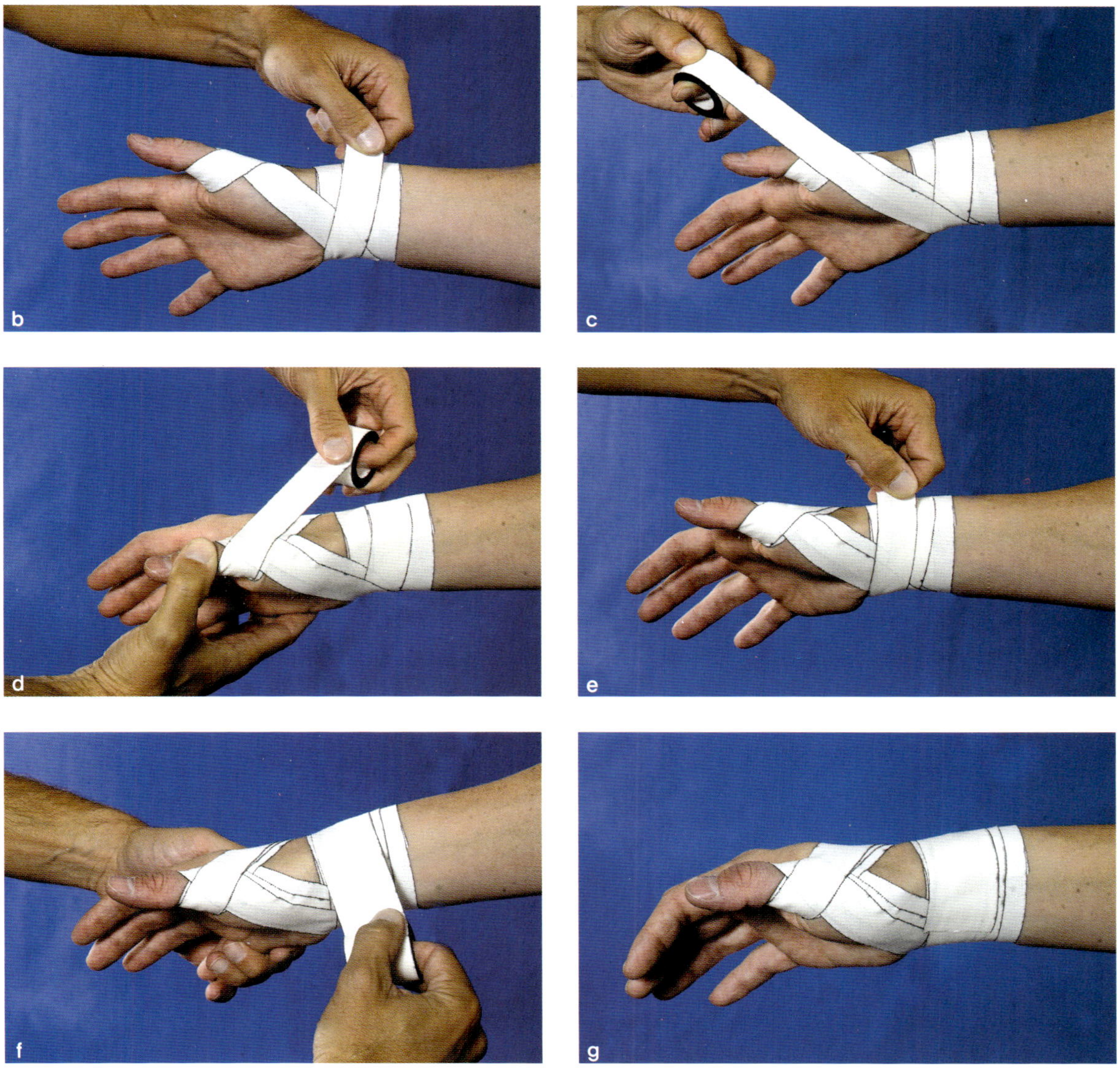

그림 7-8 무지의 중수지절관절(손허리손가락관절, metacarpophalangeal joint)을 지지하기 위한 8자형 테이핑. (a) 손목 둘레로 기준고정 테이프를 적용한 후, 손목의 저측 표면으로부터 테이핑을 시작해 무지 둘레로 진행한다. 테이프가 손목의 배측 표면 쪽으로 지날 때 무지를 내전하게 한다. (b) 계속적인 손목 둘레로 테이핑을 적용함으로써 테이프가 지나치게 많아지는 것을 방지하기 위해 각각의 테이프로 8자 모양을 만들도록 한다. (c-e) 계단 모양을 만들면서 8자 모양을 계속적으로 만들어 나가도록 한다. (f-g) 마무리 테이핑을 위해 손목 둘레에 기준고정 테이프를 적용한다.

손목에 좀 더 심한 손상을 입은 경우이거나 무지의 섬세한 동작을 필요로 하지 않는 운동선수들의 경우, 추가적인 지지·보호를 제공하기 위한 테이핑을 손과 병행해 수행하는 것이 좋다(그림 7-9). 이러한 기법을 사용하기 위해서는 손목과 손에 기준고정 테이프를 적용할 필요가 있다. 무지와 손목 둘레에 8자형 테이프를 적용하고 손의 배측에서 저측으로 수평이 되도록 테이프를 겹쳐 붙여준다. 테이프를 이와 같이 적용함으로써 무지가 과신전 되지 않도록 추가적인 안정성을 제공해 줄 수 있다. 무지와 손목 둘레로 2~3개의 추가적인 테이프를 적용하는 것으로 테이핑을 마무리한다. 검지손가락을 무지와 함께 테이핑하는 것은 오히려 건강한 다른 손가락에 잠재적으로 손상을 유발할 가능성을 증가시킬 수 있다는 점에서 권장되지 않는다.

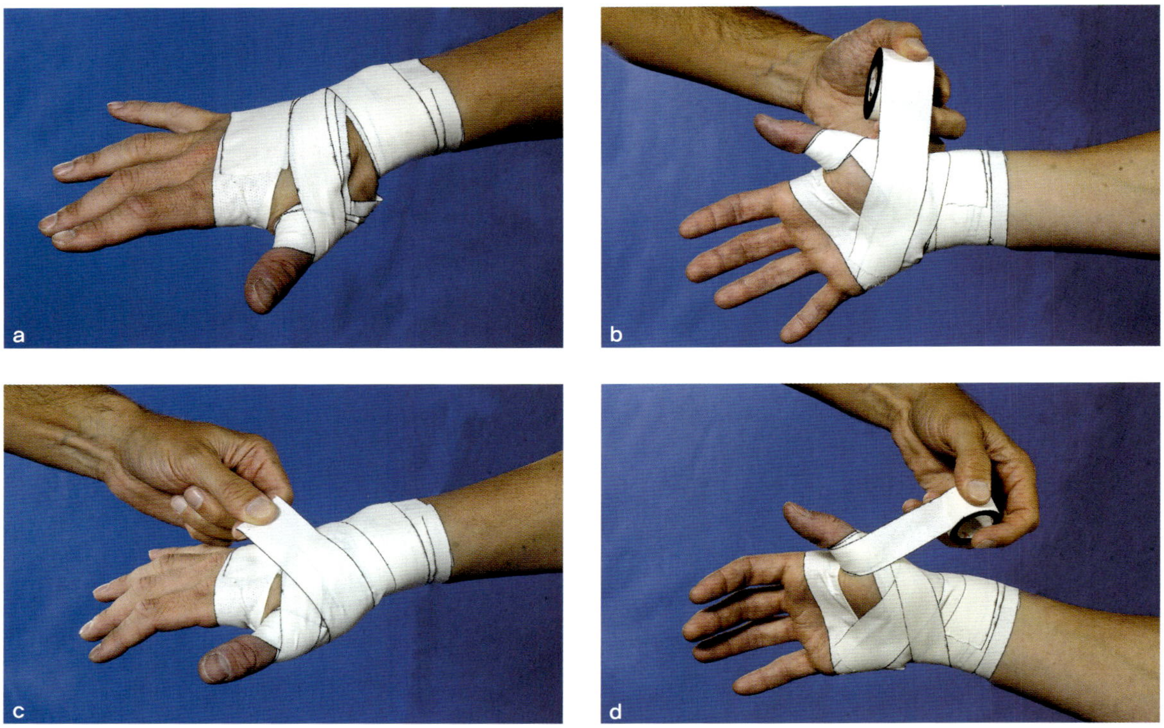


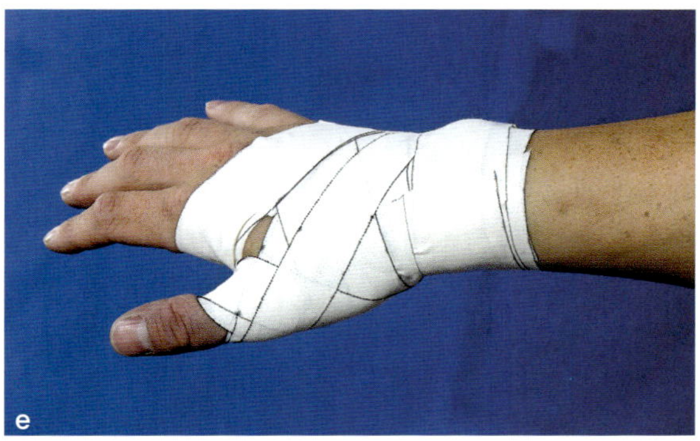


**그림 7-9** 손과 손목을 함께 테이핑하기 위한 보완적 무지 8자형 테이핑을 수행하는 절차. (a) 손 둘레에 기준고정 테이프를 적용한 후, (b-c) 무지의 중수지절관절(손허리손가락관절, metacarpophalangeal joint) 위로 손의 저측으로부터 배측으로 기준고정 테이프를 적용한다. (d) 추가적인 8자형 테이프를 적용함으로써 안정되게 고정한다. (e) 손과 손목 둘레에 안정된 기준고정 테이프를 적용함으로써 테이핑을 마무리한다.

▶ Video 7.3는 무지 염좌를 보조하기 위한 테이핑 절차를 보여준다.

정형외과용 스플린트(orthoplast splint)(그림 7-10a)는 손상된 인대를 추가적으로 안정화시킬 수 있다. 정형외과용 스플린트(부목고정, splint)를 적절히 위치시킨(그림 7-10b) 후 탄력성 테이프로 견고하게 고정할 수 있다(그림 7-10c).

무지 염좌에 키네시올로지 테이핑을 적용하는 것은 무지의 신전 및 외전 움직임과 관련된 통증을 감소시키는데 도움을 주지만, 움직임을 많이 제한하지는 못한다(그림 7-11). 만일 동작의 범위를 제한하고자 한다면 키네시올로지 테이핑을 사용하는 대신 스포츠 테이핑(athletic taping)을 사용한다.

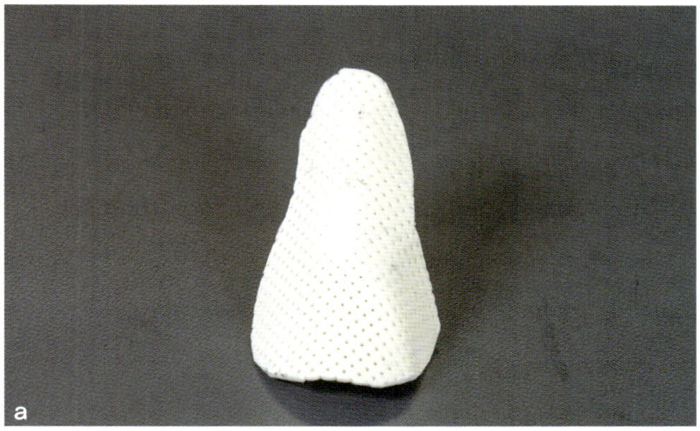

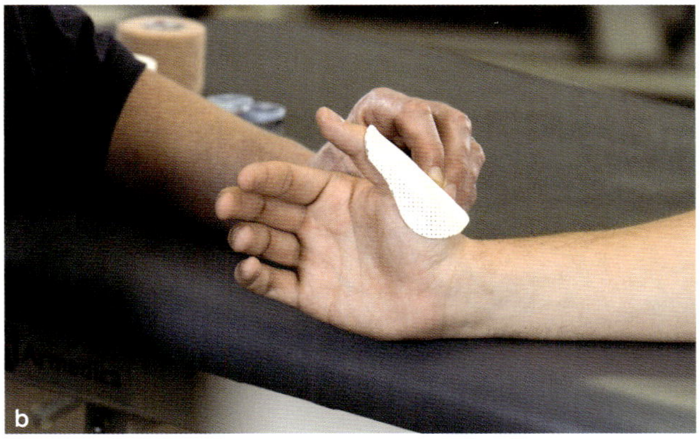

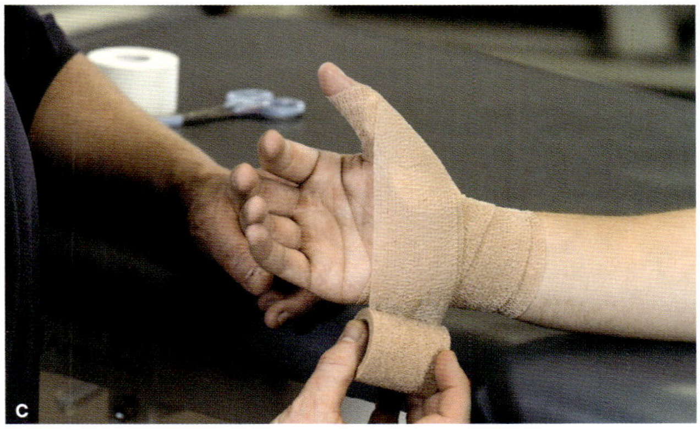

그림 7-10 (a) 정형외과용 스플린트의 절단. (b) 무지 테이핑 절차를 강화하기 위한 정형외과용 스플린트의 위치. (c) 탄력성 테이프를 이용한 정형외과용 스플린트의 고정.

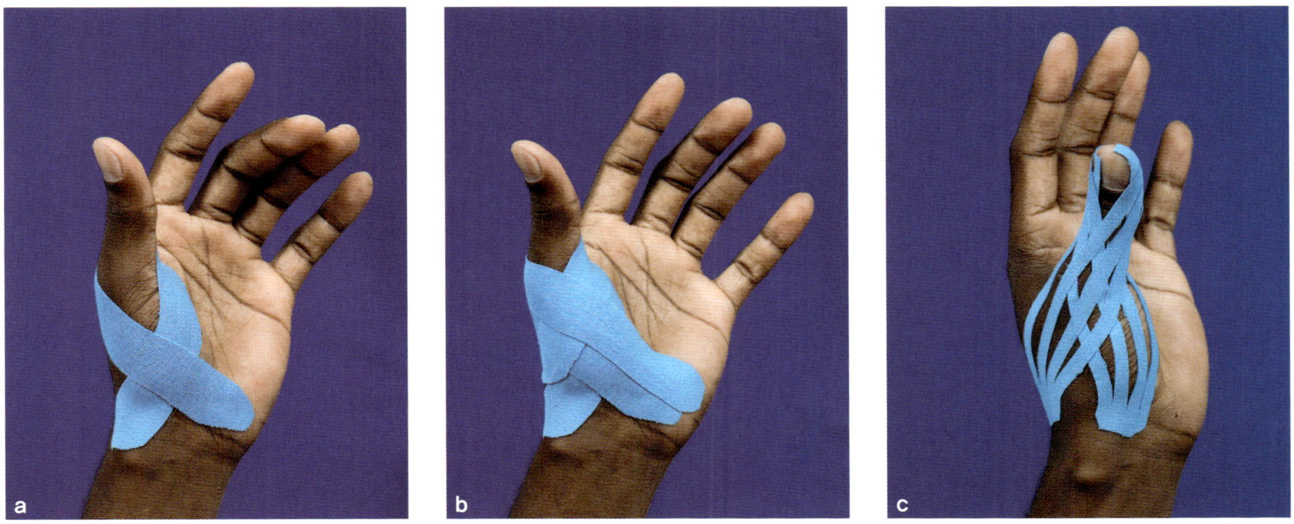

그림 7-11 척측측부인대 염좌(스키선수 무지; skier's thumb) 키네시올로지 테이핑. 키네시올로지 테이프를 6~8인치(15~20cm) 길이의 테이프가 되도록 절반으로 자른다. 손목은 중립의 위치에 두고, 무지는 같은 면에 위치하도록 한다. (a) 해부학 코담배갑의 손바닥 쪽(palmar snuff box) 기저부에 8자형 테이핑을 시작한 후 무지를 지나 무지와 검지 사이의 공간(web space) 위를 장력이 작용하도록 지나도록 한 후 손바닥을 따라 척골 수근부에 이르게 한다. 테이프가 해부학 코담배갑 부위에서 겹쳐지도록 한다. (b) 그런 후 장력이 작용하는 상태로 무지와 손목 둘레로 또 하나의 테이프를 감아준다. 하지만 이번에는 이전 테이프 보다 원위부 쪽에 적용해 수근중수관절의 원위부에서 교차하게 한다. (c) 팬스트립(fan strip)은 일반적으로 부종이 있는 경우 우선적으로 적용하는 방법이며, 다른 기법들을 그 위에 겹쳐 사용할 수 있다. 부종을 감소시키기 위해 4~6인치 길이의 하나 혹은 두 개의 팬스트립을 자른다. 하나의 팬스트립은 무지구 방향 근위부에서 시작하며, 팬의 형태는 중수지절관절을 향하도록 한다. 또 하나의 팬스트립은 손등 쪽의 첫 번째와 두 번째 중수골 근위부에서 중수지절관절(MCP)을 향하도록 한다.

Video 7.4는 무지 염좌를 지지하기 위한 키네시올로지 테이핑을 보여준다.

## 무지 운동

반대쪽 손을 사용해 무지에 작용하는 근육들을 스트레치한다(그림 7-12). 탄력성 튜빙(tubing)은 무지와 그 외 손가락의 근력강화 운동에 이상적인 저항을 제공한다(그림 7-13).

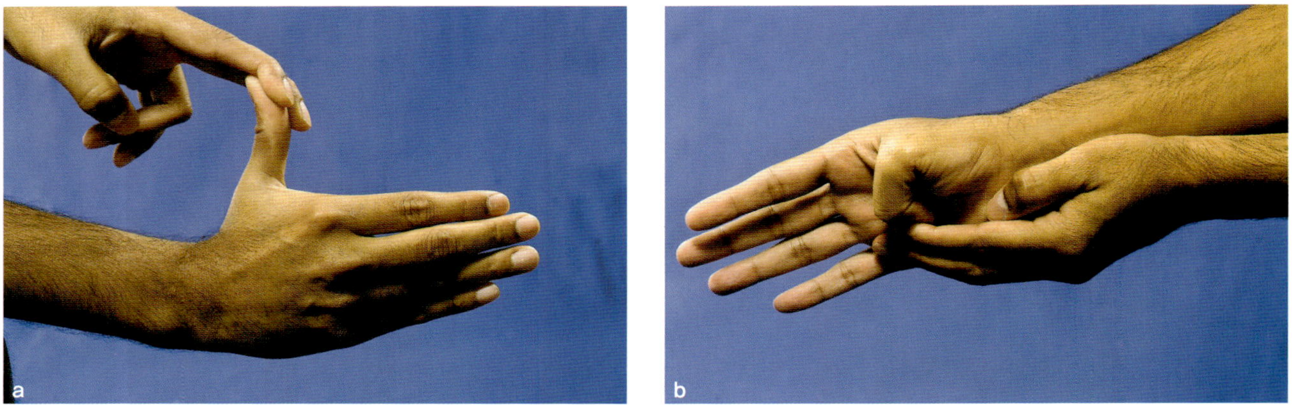

**그림 7-12** 무지의 (a) 굴근(flexor muscles)과 (b) 신근(extensor muscles) 스트레칭.

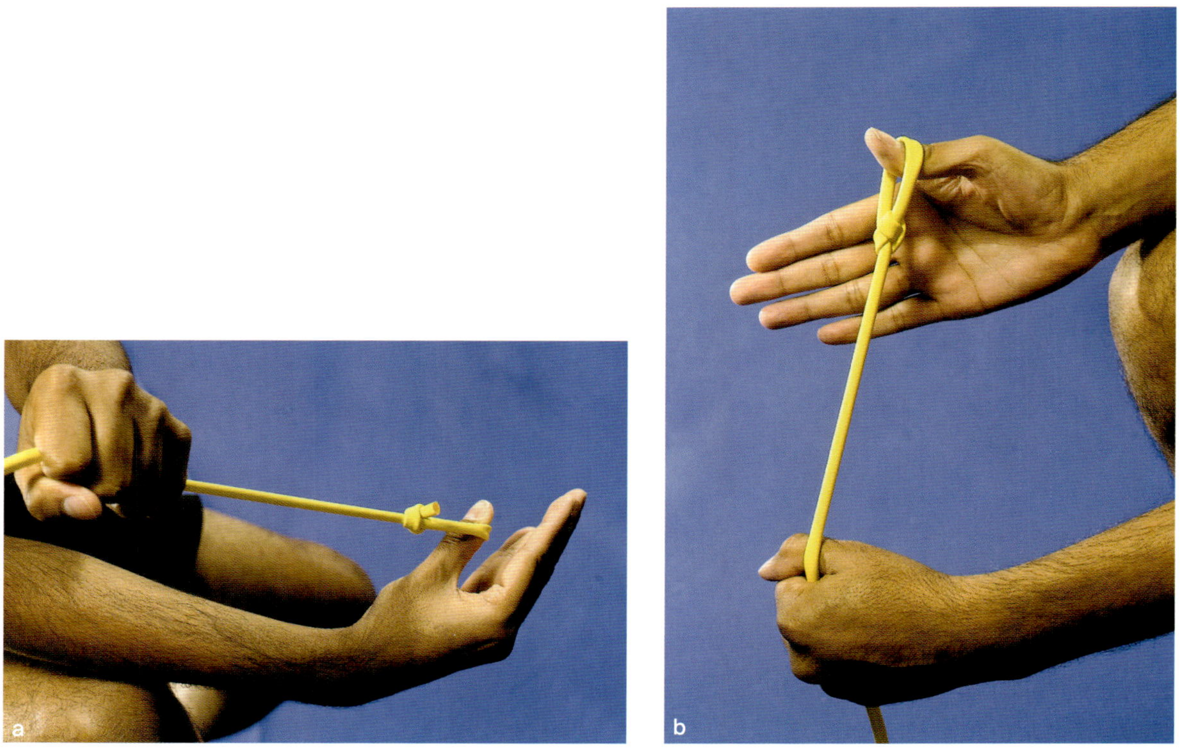

**그림 7-13** 탄력성 튜빙을 이용한 무지의 (a) 굴근과 (b) 신근의 근력강화 운동.

# 손가락 염좌(손가락 삠)

Finger Sprains

근위 및 원위지절간관절의 염좌는 매우 흔하게 발생하는 손상이며, 이들 관절의 탈구는 운동선수들에게 일어나는 탈구 손상 중 가장 흔하게 발생하는 형태로 알려져 있다. 손가락 염좌를 평가할 때는 손가락이 짓눌려 다친 것을 단순한 염좌로 오판하지 않도록 각별한 주의가 요구된다. 골절이나 인대 파열 및 건의 견열(찢김, avulsion) 등을 잘못 관리하는 것은 손의 심각한 기능장애를 일으킬 수 있다.

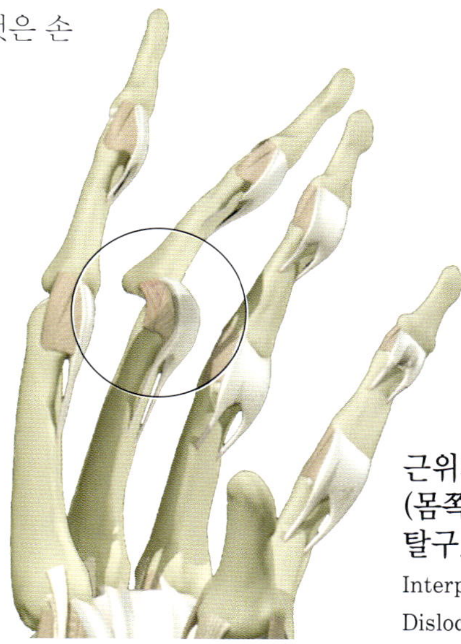

근위지절간관절 탈구(몸쪽 손가락뼈사이관절 탈구, Proximal Interphalangeal Joint Dislocation)

Image courtesy of Primal Pictures

## 손가락 염좌 테이핑

불안정성이 있는 손가락은 인접한 건강한 손가락과 함께 "버디-테이핑(buddy taping)"을 해줌으로써 손상 부위를 지지·보호해 줄 수 있다(그림 7-14). 근위지절간관절과 원위지절간관절의 움직임이 유지되도록 근위부와 원위부 지절골간 둘레에 테이프를 적용한다. 만일 글러브 사용이 필요한 운동선수라면 슬관절 테이핑 시와 비슷한 절차를 따라 측부인대 테이핑 기법

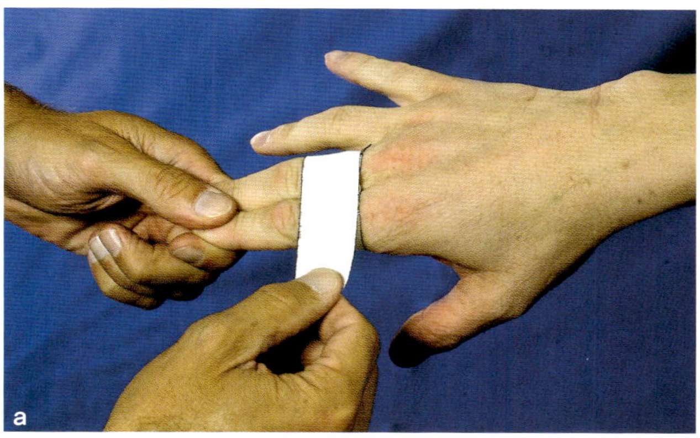

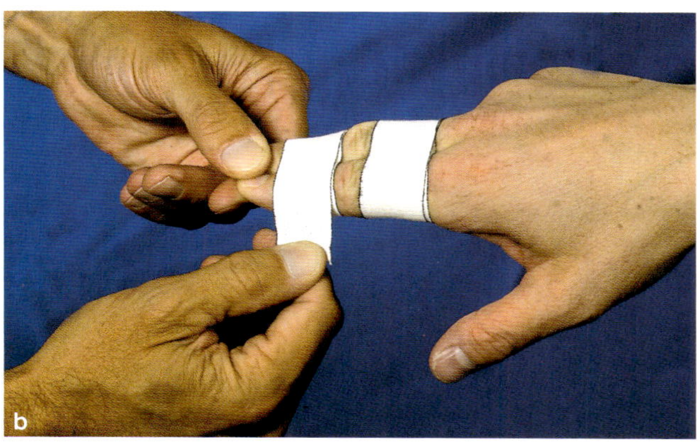

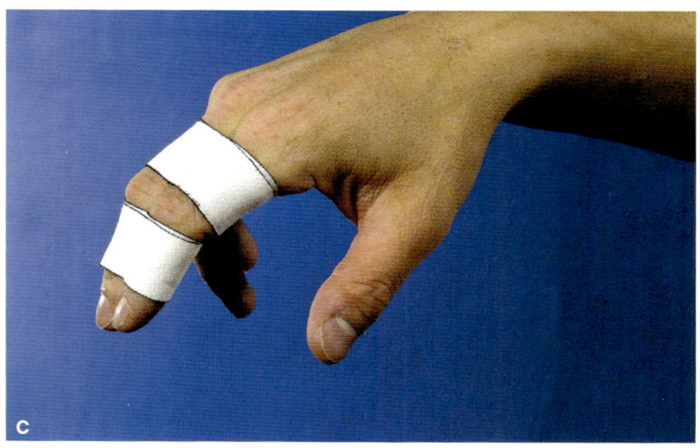

그림 7-14 손가락 "버디 테이핑(buddy taping)". 손상을 입은 손가락을 옆의 손가락과 함께 테이핑 함으로써 손상 부위를 안정되게 지지·보호할 수 있다. (a-b) 손상을 입은 손가락의 근위부와 중절골(middle phalanx)에 테이핑을 적용한다. (c) 안정되게 지지하면서 어느 정도의 손가락 움직임이 허용될 수 있도록 근위지절간관절(몸쪽 손가락뼈사이관절, proximal interphalangeal joints; PIP)과 원위지절간관절(먼쪽 손가락뼈사이관절, distal interphalangeal joints; DIP) 사이가 개방된 채로 유지되어야 함에 주의한다.

Video 7.5는 손가락 염좌를 지지하기 위한 "버디 테이핑"을 보여준다.

을 사용한다(제3장을 볼 것). 이러한 기법을 사용하기 위해 손상을 입은 인대 위로 근위부와 원위부에 기준고정 테이프를 적용하고, X자 모양의 맞물림 형태의 테이핑을 수행한다(그림 7-15). 이러한 방법을 따르기 위해서는 1인치(2.5cm) 테이프를 더 좁은 너비로 잘라야 한다.

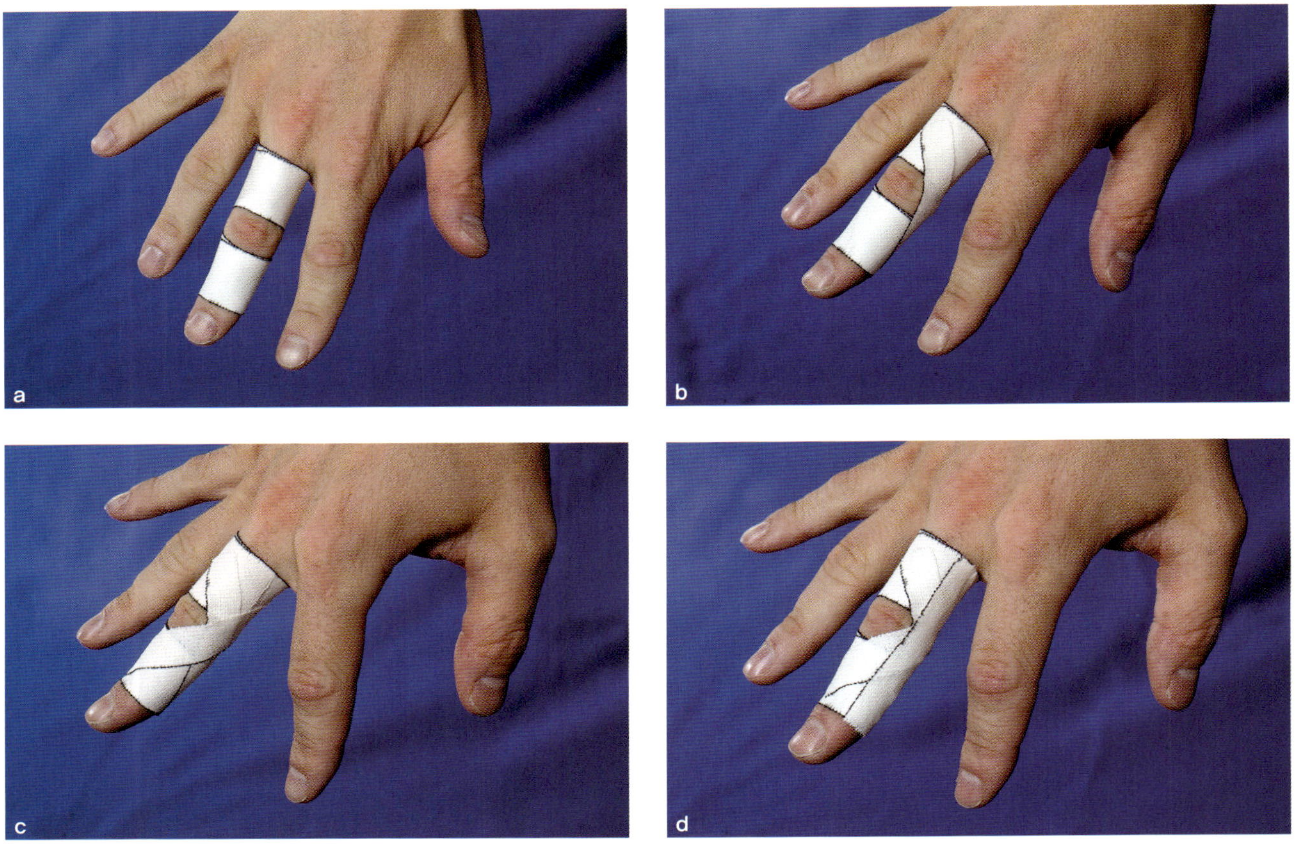


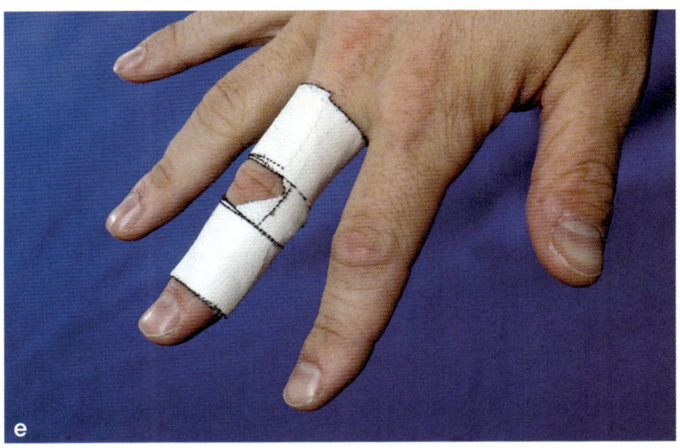


**그림 7-15** 손가락의 측부인대를 위한 테이핑. (a) 손가락의 근위부와 원위부에 기준고정 테이프를 적용하는 것으로 시작한다. (b-d) 3줄의 테이프가 측부인대 위에서 X-자 모양이 되도록 한다. (e) 근위부와 원위부에 기준고정 테이프를 적용함으로써 안정되게 고정한다.

Video 7.6은 손가락 측부인대를 지지하기 위한 테이핑 절차를 보여준다.

## 손가락 운동

스트레칭 및 근력강화 운동은 반대편 손과 탄력성 튜빙을 이용한다(그림 7-16 및 7-17). 테니스 공이나 라켓볼 쥐기도 손가락 굴근의 근력강화를 위해 유용하게 사용될 수 있다.

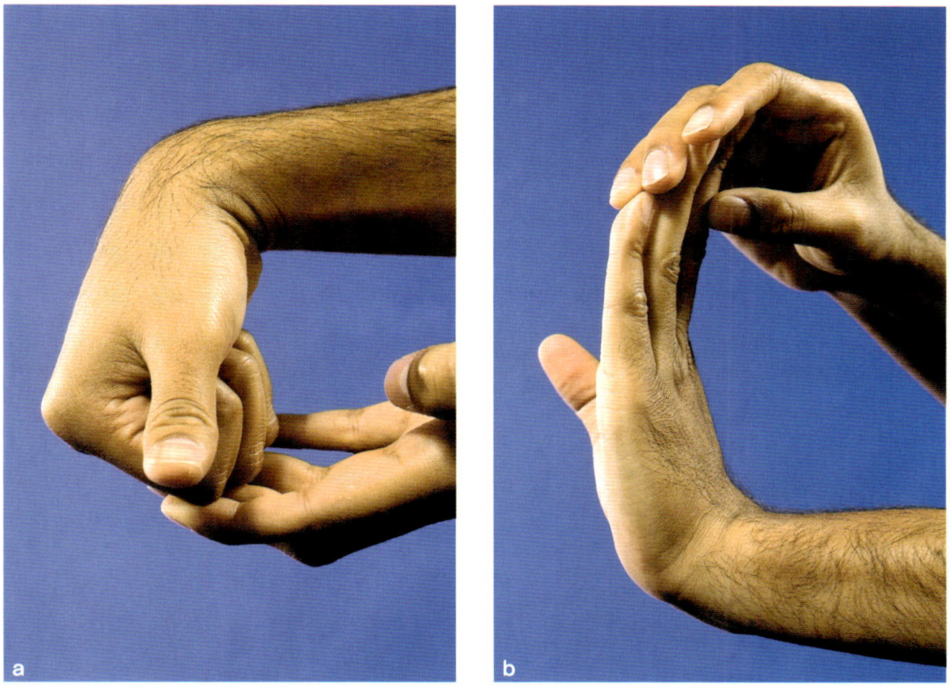


그림 7-16 손가락 (a) 신근(extensor muscles)과 (b) 굴근(flexor muscles)의 스트레칭.

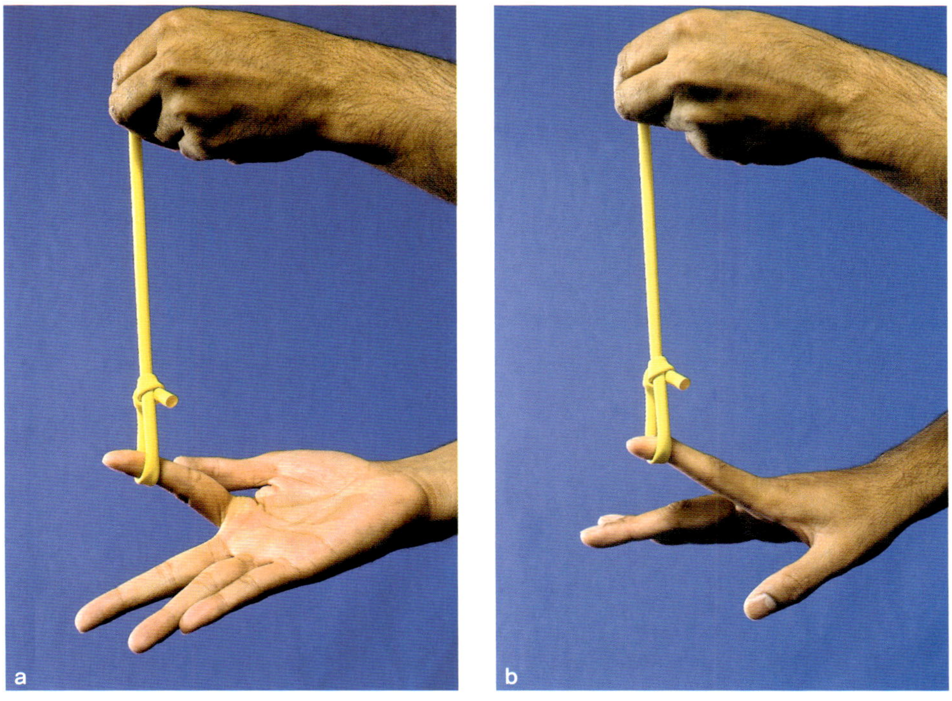


그림 7-17 탄력성 튜빙을 이용한 손가락 (a) 신근과 (b) 굴근의 근력강화 운동.

# 건 파열과 견열

Tendon Ruptures and Avulsions

원위지절로부터 지신근건(손가락폄근힘줄, extensor digitorum tendon)의 견열은 원위지절간관절(먼쪽손가락뼈사이관절, distal interphalangeal joint)의 굴곡을 발생시킨다. 이러한 손상은 흔히 **야구선수 손가락(baseball finger)**이라 불리며, 공이 손가락 끝을 가격할 때 발생한다.

## 건 파열과 견열 시 스플린트 하기

원위지절로부터 지신근건의 파열을 관리하는 방법은 원위지절간관절을 신전된 상태로 유지하는 스플린트를 8~10주간 적용하는 것이 포함된다(그림 7-18). 피부 짓무름을 예방하기 위해 손가락의 저측과 배측에 번갈아가면서 스플린트를 대주는 것이 좋다. 조금이라도 관절의 굴곡이 발생하면 손상된 건의 회복을 위한 과정을 다시 시작해야 하므로 스플린트를 교체해 적용하는 중에는 원위지절간관절을 반드시 손으로 신전시켜야 한다.

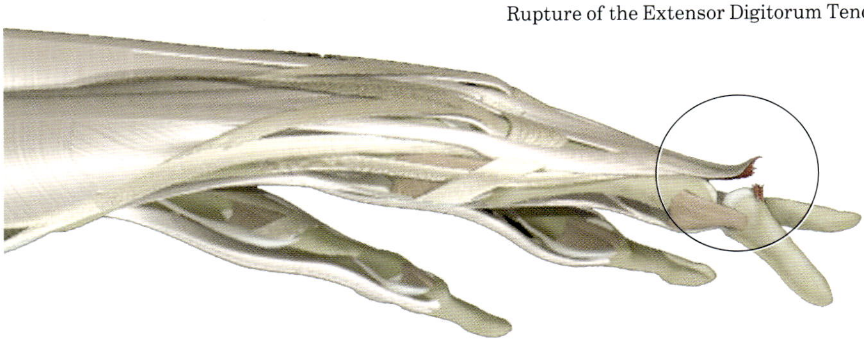


Image courtesy of Primal Pictures

## 손가락 건 파열 및 견열 운동

운동선수는 건 파열이나 견열의 치료 후 손가락의 정상적인 가동범위와 근력의 회복을 위해 손가락 운동을 해야 한다. 관절가동범위와 근력회복을 위한 운동은 그림 7-16과 7-17에 제시된 운동을 처방한다. 경험이 많은 임상가에게 적절한 의료적 절차에 따라 진단을 받은 후에 운동을 시작해도 좋다는 승인을 얻어야 하며 재활운동 과정 중에도 적절한 관리·감독이 이루어져야 한다.

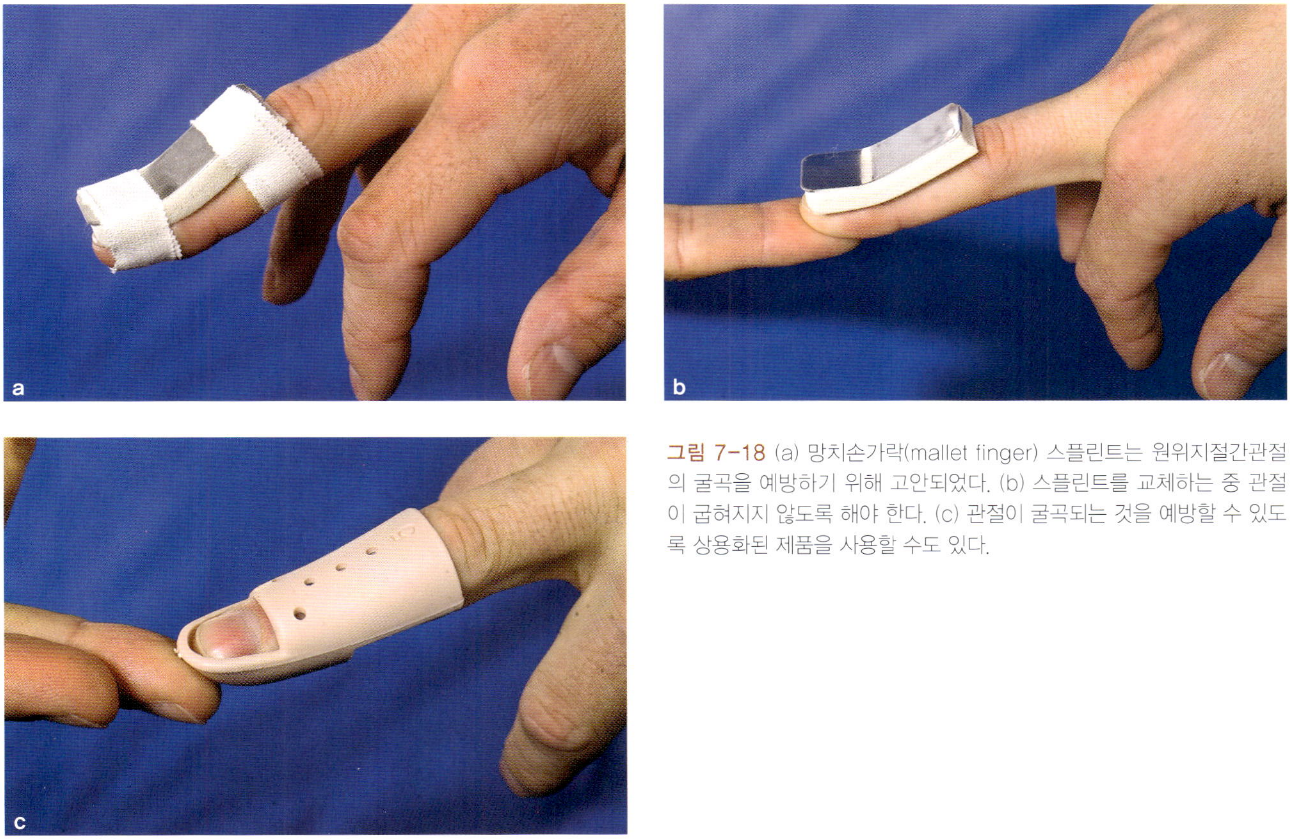

그림 7-18 (a) 망치손가락(mallet finger) 스플린트는 원위지절간관절의 굴곡을 예방하기 위해 고안되었다. (b) 스플린트를 교체하는 중 관절이 굽혀지지 않도록 해야 한다. (c) 관절이 굴곡되는 것을 예방할 수 있도록 상용화된 제품을 사용할 수도 있다.

# 손목과 손의 골절

Fractures of the Wrist and Hand

손목과 손의 골절은 원위요골체(노뼈몸통, radial shaft), 주상골 골절, 중수골(손허리뼈, metacarpal) 골절과 관련되어 있다. 원위요골체 골절과 주상골 골절의 흔한 손상 기전은 손을 뻗은 채 넘어지는 것이다. 넘어질 때 손의 위치에 따라 **콜리스 골절(Colles' fracture, 손목의 과신전)** 또는 **스미스 골절(Smith's fracture, 손목의 과굴곡)**이 일어날 수 있다. 주상골 골절의 손상 기전은 손목이 신전된 자세로 손목으로 바닥을 짚는 것이다. 임상가는 최대 압통점의 위치에 근거하여 주상골 골절과 원위요골 골절을 구별할 수 있다. 주상골 골절은 방사선 소견이 음성일지라도 의심을 하고 주의 깊게 평가해야 하며 고정되어야 한다. 고정은 2주 후 방사선 사진을 재촬영할 때까지 유지되어야 한다.

중수골 골절은 모든 중수골에서 발생될 수 있지만, 제5중수골에서 가장 흔하게 일어난다. 제5중수골 골절은 "권투선수의 골절(Boxer's Fracture)"이라고도 알려져 있는데, 이는 흔한 손상 기전이 주먹으로 물체를 가격할 때 중수골에 가해지는 힘에 의해 일어나기 때문이다. 중수골 골절의 또 다른 손상 기전은 손등에 강력한 강타와 같은 직접적인 외상과 관련되어 있다.

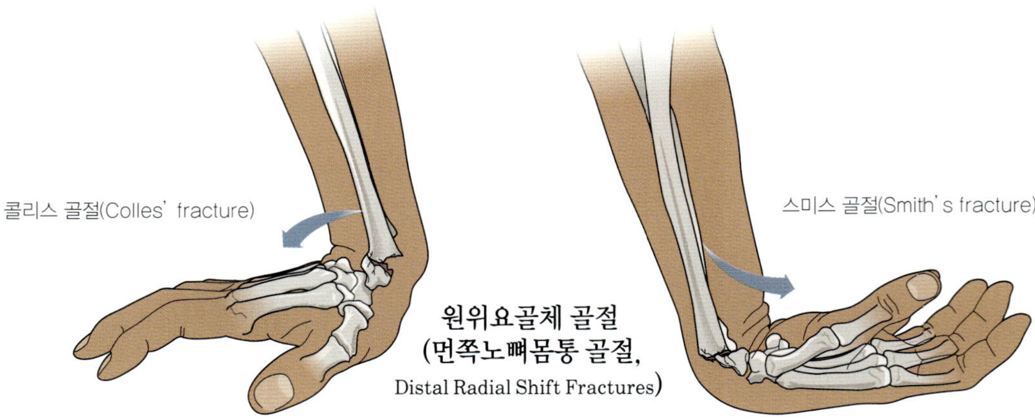


**원위요골체 골절 (먼쪽노뼈몸통 골절, Distal Radial Shift Fractures)**

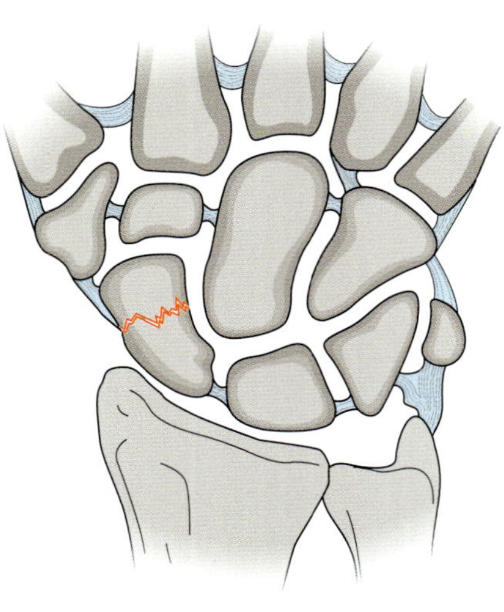

**주상골 골절(손배뼈 골절, Scaphoid Fracture)**

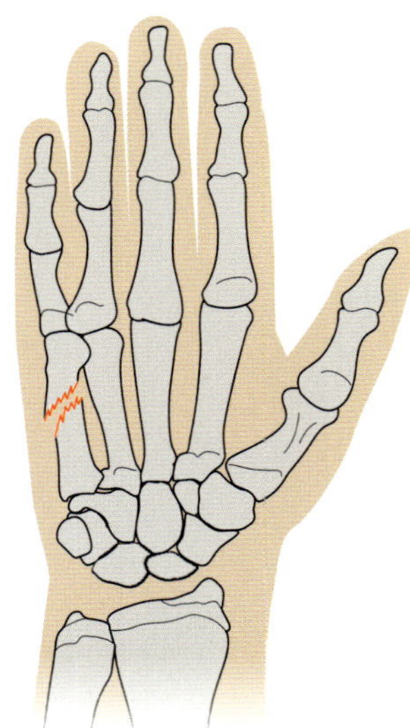

**중수골 골절(손허리뼈 골절, Metacarpal Fracture)**

## 골절된 손목과 손의 고정법

골절된 손목과 손의 고정은 척골구상함몰 스플린트(ulnar gutter splint), 요골구상함몰 스플린트(radial gutter splint), 짧은 팔 캐스트(short arm cast), 무지 나선형 캐스트(thumb spica cast)와 같은 스플린트나 캐스트를 이용할 수 있다. 척골구상함몰 스플린트(그림 7-19)는 근위지골(몸쪽손가락뼈, proximal phalanx)의 골간(shaft) 또는 손가락의 제4, 5중지골(중간마디뼈, middle phalanx)의 골간뿐만 아니라 제4, 5중수골(손허리뼈, metacarpal) 골절의 고정을 위해 사용된다. 요골구상함몰 스플린트(그림 7-20)는 손가락의 제2 또는 제3근위지골 또는 중지골 골간 골절의 고

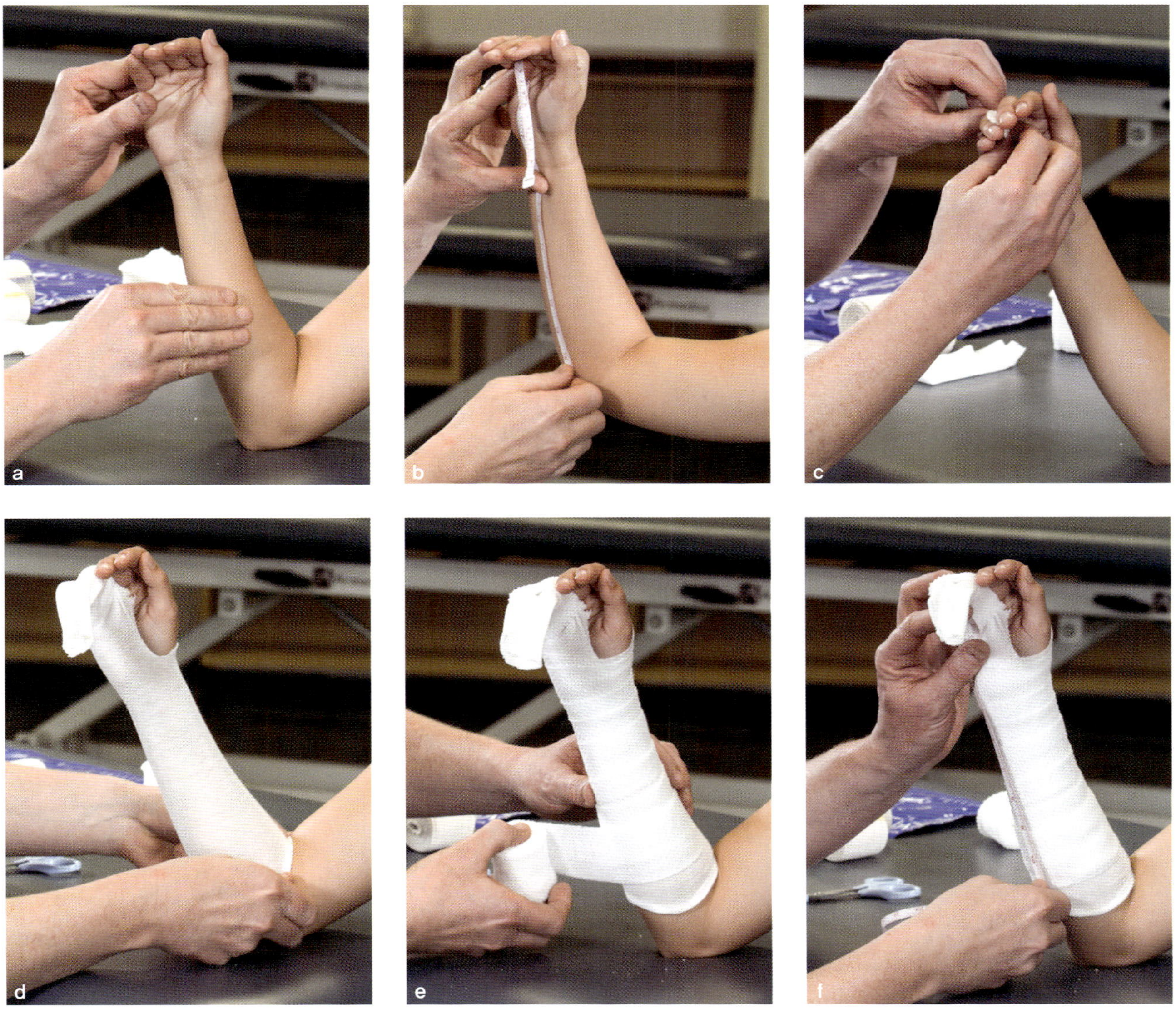

그림 7-19 척골구상 골절 스플린트 적용(Ulnar gutter splint application). (a) 손목을 약간 신전하고 중수지절관절(손허리손가락관절, MCP joint)는 70~90° 굴곡하고, 근위지절간관절(몸쪽손가락뼈사이관절, PIP joint)과 원위지절간관절(먼쪽손가락뼈사이관절, DIP joint)은 5~10° 굴곡한다. (b) 필요한 스토키네트(stockinette)의 양을 결정하기 위해 반지손가락(넷째손가락, ring finger)의 원위지절간관절을 지나 2인치(5cm)되는 곳에서 주관절 전주와(팔오금, antecubital fossa)까지의 길이를 측정한다. (c) 네 번째와 다섯 번째 손가락 사이에 캐스트 패드의 작은 조각을 위치시킨다. (d) 스토키네트를 적용한다. (e) 반지손가락의 원위지절간관절에서 시작해서, 원위부에서 근위부로 캐스트 패딩 둘레를 감싸고, 전주와 2인치(5cm) 아래에서 마친다. (f) 스플린트의 길이를 결정하기 위해 반지손가락의 원위지절간관절에서부터 전주와 2인치 아래까지 길이를 측정한다. (계속)

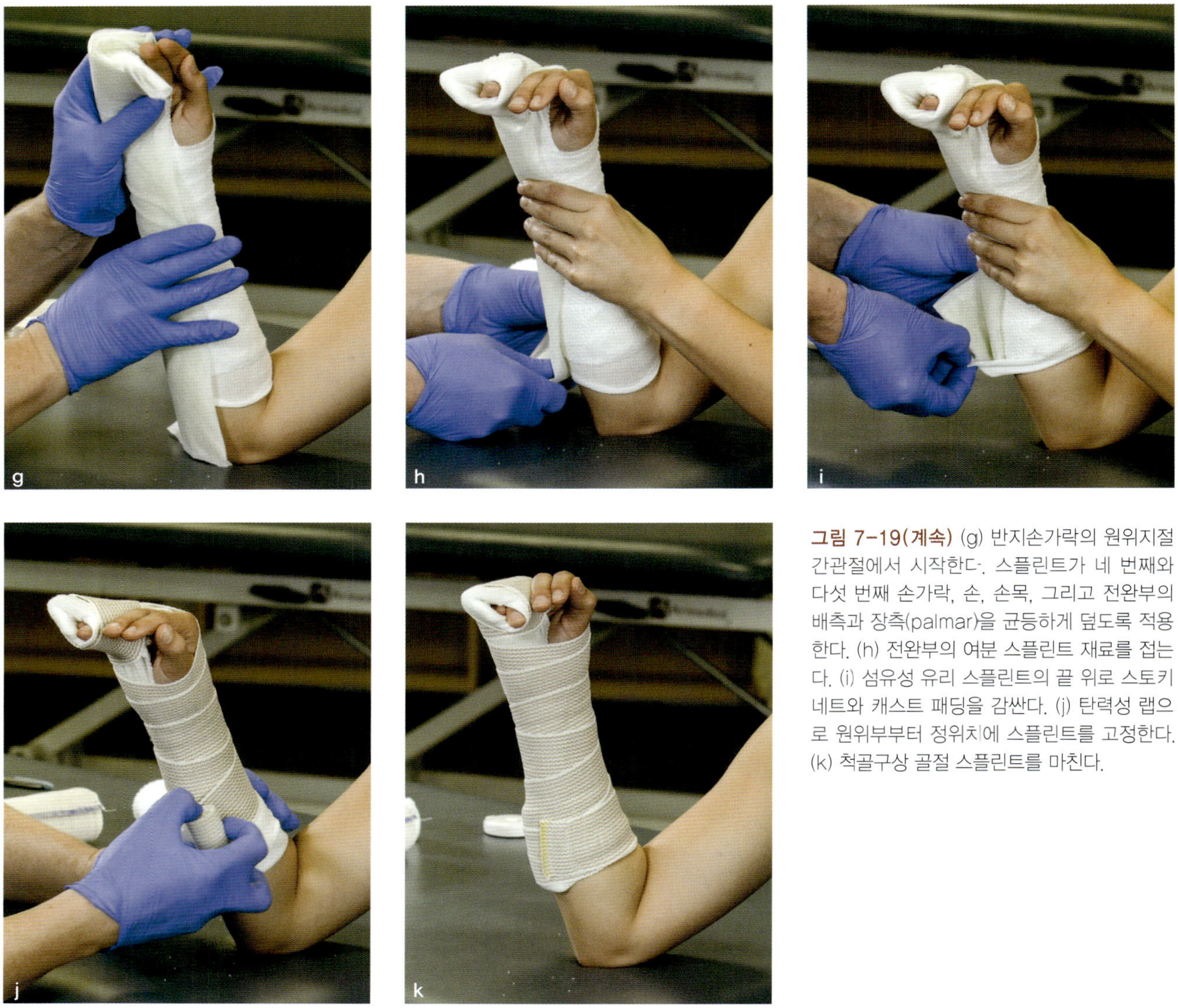

그림 7-19(계속) (g) 반지손가락의 원위지절간관절에서 시작한다. 스플린트가 네 번째와 다섯 번째 손가락, 손, 손목, 그리고 전완부의 배측과 장측(palmar)을 균등하게 덮도록 적용한다. (h) 전완부의 여분 스플린트 재료를 접는다. (i) 섬유성 유리 스플린트의 끝 위로 스토키네트와 캐스트 패딩을 감싼다. (j) 탄력성 랩으로 원위부부터 정위치에 스플린트를 고정한다. (k) 척골구상 골절 스플린트를 마친다.

Video 7.7은 척골구상함몰 스플린트의 적용법을 보여준다.

정뿐만 아니라 제2와 제3중수골 골절의 고정을 위해 사용된다. 원위요골의 골절은 짧은 팔 캐스트로 고정한다(그림 7-21). 반면에 무지, 제1중수골, 또는 주상골 골절은 무지 나선형 캐스트로 고정한다(그림 2-22). 두 개의 판으로 이루어진 무지 나선형 캐스트(bivalve thumb spica cast, 그림 2-23)는 손목과 무지 염좌와 같이 손상된 연부조직에 최대 지지를 제공하기 위해 사용될 수 있다. 두 개의 판으로 이루어진 캐스트의 이점은 연습과 시합동안엔 최대 지지를 제공하고 지지가 필요 없는 동안에는 제거할 수 있다는 것이다.

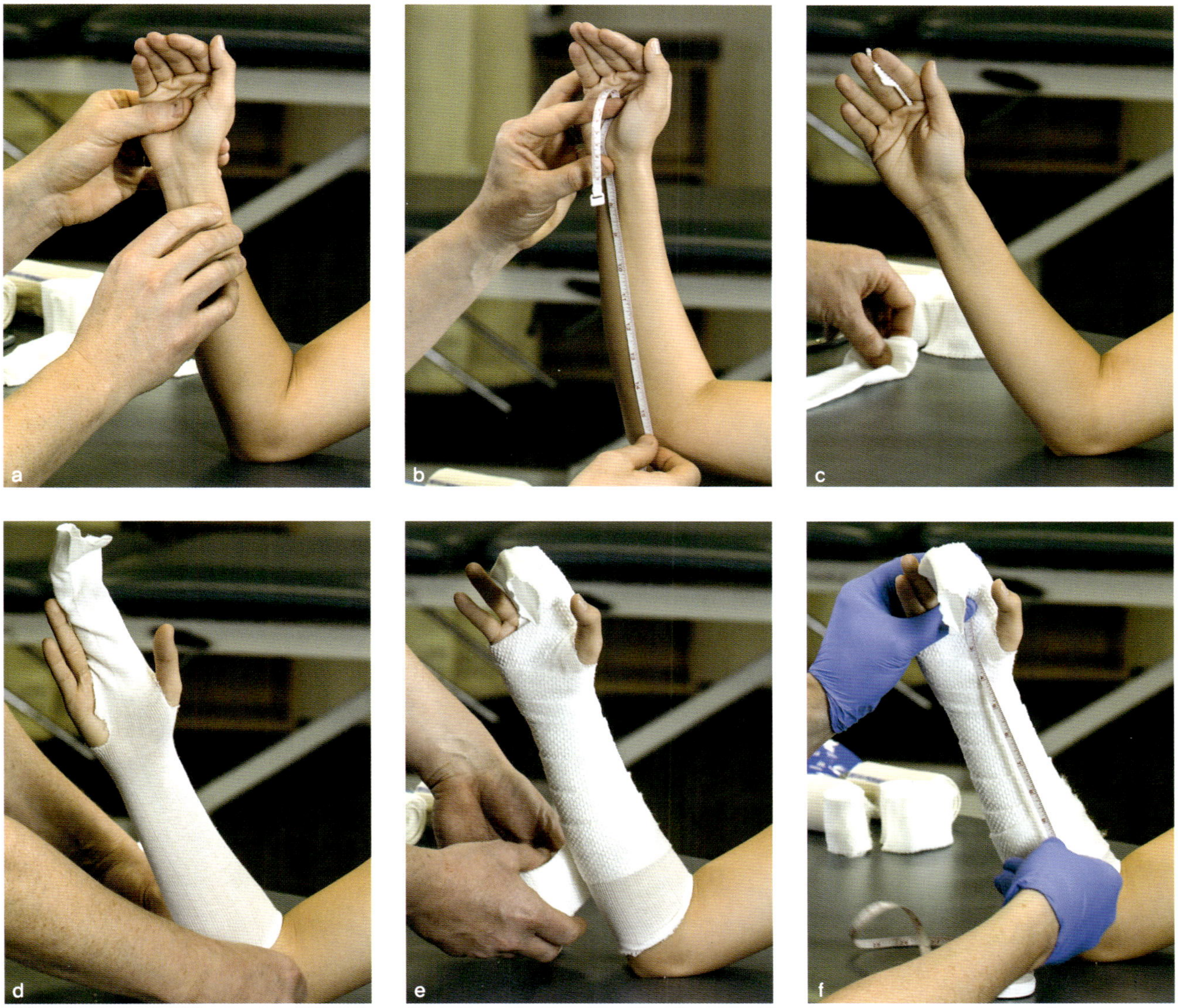

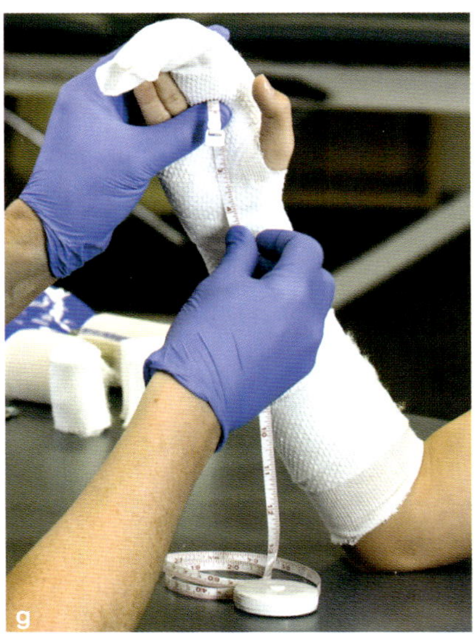

**그림 7-20** 요골구상함몰 스플린트 적용. (a) 손목은 약간 신전하고, 중수지절관절(손허리손가락관절, MCP joint)은 70~90° 굴곡하고, 근위지절간관절과 원위지절간관절은 5~10° 굴곡한다. (b) 필요한 스토키네트의 양을 결정하기 위해 가운데손가락(셋째손가락, middle finger)의 원위지절간관절을 지나 2인치(5cm)되는 곳에서부터 주관절 전주와(팔오금, antecubital fossa)까지의 길이를 측정한다. (c) 두 번째와 세 번째 손가락 사이에 캐스트 패드의 작은 조각을 위치시킨다. (d) 스토키네트를 적용한다. (e) 가운데손가락의 원위지절간관절에서 시작해서, 원위부에서 근위부로 캐스트 패딩 둘레를 감싸고, 전주와 2인치(5cm) 아래에서 마친다. (f) 스플린트의 길이를 결정하기 위해 가운데손가락의 원위지절간관절에서부터 전주와 2인치 아래까지 길이를 측정한다. (g) 가운데손가락의 원위지절간관절에서부터 근위손목주름까지의 길이를 측정한다. (계속)

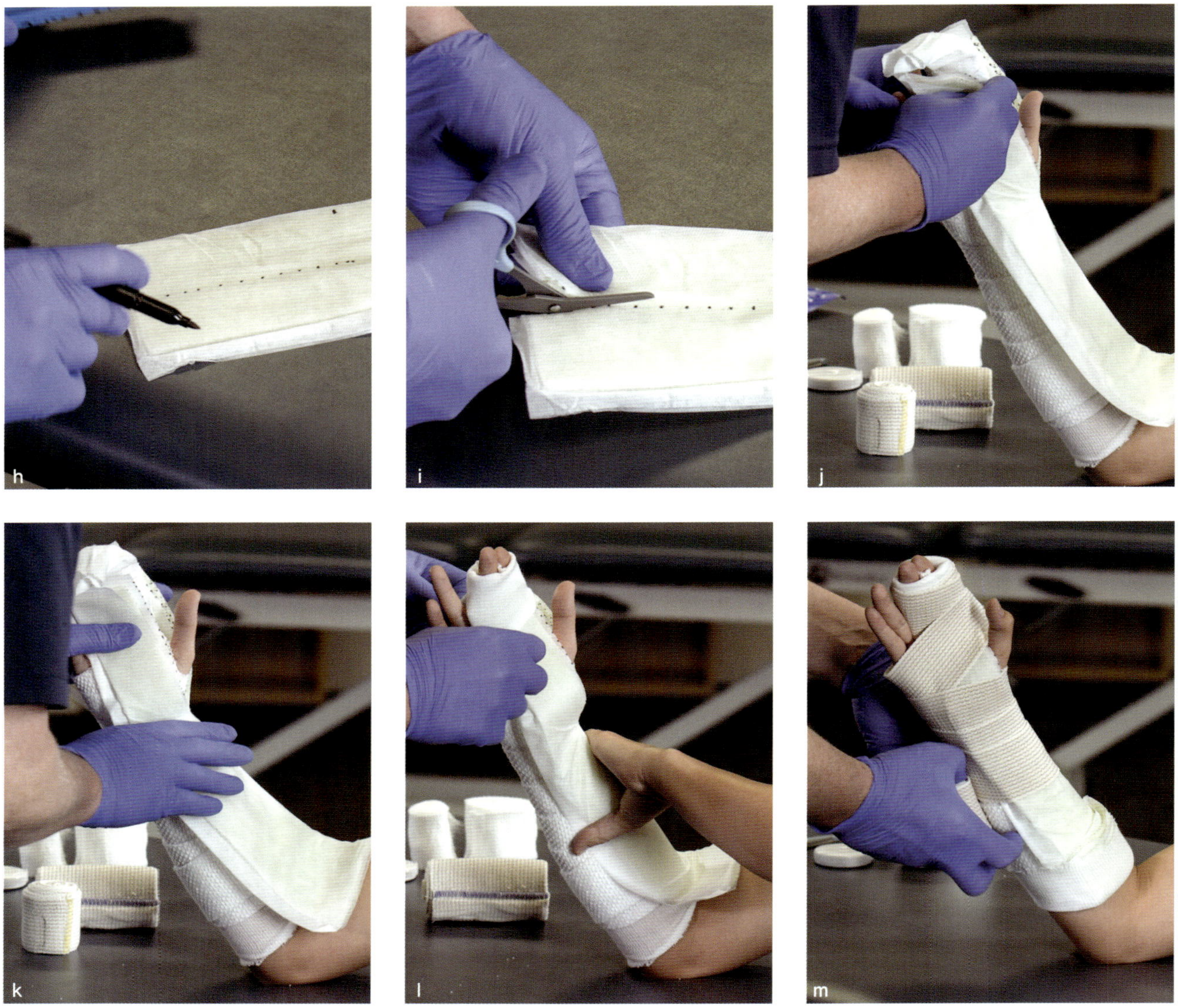

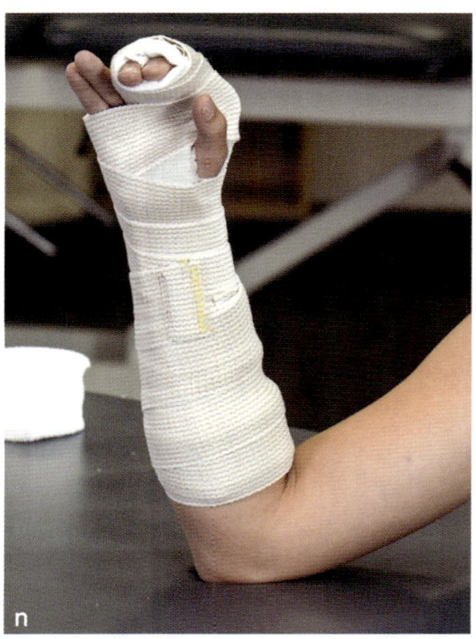

**그림 7-20(계속)** (h) 스플린트 재료에 측정한 길이를 표시한다. (i) 만들그자하는 길이를 표시한 부분까지 스플린트 재료의 중앙을 절단한다. (j) 가운데손가락의 원위지절간관절에서 시작한다. 절단한 스플린트 1/2은 두 번째와 세 번째 손가락의 배측에 적용하고, 다른 1/2은 두 번째와 세 번째 손가락의 장측에 적용한다. (k) 계속 스플린트를 적용해서 손, 손목, 그리고 전완부의 배측과 장측을 균등하게 감싸게 하고, 전완에서 여분의 스플린트 재료가 접히게 한다. (l) 섬유성 유리 스플린트의 끝 위로 스토키네트와 캐스트 패딩을 감싼다. (m) 탄력성 랩으로 원위부부터 정위치에 스플린트를 고정한다. (n) 요골구상함몰 스플린트를 마친다.

Video 7.8은 요골구상함몰 스플린트의 적용법을 보여준다.

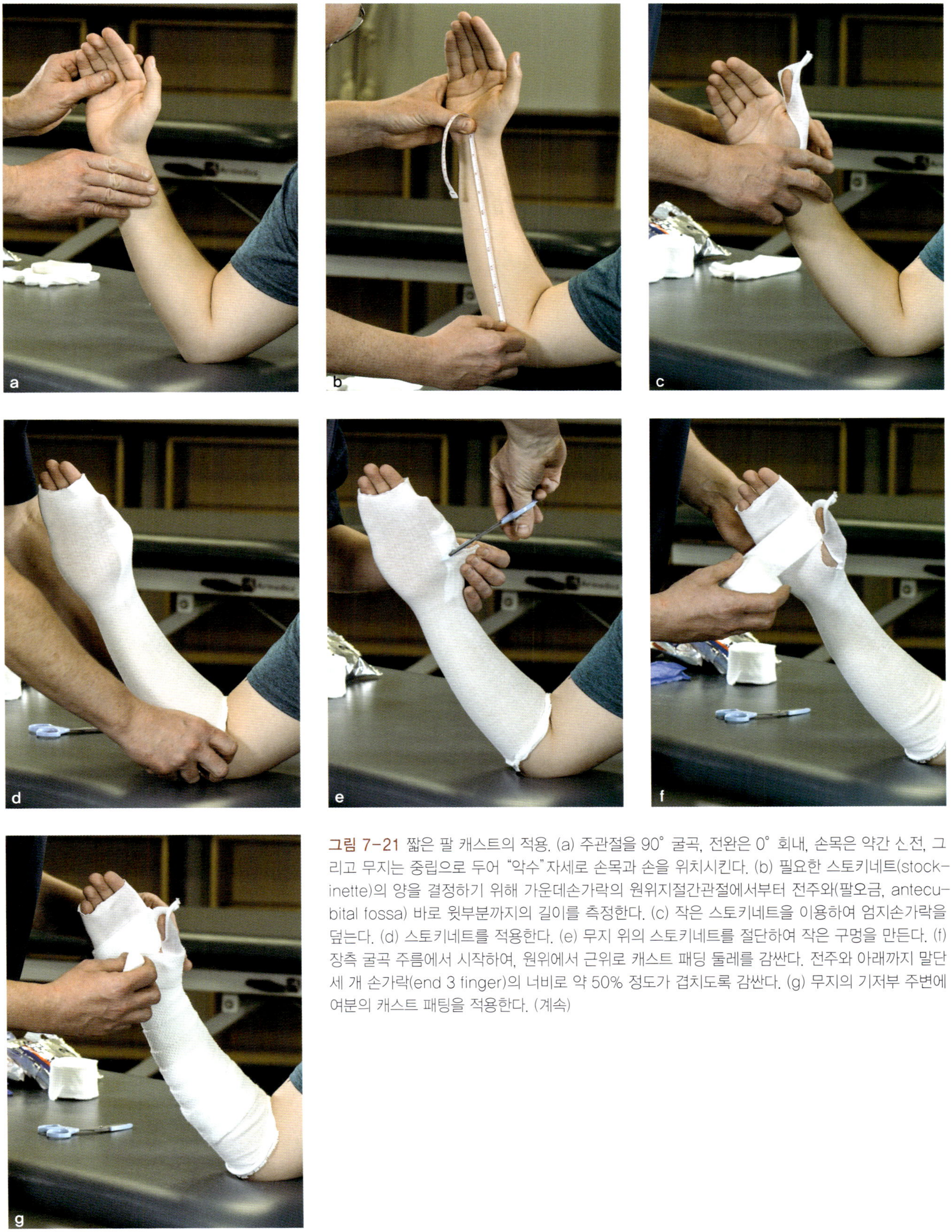

a b c d e f g

**그림 7-21** 짧은 팔 캐스트의 적용. (a) 주관절을 90° 굴곡, 전완은 0° 회내, 손목은 약간 신전, 그리고 무지는 중립으로 두어 "악수"자세로 손목과 손을 위치시킨다. (b) 필요한 스토키네트(stockinette)의 양을 결정하기 위해 가운데손가락의 원위지절간관절에서부터 전주와(팔오금, antecubital fossa) 바로 윗부분까지의 길이를 측정한다. (c) 작은 스토키네트을 이용하여 엄지손가락을 덮는다. (d) 스토키네트를 적용한다. (e) 무지 위의 스토키네트를 절단하여 작은 구멍을 만든다. (f) 장측 굴곡 주름에서 시작하여, 원위에서 근위로 캐스트 패딩 둘레를 감싼다. 전주와 아래까지 말단 세 개 손가락(end 3 finger)의 너비로 약 50% 정도가 겹치도록 감싼다. (g) 무지의 기저부 주변에 여분의 캐스트 패팅을 적용한다. (계속)

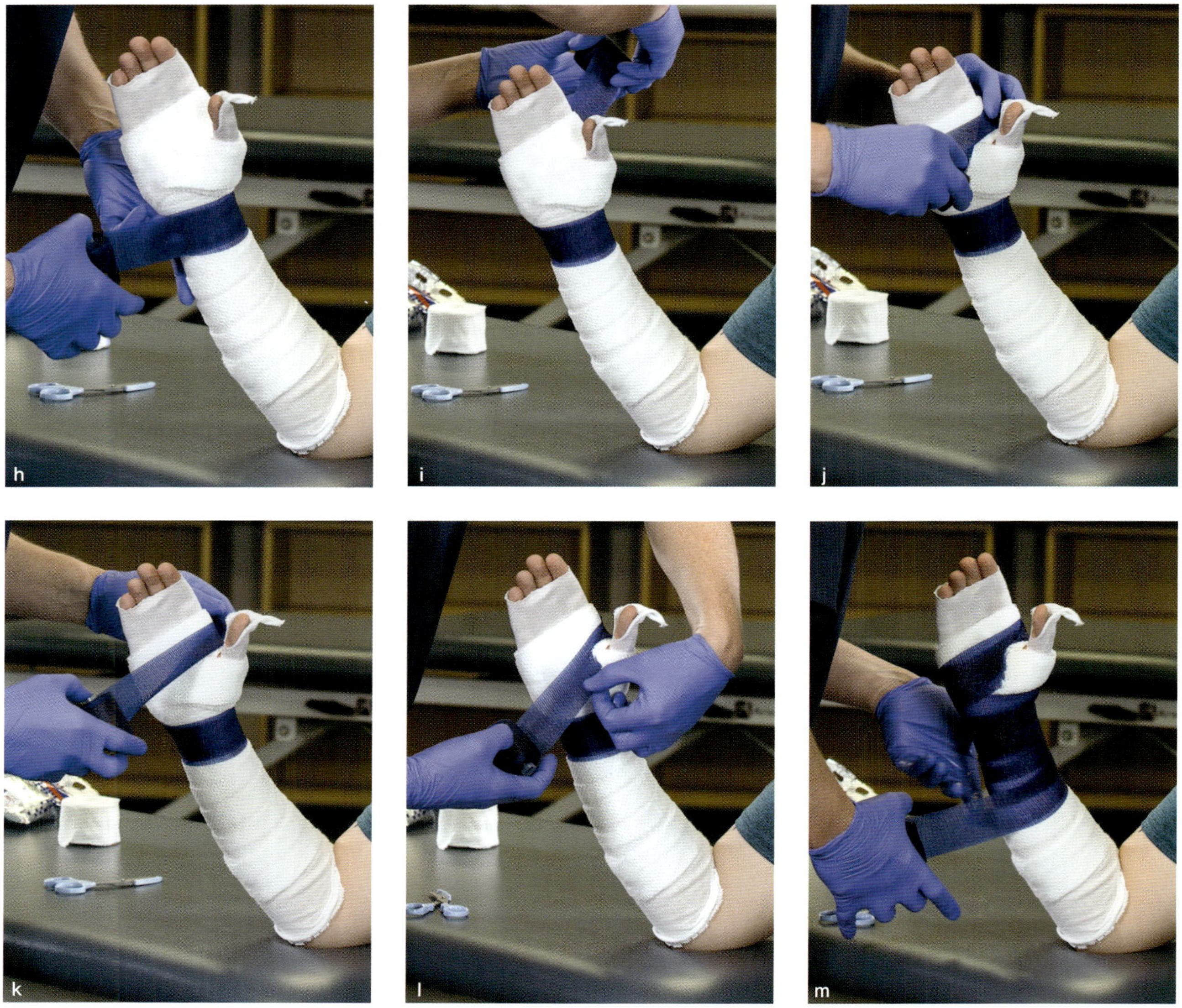

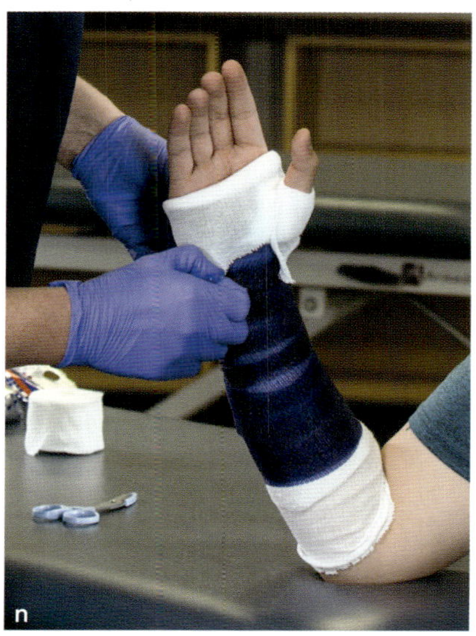

**그림 7-21(계속)** 손목에 기준고정 섬유성 유리를 감싸며 시작한다. (i) 손의 척측 경계부를 감싸며 손목에서 손으로 전환한다. 선수트레이너가 무지와 두 번째 손가락의 지간 위로 섬유성 유리를 감쌀 때, 선수트레이너는 무지가 꼭 끼어 불편하게 되는 것을 피하기 위한 세 가지 방법 중 하나를 적용할 필요가 있을 것이다: (j) 섬유성 유리를 180° 비튼다(1/2 회전), (k) 섬유성 유리가 접히도록 집기(pinch), 또는 (l) 섬유성 유리를 좁게 자르기. 선수트레이너가 배측에서 손을 감쌀 때, 섬유성 유리가 중수지절관절(손허리손가락 관절, MCP joint)을 지나지 않도록 해야 한다. 장측에서는 섬유성 유리가 장측 굴곡 주름을 지나지 않도록 해야 한다. 손에 두 번째 층의 섬유성 유리를 적용한 후에, (m) 전완부로 전환하여 원위에서 근위부로 적용하며, 전완의 근위부에서 섬유성 유리 감싸기를 마친다. 이 때 각각의 섬유성 유리는 이전 섬유성 유리의 약 50% 정도 중복되도록 적용한다. (n) 스토키네트를 뒤집어서 접고 (계속)

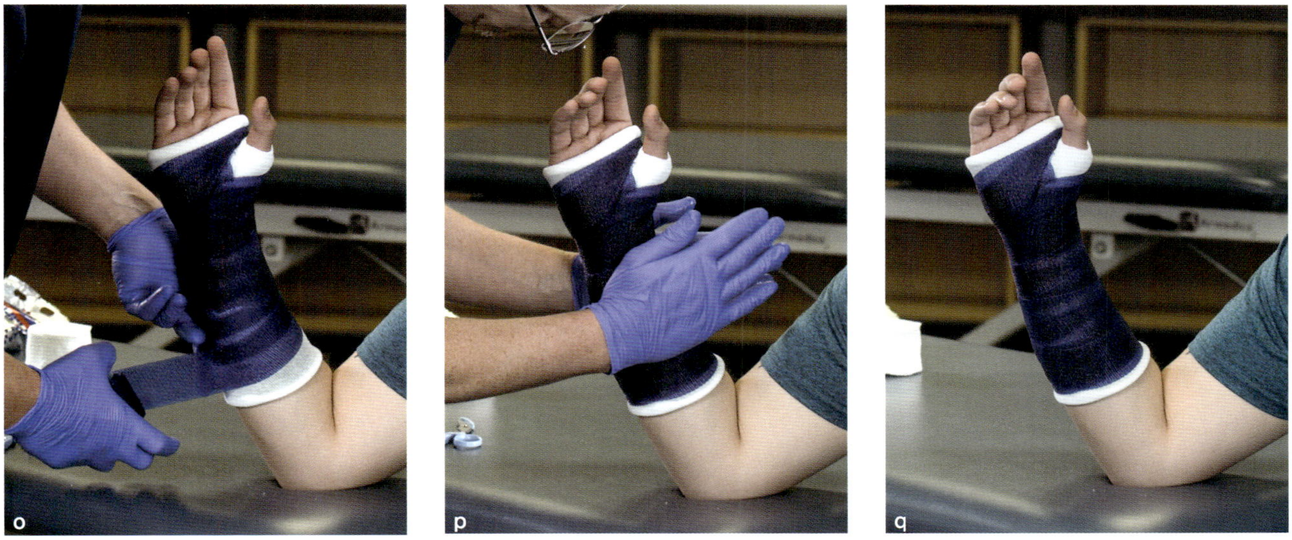

그림 7-21(계속) (o) 섬유성 유리의 마지막 부분(final layers)으로 스토키네트의 끝을 고정한다. (p) 필요하다면 선수트레이너의 손바닥과 손바닥끝부분(heel of hand)을 이용하여 캐스팅 재료의 모양을 다듬는다. (q) 짧은 팔 캐스트를 마친다.

Video 7.9는 짧은 팔 캐스트의 적용법을 보여준다.

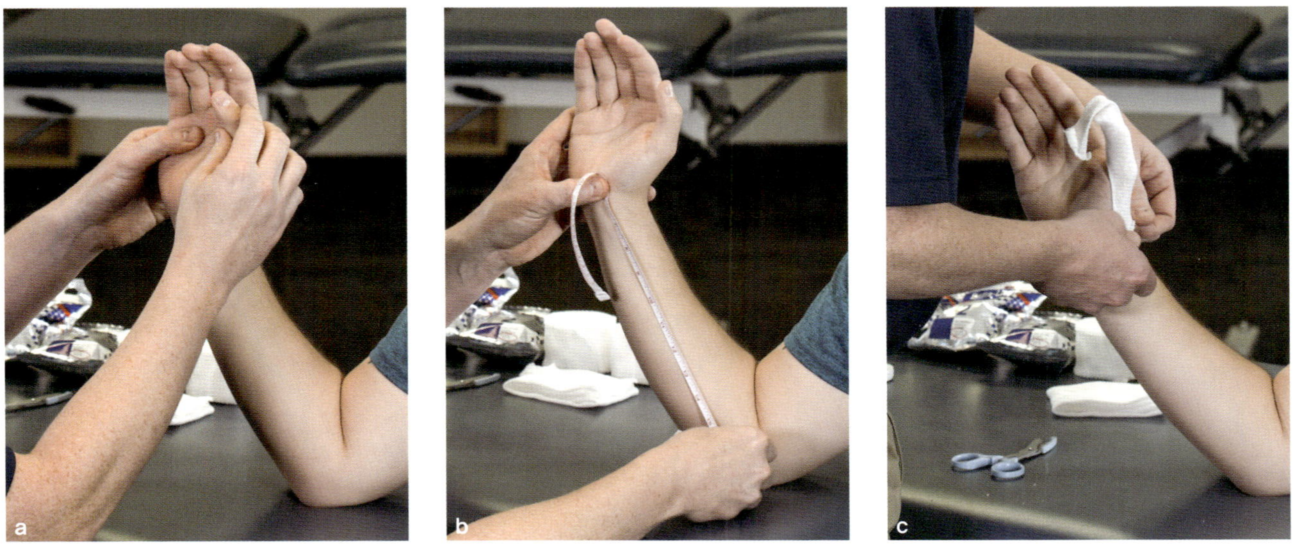

그림 7-22 무지 나선형 캐스트의 적용법. (a) 주관절은 90° 굴곡, 전완은 0° 회내, 손목은 30° 신전하고, 무지는 마치 선수환자가 탄산음료 캔을 쥐고 있는 듯하게 자세를 취한다. (b) 필요한 스토키네트의 양을 결정하기 위해 가운데 손가락의 원위지절간관절부터 전주와의 바로 위까지의 길이를 측정한다. (c) 작은 스토키네트는 무지를 감싸기 위해 사용된다. (계속)

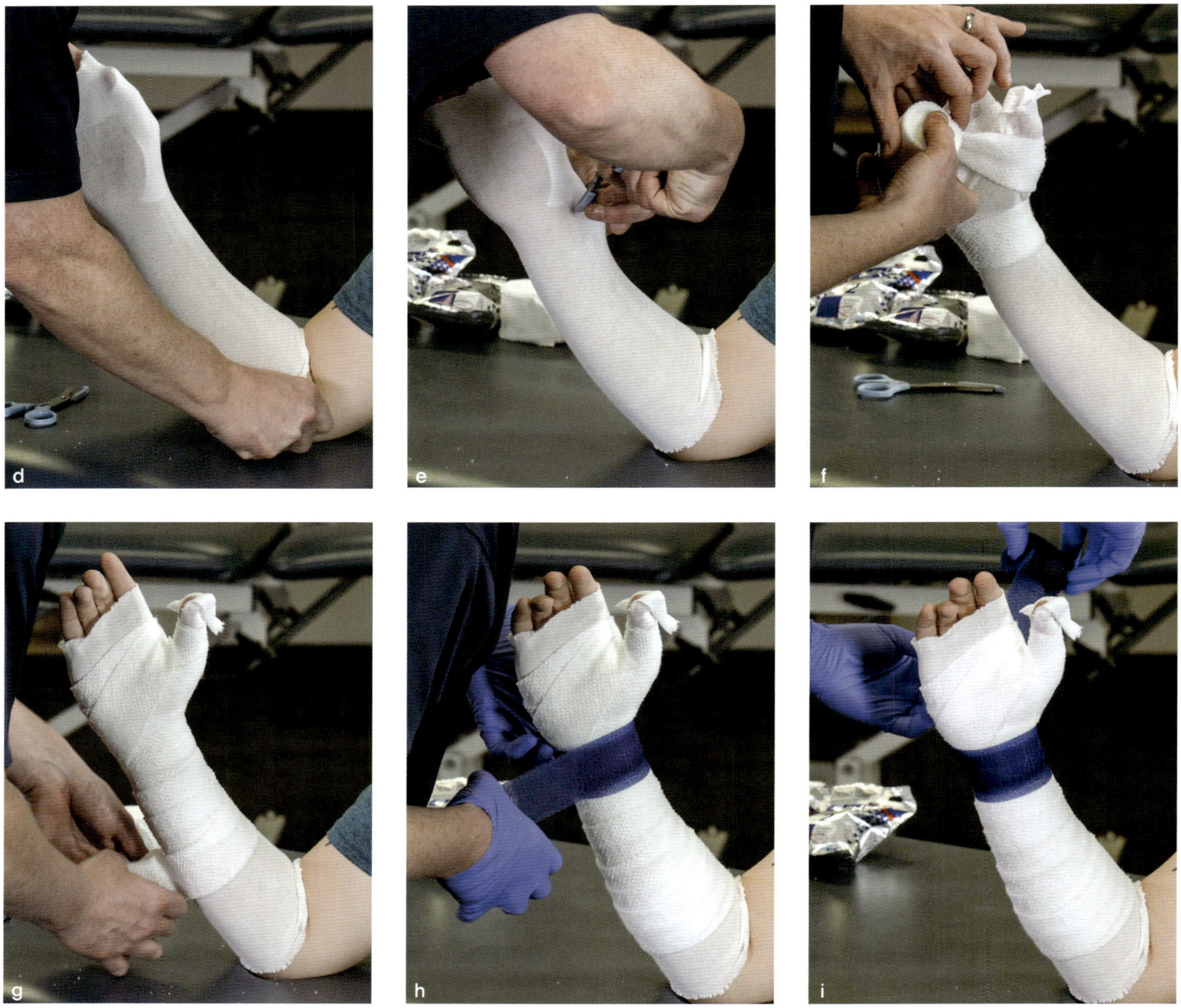

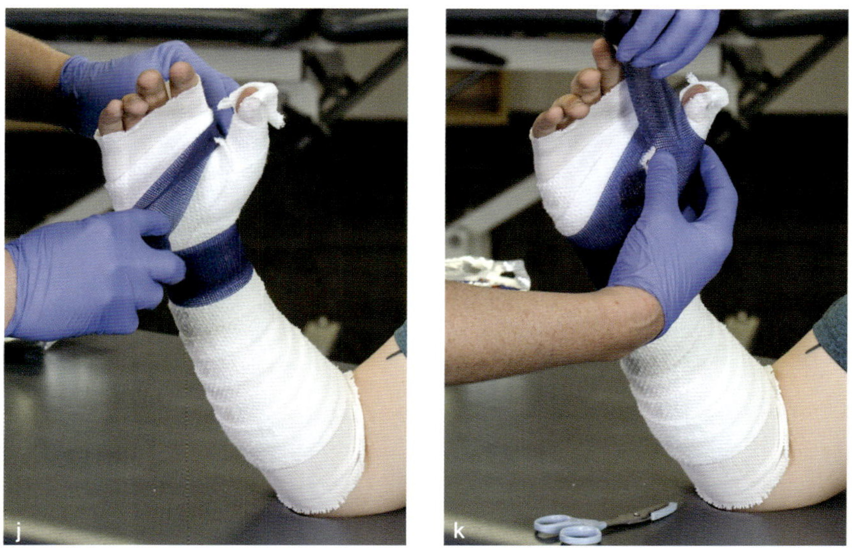

**그림 7-22(계속)** (d) 스토키네트를 적용한다. (e) 무지 위의 스토키네트를 절단하여 작은 구멍을 만든다. (f) 장측 굴곡 주름에서 시작하여, 캐스트 패딩 둘레를 감싼다. (g) 원위부에서 근위부로 캐스팅 패딩을 감싸며, 전주와 아래까지 말단 세 개 손가락(end 3 finger)의 너비로 약 50% 정도가 겹치도록 감싼다. (h) 손목에 기준고정 섬유성 유리를 감싸며 시작한다. (i) 손의 척측 경계부를 감싸며 손목에서 손으로 전환한다. (j) 선수트레이너가 무지와 두 번째 손가락의 지간 위로 섬유성 유리를 감쌀 때, 선수트레이너는 무지가 꼭 끼어 불편하게 되는 것을 피하기 위한 세 가지 방법 중 하나를 적용할 필요가 있을 것이다(그림 7-21 j-l 참조). 손에 한 층의 섬유성 유리를 적용하여 감싼 후에, (k) 무지로 전환하고 무지를 섬유성 유리로 감싼다. (계속)

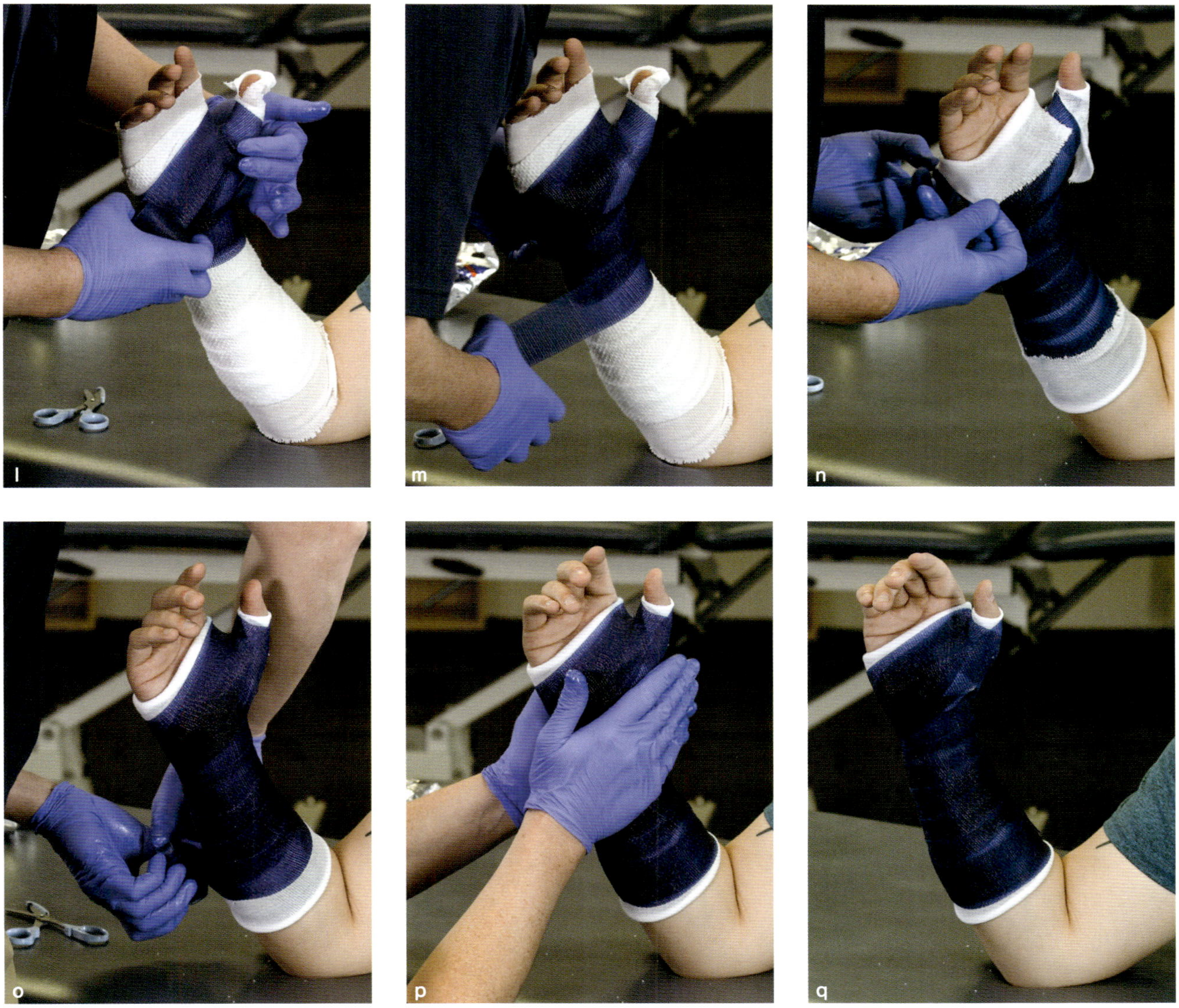


**그림 7-22(계속)** (l) 손에 섬유성 유리 한 층을 더 감싼다. 선수트레이너가 배측에서 손을 감쌀 때, 섬유성 유리가 중수지절관절(손허리손가락 관절, MCP joint)을 지나지 않도록 해야 한다. 장측에서는 섬유성 유리가 장측 굴곡 주름을 지나지 않도록 해야 한다. 손에 두 번째 층의 섬유성 유리를 적용한 후에, (m) 전완부로 전환하여 원위에서 근위부로 적용하며, 전완의 근위부에서 섬유성 유리 감싸기를 마친다. 이 때 각각의 섬유성 유리는 이전 섬유성 유리의 약 50% 정도 중복되도록 적용한다. (n) 스토키네트를 뒤집어서 접고 (o) 섬유성 유리의 마지막 부분으로 스토키네트의 끝을 고정한다. (p) 필요하다면 선수트레이너의 손바닥과 손바닥끝 부분을 이용하여 캐스팅 재료의 모양을 다듬는다. (q) 무지 나선형 캐스트를 마친다.

Video 7.10은 무지 나선형 캐스트의 적용법을 보여준다.

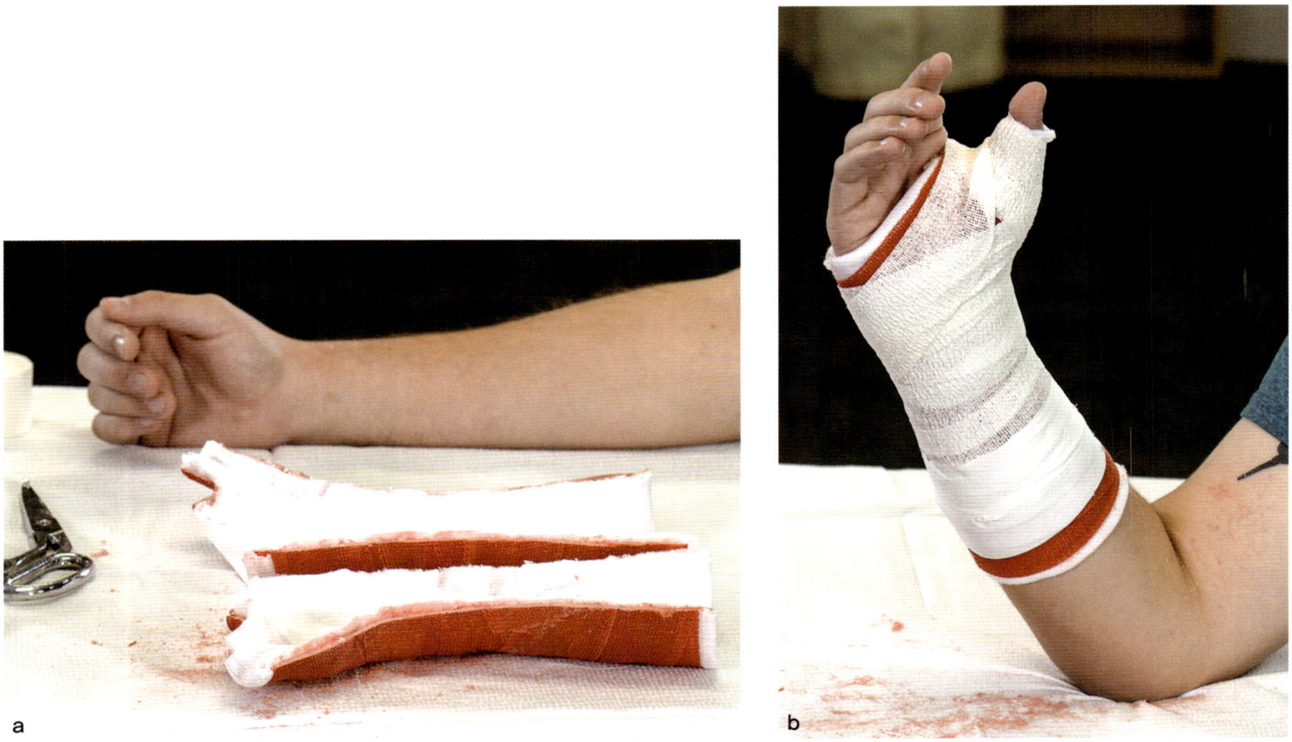

**그림 7-23** (a) 두 개의 판으로 이루어진 무지 나선형 캐스트. (b) 스포츠 테이프(athletic tape)로 캐스트의 두 개의 판을 고정한다.

# 용어풀이

## Glossary

**abduction(외전, 벌림)**–인체 정중선으로부터 멀어지는 움직임.

**acromioclavicular joint sprain(견봉쇄골관절 염좌, 어깨봉우리빗장관절 삠)**–원위부 쇄골과 견갑골 견봉돌기(acromion process)에 의해 형성되는 견봉쇄골인대(acromioclavicular ligament) 혹은 오구쇄골인대(coracoclavicular ligament)에 발생하는 염좌. 구어적으로 탈구된 어깨(separated shoulder)로도 알려져 있음.

**acute injury(급성 손상, 외상성 손상)**–급성으로(즉, 최근에) 발생한 외상성 손상.

**adduction(내전, 모음)**–인체 정중선 쪽으로의 움직임.

**anatomical position(해부학적 자세)**–양팔을 인체의 측면에 위치시키고 손바닥이 정면을 향한 채로 직립해 있는 자세.

**anatomical snuffbox(해부학 코담배갑)**–장무지신근건(extensor pollicis longus tendon)과 단무지신근건(extensor pollicis brevis tendon)에 의해 무지의 기저에 생성되는 공간. 즉, 손등의 엄지손가락과 집게손가락 사이 삼각형의 우묵하게 들어간 부분.

**antalgic gait(진통보행; painful gait)**–통증성이나 비정상적인 걸음걸이 혹은 달리는 형태.

**anterior(전방, 앞쪽)**–사지의 앞쪽 혹은 천부.

**anterior cruciate ligament(전방십자인대, 앞십자인대)**–슬관절을 가로지르는 인대로 경골 앞쪽에서 대퇴골 뒤쪽까지 부착되어 있다. 전방십자인대는 경골의 회전뿐 아니라 대퇴로부터 경골의 전방 움직임을 제한한다.

**articulation(관절, 접합)**–두 개 혹은 그 이상의 인접한 뼈들이 관절을 이루는 지점.

**avascular(무혈관의)**–혈관 부족으로 인한 혈액 공급의 부족/결핍.

**avulsion(견열/찢김)**–뼈에 부착된 건 혹은 인대가 찢어져 나가는 것.

**baseball finger(야구손가락)**–손가락의 원위부 지절로부터 무지신근건이 견열/박리되는 것에 대해 사용되는 구어적 표현. 망치손가락(mallet finger; 추지변형)이라고도 불림.

**biofeedback(바이오피드백)**–시각적인 관찰이나 청각적 소리를 통해 제공되는 피드백.

**bursa(점액낭, 윤활주머니)**–두 구조물 사이의 마찰을 줄여주는 액낭(液囊). 즉, 관절 주위의 액성주머니.

**chronic injury(만성 손상; 만성 비외상성 손해)**–진행성을 보이는 비외상성 손상.

**circumduction(원회전[圓廻轉], 휘돌림)**–외전, 내전, 굴곡 및 신전의 조합으로 이루어지는 운동.

**closed-chain exercise(폐쇄사슬운동, 닫힌사슬운동)**–사지의 원위분절 말단이 지면에 고정된 채로 수행되는 운동.

**Colles' fracture(콜리스 골절)**–손목이 과신전된 위치에서 손을 짚으며 바닥으로 넘어져 발생한 요골 원위부의 골절.

**contralateral(대측성, 반대편)**–반대쪽의 발이나 손을 나타내는 용어.

**contusion(타박상)**–타박상, 좌상(挫傷)

**dislocation(탈구)**–관절을 이루는 두 뼈가 완전히 분리되는 것.

**distal(원위부, 먼쪽)**–체간으로부터 사지의 말단에 위치한 지점.

**dorsiflexion(배측굴곡, 발등굽힘)**–위쪽이나 발등 표면 쪽으로의 발의 움직임.

**dorsum(등, 기관 등의 배면)**–발의 위쪽이나 손의 등 쪽을 지칭.

**electrical muscle stimulation(근육의 전기자극)**–근육의 수축을 유도하기 위한 전류의 사용.

**epicondylitis(상과염, 위관절융기염)**–상과의 염증.

**eversion(외번, 가쪽번짐)**–발 바깥쪽으로의 움직임이나 바깥쪽으로 회전하는 것.

**exostosis(외골증, 뼈돌출증)**–비정상적인 뼈의 성장. 즉 뼈 표면에서 일어나는 골 성장.

**extensor hood(신근덮개, 폄근덮개)**–손가락 배면에 형성된 해부학적 건의 배열.

**extrinsic muscle(외재근)**–다리에서 기시해 발에 정지하거나 전완에서 기시해서 손에 정지하는 근육. 즉 발과 손의 외부에서 기시하여 발과 손에 기시하는 근육.

**hamstring(햄스트링; 슬굴곡근, 넙다리뒤근육)**–반건양근(semitendinosus), 반막양근(semimembranosus), 그리고 대퇴이두근(biceps femoris)으로 형성된 대퇴 뒤쪽에 위치한 근육군.

**hematoma(혈종)**–혈액이 출혈 후 장기나 조직에 국소적으로 괴어 있는 상태.

**high ankle sprain(상부발목염좌, 상부발목삠)**–전방경비인대와 골간막이 관련된 손상.

**human anatomy(인체해부학)**–인체의 구조에 관해 혹은 구조들 사이의 관계에 대해 연구하는 학문.

**iliac crest(장골능, 엉덩뼈능선)**–장골의 위쪽 경계. 이 부분의 타박상을 구어적 표현으로 "장골능 좌상"(hip pointer)이라 함.

**innervation(신경지배/신경자극전달)**–근수축을 일으키기 위한 신경충동을 중추신경으로부터 말초신경으로 보내는 과정.

**innominate bones(관골, 볼기뼈)**–골반대(pelvic girdle)를 형성하는 두 개의 편평한 뼈. 각각의 관골은 장골(ilium), 치골(pubis) 및 좌골(ischium)로 구성된다.

**insertion(정지부, 닿는곳)**–근육이 뼈에 부착되는 지점. 일반적으로 근육의 원위부 부착이라 불림.

**interdigital(지간)**–손가락이나 발가락 사이에 위치해 있는. 즉, 손가락 사이 및 발가락 사이.

**intrinsic muscle(내재근)**–발이나 손에 기시와 정지가 있는 근육.

**inversion(내번, 안쪽번짐)**–발 안쪽으로의 움직임이나 안쪽으로 회전하는 것.

**lateral(외측/측부, 가쪽)**–바깥쪽을 향하는, 바깥쪽으로의.

**mechanism of injury(손상 기전)**–손상의 특별한(특수한) 원인을 기술하는 것.

**medial(내측, 안쪽)**–안쪽을 향하는, 안쪽으로의.

**menisci(반월판, 반달)**–무릎 관절 내 연골.

**myositis ossificans(골화근염, 뼈되기근육염)**–타박상을 당한 근육 내 뼈가 형성되는 것.

**open-chain exercise(개방사슬운동, 열린사슬운동)**–사지의 원위 분절에 체중부하를 가하지 않으면서 수행하는 운동.

**origin(기시부, 이는곳)**–근육이 뼈에 부착되는 지점. 일반적으로 근육의 근위부 부착을 일컬음.

**orthotic(보장구)**–발의 생체역학적인 재조정과 변화를 주기 위해 시판 가능하도록 고안/설계된 삽입물.

**overuse injury(과사용 손상)**–반복적인 스트레스 부과의 결과로 발생하는 만성적인 손상.

**periosteum(골막, 뼈막)**–뼈를 구성하는 외막.

**pes cavus(요족)**–깊은(즉, 높은) 종족궁(longitudinal arch)을 가진 발.

**pes planus(편평족)**–편평한 종족궁(longitudinal arch)을 가진 발. 즉, 평발.

**plantar fasciitis(족저근막염)**–종골의 부착지점에서 저측근막에 발생하는 염증.

**plantar flexion(저측굴곡, 발바닥쪽굽힘)**–발바닥 혹은 발의 저측면 쪽으로의 움직임.

**plantar neuroma(저측신경종)**–저측 신경에 발생한 염증이나 자극 상태.

**pollicis(무지)**–엄지손가락과 관련되는.

**posterior(후방, 뒤쪽)**–사지의 뒤쪽 혹은 바닥 방향.

**posterior cruciate ligament(후방십자인대, 뒤십자인대)**–슬관절을 가로지르는 인대로 경골 후방에서 대퇴골 전방까지 부착되어 있다. 후방십자인대는 대퇴로부터 경골의 후방 움직임을 제한한다.

**pronation(회내, 엎침)**–손바닥을 아래쪽으로 향하도록 하는 전완의 움직임 혹은 무게/체중 부하를 가하지 않은 채 발의 배측굴곡, 외번 및 외전이 조합을 이루며 수행되는 움직임.

**proprioception(고유수용성감각)**–공간에서 인체의 부분에 대한 위치를 인식하는 것.

**proximal(근위/근위부, 몸쪽)**–체간에 가깝게 위치해 있는 사지의 말단.

**quadriceps(q)–angle(Q 각)**–대퇴사두근(quadriceps)의 기울기 정도.

**quadriceps femoris(대퇴사두근, 넙다리네갈래근)**–대퇴 전면을 구성하는 근육군으로 대퇴직근(rectus femoris), 외측광근(vastus lateralis), 중간광근(vastus intermedius) 및 내측광근(vastus medialis)으로 구성됨.

**retinaculum(지대, 지지띠)**–건과 뼈의 안정화를 위해 잡아주는 섬유성 연조직 구조.

**rotator cuff(회전근개, 돌림근띠)**–어깨를 이루는 근육군으로 견갑하근(subscapularis), 극상근(supraspinatus), 극하근(infraspinatus) 및 소원근(teres minor)으로 구성됨.

**shin splints(정강이 동통)**–다양한 원인으로 발생할 수 있는 다리의 통증에 대한 구어적 표현.

**Smith's fracture(스미스 골절)**–손목이 과굴곡된 위치에서 손을 짚으며 바닥으로 넘어져 발생한 요골 원위부의 골절.

**spica(나선형 감싸기)**–대퇴와 힙 혹은 팔과 어깨를 통합해 8자형의 붕대감기 및 테이핑 기법.

**sprain(염좌, 삠)**–인대의 과신전(제1도), 부분 파열(제2도), 혹은 완전 파열(제3도).

**static stretching(정적 스트레칭)**–정적인 자세로 행하는 근육 스트레칭.

**strain(좌상/근육강직)**–근육–건 단위를 구성하는 부분들의 과신전(제1도), 부분 파열(제2도), 혹은 완전 파열(제3도).

**subluxation(아탈구)**–관절의 부분 탈구.

**superficial(천부, 얕은)**–체표 쪽을 향하는.

**supination(회외, 뒤침)**–손바닥을 위쪽으로 향하도록 하는 전완의 움직임 혹은 무게/체중 부하를 가하지 않은 채 발의 저측굴곡(plantar flextion), 내번(inversion) 및 내전(adduction)을 조합해 수행하는 움직임.

**surface anatomy(표면 해부학)**–인체의 형태/모양과 표면에 대한 학문.

**surgical fixation(외과적 고정)**–골절된 뼈의 안정화를 위한 금속 장비(핀, 금속판, 또는 나사)의 이용.

**tendinitis(건염, 힘줄염)**-건 혹은 건초(sheath)에 생긴 염증.

**thenar eminence(무지구, 엄지두덩)**-엄지의 내재근들(intrinsic muscles)로 단무지외전근(abductor pollicis brevis), 단무지굴근(flexor pollicis brevis), 무지대립근(opponens pollicis) 및 무지내전근(adductor pollicis)을 포함.

**valgus(외반, 바깥굽은)**-관절의 배열 혹은 관절에 가해지는 스트레스가 외측 방향의 원위부 뼈에 가해짐으로써 나타내는 불안정성. 슬관절의 "외반된[knock-kneed(=genu valgum)]" 위치를 말함.

**varus(내반, 안쪽굽은)**-관절의 배열 혹은 관절에 가해지는 스트레스가 내측 방향의 원위부 뼈에 가해짐으로써 나타내는 불안정성. 슬관절의 "내번된 혹은 활처럼 휜[bow-legged(=genu varum)]" 위치를 말함.

# 참고문헌
## Bibliography


Abian-Vicen J, Alegre LM, Fernandez-Rodriguez JM, Lara AJ, Meana M, Aguado X. Ankle taping does not impair performance in jump or balance tests. J Sport Sci Med. 2008;7:350-356.

Adamczyk A, Kiebzak W, Wilk-Franczuk M, Sliwinski Z. Effectiveness of holistic physiotherapy for low back pain. Ortopedia, Traumatologia, Rehabilitacja. 2009;11:562.

Alt W, Lohrer H, Gollhofer A. Functional properties of adhesive ankle taping: Neuromuscular and mechanical effects before and after exercise. Foot Ankle Int. 2004;20(4):238-245.

Bragg R, MacMahon J, Overom E, et al. Failure and fatigue characteristics of adhesive athletic tape. Med Sci Sport Exer. 2002;33(3):403-410.

Bullard RH, Dawson J, Areson DJ. Taping the "athletic ankle." J Am Podiatr Assoc. 1979;69:727-734.

Callaghan MJ. Role of ankle taping and bracing in the athlete. Br J Sports Med. 1997;31:102-108.

Capasso G, Maffulli N, Testa V. Ankle taping: Support given by different materials. Br J Sports Med. 1989;23(4):239-240.

Cordova M, Scott B, Ingersoll C, LeBlanc M. Effects of ankle support on lower-extremity functional performance: A meta-analysis. Med Sci Sport Exer. 2005;37(4):635-641.

Cordova ML, Ingersoll CD, LeBlanc MJ. Influence of ankle support on joint range of motion before and after exercise: A meta-analysis. J Orthop Sports Phys Ther. 2000;30(4):170-177.

De La Motte SJ AB, Ross SE, Pidcoe PE. Kinesio tape at the ankle increases hip adduction during dynamic balance in subjects with functional ankle instability. J Athl Train. 2009;44:S27-S31.

Delacerda FGPD. Effect of underwrap conditions on the supportive effectiveness of ankle strapping with tape. J Sports Med Phys Fit. 1978;18(1):77-81.

Denegar CR, Saliba E, Saliba S. Therapeutic Modalities for Musculoskeletal Injuries. 3rd ed. Champaign, IL: Human Kinetics; 2010.

Farrell E, Naber E, Geigle, P. Description of a multifaceted rehabilitation program including overground gait training for a child with cerebral palsy: A case report. Physiother Theory Pract. 2010;26(1):56-61.

Feuerbach JW, Grabiner MD, Koh TJ, Weiker GG. Effect of an ankle orthosis and ankle ligament anesthesia on ankle joint proprioception. Am J Sports Med. 1994;22:223-229.

Firer P. Effectiveness of taping for the prevention of ankle ligament sprains. Br J Sports Med. 1990;24(1):47-50.

Fleet K, Galen S, Moore C. Duration of strength retention of ankle taping during activities of daily living. Int J Care Inj. 2009;40:333-336.

Fu T, Wong A, Pei Y, Wu K, Chou S, Lin Y. Effect of kinesio taping on muscle strength in athletes—A pilot study. J Sci Med Sport. 2008;11(2):198-201.

Fumich R, Ellison A, Guerin G, Grace P. The measured effect of taping on combined foot and ankle motion before and after exercise. Am J Sports Med. 1981;9(3):165-170.

García-Muro F, Rodríguez-Fernández A, Herrero-de-Lucas A. Treatment of myofascial pain in the shoulder with kinesio taping: A case report. Manual Ther. 2009;15(3):292-295.

Gehlsen GM, Pearson D, Bahamonde R. Ankle joint strength, total work, and ROM: Comparison between prophylactic devices. J Athl Train. 1991;26:62-65.

Genova J, Gross M. Effect of foot orthotics on calcaneal eversion during standing and treadmill walking for subjects with abnormal pronation. J Orthop Sports Phys Ther. 2000;30(11):664-675.

González-Iglesias J, Fernández-de-Las-Peñas C, Cleland JA, Huijbregts P, Del Rosario Gutiérrez-Vega M. Short-term effects of cervical kinesio taping on pain and cervical range of motion in patients with acute whiplash injury: A randomized clinical trial. J Orthop Sports Phys Ther. 2009;39(7):515-521.

Greene TA, Hillman SK. Comparison of support provided by a semirigid orthosis and adhesive ankle taping before, during, and after exercise. Am J Sports Med. 1990;18(5):498-506.

Gross M, Batten A, Lamm A, et al. Comparison of Donjoy ankle ligament protector and subtalar sling ankle taping in restricting foot and ankle motion before and after exercise. J Orthop Sports Phys Ther. 1991;19(1):33-41.

Gross MT, Bradshaw MK, Ventry LC, Weller KH. Comparison of support provided by ankle taping and semirigid orthosis. J Orthop Sports Phys Ther. 1987;9(1):33-39.

Hadala M, Barrios C. Different strategies for sports injury prevention in an America's Cup yachting crew. Med Sci Sport Exer. 2009;41(8):1587-1596.

Halseth T, McChesney JW, DeBeliso M, Vaughn R, Lien J. The effects of kinesio taping on proprioception at the ankle. J Sport Sci Med. 2004;3:1-7.

Heit EJ, Lephart SM, Rozzi SL. The effect of ankle bracing and taping on joint position sense in the stable ankle. J Sport

Rehabil. 1996;5:206-213.
Herrera-Soto JA, Scherb M, Duffy MF, Albright JC. Fractures of the fifth metatarsal in children and adolescents. J Pediatr Orthop. 2007;27:427-431.
Hillman, SK. Core Concepts in Athletic Training and Therapy. Champaign, IL: Human Kinetics; 2012.
Houglum, PA. Therapeutic Exercise forMmusculoskeletal Injuries. 3rd ed. Champaign, IL: Human Kinetics; 2010.
Hsu Y, Chen W, Lin H, Wang W, Shih Y. The effects of taping on scapular kinematics and muscle performance in baseball players with shoulder impingement syndrome. J Electromyogr Kines. 2009;19(6):1092-1099.
Hughes LY, Stetts DM. A comparison of ankle taping and a semirigid support. Phys Sportsmed. 1983;11(2):99-103.
Jaraczewska E, Long C. Kinesio taping in stroke: Improving functional use of the upper extremity in hemiplegia. Top Stroke Rehabil. 2006;13(3):31-42.
Kase K, Hashimoto T, Okane T. Kinesio Taping Perfect Manual: Amazing Taping Therapy to Eliminate Pain and Muscle Disorders. Kinesio USA; 1998.
Kase K, Wallis J, Kase T. Clinical Therapeutic Applications of the Kinesio Taping Method. Albuquerque NM: Kinesio Taping Assoc.; 2003.
Keetch A. The effects of adhesive spray and prewrap on taped ankle inversion before and after exercise [master's thesis]. Provo, UT, Brigham Young University; 1992.
Keil A. Strap Taping for Sports and Rehabilitation. Champaign, IL: Human Kinetics; 2012.
Knight KL, Brumels K. Developing Clinical Proficiency in Athletic Training: A Modular Approach. 4th ed. Champaign, IL: Human Kinetics; 2010.
Larsen E. Taping the ankle for chronic instability. Acta Orthop Scand. 1984;55:551-553.
Lewis JS, Wright C, Green A. Subacromial impingement syndrome: The effect of changing posture on shoulder range of movement. J Orthop Sports Phys Ther. 2005;35(2):72-87.
Lohrer H, Alt W, Gollhofer A. Neuromuscular properties and functional aspects of taped ankles. Am J Sports Med. 1999;27(69):69-75.
Malina M, Plagenz L, Rarick G. Effect of exercise upon the measurable supporting strength of cloth tape and ankle wraps. Res Q. 1963;34(2):158-165.
Manfroy PP, Ashton-Miller JA, Wojtys EM. The effect of exercise, prewrap, and athletic tape on the maximal active and passive ankle resistance to ankle inversion. Am J Sports Med. 1997;25(2):158-163.
McGuine TA, Brooks A, Hetzel S. The effect of lace-up ankle braces on injury rates in high school basketball players. Am J Sports Med. 2011:39(9):1840-1848.
McGuine TA, Hetzel S, Wilson J, Brooks A. The effect of lace-up ankle braces on injury rates in high school football players. Am J Sports Med. 2012:40(1):49-57.
McPoil TG, Cornwall M. The effect of foot orthoses on transverse tibial rotation during walking. J Am Podiat Med Assn. 2000;90(1):2-11.
McPoil TG, Cornwall M. Foot and ankle update: Biomechanics, evaluation, and orthotic intervention (course notes, APTA Annual Conference, Denver, CO); 2007.
Meier K, McPoil T, Cornwall M, Lyle T. Use of antipronation taping to determine foot orthoses prescription: A case series. Res Sports Med. 2008;16(4):257-271.
Metcalfe RC, Schlabach GA, Looney MA, Renehan EJ. A comparison of moleskin tape, linen tape, and lace-up brace on joint restriction and movement performance. J Athl Train. 1997;32(2):136-140.
Mohammadi F. Comparison of 3 preventive methods to reduce the recurrence of ankle inversion sprains in male soccer players. Am J Sports Med. 2007;35(6):922-926.
Morris H, Musnicki W. The effect of taping on ankle mobility following moderate exercise. J Sports Med Phys Fit. 1983;23(4):422-426.
Murray HL. Effect of kinesio taping on proprioception in the ankle. J Orthop Sports Phys Ther. 2001;31:A-37.
Myburgh KH, Vaughan CL, Isaacs SK. The effects of ankle guards and taping on joint motion before, during, and after a squash match. Am J Sports Med. 1984;12(6):441-446.
Olmsted LC, Vela LI, Denegar CR, Hertel J. Prophylactic ankle taping and bracing: A numbersneeded-to-treat and cost-benefit analysis. J Athl Train. 2004;39(1):95-100.
Paris DL, Vardaxis V, Kokkaliaris J. Ankle ranges of motion during extended activity periods while taped and braced. J Athl Train. 1995;30(3):223-228.
Pederson TS, Ricard MD, Merrill G, Schulthies SS, Allsen PE. The effects of spatting and ankle taping on inversion before and after exercise. J Athl Train. 1997;32(1):29-33.
Petrisor BA, Ekrol I, Court-Brown C. The epidemiology of metatarsal fractures. Foot Ankle Int. 2006;27:172-174
Purcell SB, Schuckman BE, Docherty CL, Schrader J, Poppy W. Differences in ankle range of motion before and after exercise in 2 tape conditions. Am J Sports Med. 2009;37(2):383-384.
Rarick GL, Bigley G, Karst R, Malina RM. The measurable support of the ankle joint by conventional methods of taping. J Surg Bone Joint. 1962;44:1183-1191.
Ray R, Konin J. Management Strategies in Athletic Training. 4th ed. Champaign, IL: Human Kinetics; 2011.
Rezac D, Rezac S. Therapeutic taping theory and application (course notes, APTA Annual Conference, Denver, CO); 2009.
Ricard MD, Sherwood SM, Schulthies SS, Knight KL. Effects of tape and exercise on dynamic ankle inversion. J Athl Train. 2000;35(1):31-37.
Robbins S, Waked W, Rappel R. Ankle taping improves proprioception before and after exercise in young men. Br J Sport Med, 1995;29:242-247.

Shultz SJ, Houglum PA, Perrin, DH. Examination of Musculoskeletal Injuries. 4th ed. Champaign, IL: Human Kinetics; 2015.

Simoneau GG, Degner RM. Changes in ankle joint proprioception resulting from strips of athletic tape applied over the skin. J Athl Train. 1997;32:141.

Sitler M, Ryan J, Wheeler B, et al. The efficacy of a semirigid ankle stabilizer to reduce acute ankle injuries in basketball: A randomized clinical study at West Point. Am J Sports Med. 1994;22(4):454-461.

Slupik A DM, Bialoszewski D, Zych E. Effect of kinesio taping on bioelectrical activity of vastus medialis muscle. Preliminary report. Ortop Traumatol Rehabil. 2007;9(6):644-651.

Stahl A. Fundamentals of kinesiotaping (course notes, APTA Annual Conference, Denver, CO); 2005.

Stiell IG, McKnight RD, Greenberg GH, et al. Implementation of the Ottawa ankle rules. JAMA. 1994;271(11):827-832.

Surve I, Schwellnus MP, Noakes T, Lombard C. A fivefold reduction in the incidence of recurrent ankle sprains in soccer players using Sport-Stirrup orthosis. Am J Sports Med.1994;22(5):601-606.

Thelen MD, Dauber JA, Stoneman PD. The clinical efficacy of kinesio tape for shoulder pain: A randomized, double-blinded, clinical trial. J Orthop Sports Phys Ther. 2008;38(7):389-395.

Vaes PH, Duquet W, Handelberg F, Casteleyn PP, Tiggelen RV, Opdecam P. Influence of ankle strapping, taping, and nine braces: A stress Roentgenologic comparison. J Sport Rehabil. 1998;7(3):157.

Vanti C, Natalini L, Romeo A, Tosarelli D, Pillastrini P. Conservative treatment of thoracic outlet syndrome: A review of the literature. Europa Medicophysica. 2007;43(1):55-70.

Wilkerson GB. Comparative biomechanical effects of the standard method of ankle taping and a taping method designed to enhance subtalar stability. Am J Sports Med. 1991;19(6):588-595.

Wilkerson GB. Biomechanical and neuromuscular effects of ankle taping and bracing. J Athl Train. 2002;37(4):436-445.

Yasukawa A, Sisung C. Pilot study: Investigating the effects of kinesio taping in an acute pediatric rehabilitation setting. Am J Occup Ther. 2006;60(1):104-110.

Yoshida A, Kahanov L. The effect of kinesio taping on lower trunk range of motions. Res in Sport Med. 2007;15:103-112.

# 저자 소개

## About the Authors

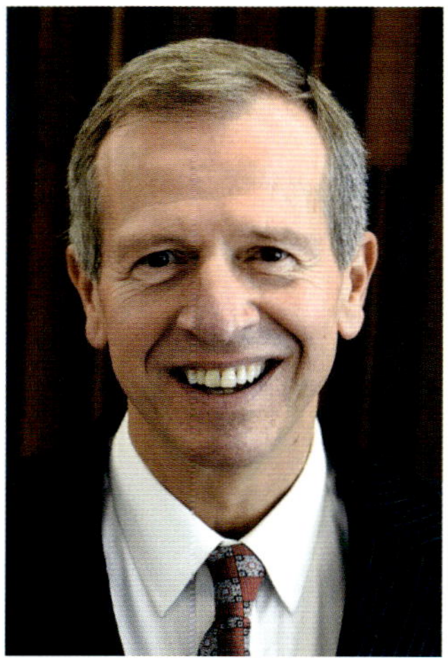

보건대학/유타 보건대학교

**David H. Perrin**[이학박사, 전미선수트레이너협회(FNATA) 회원]은 유타 대학교의 보건대학 학장이며, 물리치료와 선수트레이닝 학과(department of physical therapy and athletic training)의 교수로 재직 중 이다. 그는 그린즈버로에 있는 노스캐롤라이나 대학에서 체육대학(school of health and human performance) 학장을 역임한 후 교무처장, 대학부총장, 그리고 체육학과(kinesiology) 교수로도 재직한 바 있다. Perrin은 그린즈버로에 가기 전인 1986년부터 2001년까지 버지니아 대학에서 선수트레이닝 교육 프로그램을 감독하였다. 그는 전미선수트레이너협회(NATA)로부터 '뛰어난 교육자상'과 '가장 뛰어난 선수트레이너상' '뛰어난 선수트레이닝 분야 연구자상' 그리고 연구교육재단의 '공로상'을 받았으며, 전미선수트레이너협회 명예의 전당에 추대되었다. 그는 전미선수트레이너협회(NATA), 미국대학스포츠의학회(ACSM), 미국체육학회(American Academy of Kinesiology and Physical Education)의 연구위원(fellow)이다. 13년 동안, Perrin은 전미선수트레이너협회의 전문교육위원회의 위원이었으며, 학부와 대학 모두의 선수트레이닝 교육 프로그램 승인을 위한 지침 집필을 도왔다. 2011년에 Perrin은 전미선수트레이너협회의 연구위원으로 선출되었다. 그는 1996년부터 2004년까지 Journal of athletic training의 편집위원장이었으며, Journal of sports rehabilitation을 창간하였다. 그의 저서로는 『등속성 운동과 평가(Isokinetic exercise and assessment)』 및 『운동선수 테이핑과 보조기(Athletic taping and bracing)』가 있으며, 『부상 선수의 관리(The injured athlete) 3판』을 출판하였으며, 『근골격계 손상의 검사(Examination of musculoskeletal injuries)』와 『선수트레이닝 분야의 연구법(Research methods in athletic training)』을 공동집필 하였다.

Perrin은 여가활동으로 여행, 운동, 그리고 버몬트에 있는 호숫가의 작은 집에서 휴가를 즐긴다.

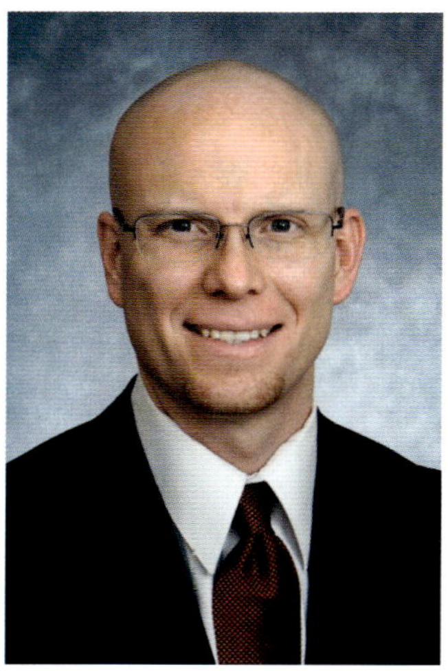

Ian McLeod 제공

**Ian Mcleod**[공인 의사보조사(Physician Assistant-Certified), 공인 선수트레이너(ATC)]는 북아리조나(Northern Arizona) 대학교 의사보조사학과(department of physician assistant studies)의 조교수이다. 그는 북아리조나대학교에서 근무하기 전에는 Dignity Health Medical Group의 분야인 University Sports & Family Medicine에서) 의사보조사로서 임상에서 일을 하였다.

Ian은 선수트레이닝, 스포츠의학, 그리고 1차 진료(primary care)의 전문가이다. 그는 아리조나주 의사보조사협회, 아리조나 선수트레이너협회, 미국선수트레이너협회, 그리고 미국의사보조사학회의 회원이다. 그는 세계수준의 운동선수, 특히 수영선수들과 함께 일한 많은 경험을 가지고 있다. Ian은 2008년 베이징 올림픽 미국수영팀의 의료진으로 활동한 바 있다. 그는 미국의 Swimming's High Performance Network에서 활동하고 있으며 협회의 가장 큰 명예의 상인 the Gold Standard Award를 수상하였다. 그는 수영 해부학(swimming anatomy)의 저자이다.

Ian은 버지니아(Virginia) 대학교에서 선수트레이닝 교육학 석사학위를 받았을 뿐만 아니라 A.T. Still 대학교 의사보조사학과에서 이학석사 학위를 받았다.